極める
アスリートの腰痛

100%を超える復帰

編集 西良浩一 徳島大学教授

文光堂

● 編 集

西良　浩一　徳島大学大学院医歯薬学研究部運動機能外科学教授

● 執 筆（執筆順）

西良　浩一　徳島大学大学院医歯薬学研究部運動機能外科学教授

田口　敏彦　山口労災病院院長

鈴木　秀典　山口大学大学院医学系研究科整形外科学助教

山下　一太　徳島大学大学院医歯薬学研究部地域運動器・スポーツ医学特任助教

室伏　由佳　株式会社 attainment 代表取締役
順天堂大学大学院

酒巻　忠範　さかまき整形外科院長

杉浦　史郎　西川整形外科リハビリテーション部部長

西川　悟　西川整形外科院長

眞鍋　裕昭　徳島大学大学院医歯薬学研究部運動機能外科学

井上左央里　整形外科 スポーツ・栄養クリニック代官山
Pilates Lab 代官山

武田　淳也　整形外科 スポーツ・栄養クリニック理事長
Pilates Lab 代表

青木　保親　東千葉メディカルセンター整形外科部長

佐藤　正裕　八王子スポーツ整形外科リハビリテーションセンター統括

高田洋一郎　徳島大学大学院医歯薬学研究部脊椎関節機能再建外科学特任講師

大鳥　精司　千葉大学大学院医学研究院整形外科学教授

加藤　欽志　福島県立医科大学医学部整形外科学講座助教

石垣　直輝　船橋整形外科病院理学診療部

金岡　恒治　早稲田大学スポーツ科学学術院教授

大久保　雄　埼玉医科大学保健医療学部理学療法学科講師

成田　崇矢　健康科学大学健康科学部理学療法学科教授

本橋　恵美　一般社団法人 Educate Movement Institute 代表理事
株式会社 E.M.I 代表取締役

鈴木　岳.　株式会社 R-body project 代表取締役

藤谷　順三　整形外科 スポーツ・栄養クリニック福岡 通所リハビリテーションセンター長
Pilates Lab 福岡

手束　文威　徳島大学大学院医歯薬学研究部運動機能外科学助教

倉持梨恵子　中京大学スポーツ科学部スポーツ健康科学科准教授

寺井　智也　徳島県鳴門病院整形外科部長

後藤　強　徳島大学病院リハビリテーション部

酒井　紀典　徳島大学大学院医歯薬学研究部運動機能外科学准教授

序

　このたび，「極めるアスリートの腰痛」を上梓させていただきました．アスリートの腰痛治療，腰痛コンディショニングにかかわるスペシャリスト達が執筆しています．本書のコンセプトは，「**アスリートには謎の腰痛は無い**」です．

　そもそも，本書を企画した発端は，近年，腰痛の85％が病態不明の非特異的腰痛であるとの情報がメディアに流れていることにあります．しかも，その30％が心因性腰痛つまり「心の病」であるというのです．このような認識がアスリートの腰痛診断治療の世界に入ってはならない，その想いから本書が生まれました．私を含め著者全員の共通の認識は，腰痛治療の第一歩は「確定診断」にあり，診断に応じた治療が原則です．つまり，現在の日本の風潮とは基本姿勢を異にしております．アスリートは，一般に言われているような「謎の腰痛が85％」ではないのです．

　さて，本書は5つのパートから構成されます．PART Ⅰでは，特異的腰痛と非特異的腰痛の解説と，なぜ，85％が原因不明と言われているか？の解説を行っています．PART Ⅱでは，さらに，原因不明といわれている「非特異的腰痛」の現状をスポーツ医学，整形外科，そしてアスリートの現場にかかわる立場から解説しています．2018年の日本，しっかりとした画像診断と機能的ブロックにて確定診断可能な時代となっていることを再確認していただければと思います．そして，本書を読んでいる皆様の力で，「腰痛難民アスリートを無くしたい」，そう願っております．

　PART Ⅲは特異的腰痛と非特異的腰痛の病態解明となります．言わば本書の「肝」であり「核心」でもあります．アスリートの特異的腰痛の代表は，発育期腰椎分離症と腰椎椎間板ヘルニアです．また，非特異的腰痛

は，次の4つの病態（椎間板性腰痛，Type 1 Modic 変化，椎間関節炎，仙腸関節炎）を抑えることで，そのほとんどが攻略できます．非特異的腰痛は診断が困難と言われておりますが，PART Ⅲを熟読していただければ，非特異的腰痛の謎解きが可能となります．原因不明と言われ非特異的腰痛に苦しむアスリートの「痛み」の謎を説く極意を，読者の皆様と共有できることと確信しております．また，これらの疾患から，100％を超える復帰に導く運動療法も併せて会得してください．

　PART ⅣとⅤは応用編です．最先端の治療を紹介します．PART Ⅳは運動療法の最前線です．国内最前線で活躍するトレーナーから，evidence based exercise を紹介していただきます．いずれも整形外科医師には馴染みのない理論ですが，非常に有用な内容が網羅されています．私自身，これらの手法を取り入れることで，腰痛治療が格段に進化しております．これらのエクササイズは術後リハビリテーションにも応用可能です．読者の皆様にも，ぜひ実践していただきたい理論と技術です．最終章である PART Ⅴは最先端の低侵襲手術です．アスリートの手術治療で最も大切なことは，背筋群の侵襲を最小限にすることです．アスリートが徳島大学を受診する理由の多くが，病態解明と低侵襲手術です．アスリートもトレーナーも常に低侵襲手術を望んでいるのです．経皮的内視鏡手術と分離症手術の最前線を紹介するとともに，特化した術後リハビリテーションを解説しています．

　本書の特徴は，各病態に対し，診断・治療を担当する整形外科医（Dr）と運動療法を担当するセラピスト（AT & PT）が共同執筆していることにあります．「極めるアスリートの腰痛」の極意は，アスリートを治療後に100％を超える状態として現場復帰を促すことなのです．医師による確定診断と治療，それに引き続く evidence based exercise，この両者によりアスリートの身体は100％以上となり，腰痛治療に加え，再発予防が可能となります．治療の目標が「100％の身体に戻す」時代ではないのです．アスリートの腰痛治療を担当する皆様には，本書を熟読し，低侵襲治療と最先端のコンディショニングで「100％を超える身体」を目指す

治療を行っていただきたいです．

研修医には学問の道標を
ライバルには相違点を
全読者（聴衆）には浪漫を

　この言葉は，私の恩師である故・遠藤壽男先生（元・健康保険 鳴門病院副院長）からいただいたものです．発表，講演，論文など，自分の意見を他人に伝えたいときの基本姿勢を記しています．本書を通読すると，まさにこの言葉通りの書籍が完成した想いです．ぜひ，皆様と「スポーツ医学と腰痛」における今後の浪漫を共有できればと思います．

　2018 年 8 月

第 44 回日本整形外科スポーツ医学会開催前　徳島にて

西良　浩一

極めるアスリートの腰痛
100％を超える復帰

目次

PART ▶ Ⅰ 非特異的腰痛 85％の謎

1 ▶ 特異的腰痛と非特異的腰痛 ………………………………………………… 西良浩一　2

PART ▶ Ⅱ 国内における非特異的腰痛の現状

1 ▶ 多施設共同研究からみた非特異的腰痛の現状 …………… 田口敏彦・鈴木秀典　10

2 ▶ スポーツドクターからみた非特異的腰痛の現状 ……………………… 山下一太　15

3 ▶ アスリートからみた非特異的腰痛の現状 …………………………… 室伏由佳　22

PART ▶ Ⅲ アスリートの特異的腰痛と非特異的腰痛の攻略

A red flag 腰痛
1 ▶ 発育期初期（疲労骨折性）腰椎分離症 ………… 酒巻忠範・杉浦史郎・西川　悟　34

B 特異的腰痛
2 ▶ 腰椎椎間板ヘルニア ………………… 眞鍋裕昭・井上左央里・武田淳也　52

C 非特異的腰痛
3 ▶ 椎間板性腰痛 …………………………………………… 青木保親・佐藤正裕　73

4 ▶ HIZ による椎間板性腰痛 ……………………………………… 高田洋一郎　92

5 ▶ 椎体終板変性 Modic Type 1 change ……… 大鳥精司・杉浦史郎・西川　悟　96

6 ▶ 椎間関節性腰痛 …………………………………… 加藤欽志・石垣直輝　108

7 ▶ 仙腸関節障害 …………………………… 金岡恒治・大久保　雄・成田崇矢　123

PART ▶ IV　100％を超えるための運動療法

1 ▶ Joint by Joint Theory に基づく Mobilization と Stabilization
　　　　　　　　　　　　　　　　　　　　　　　　本橋恵美　136

2 ▶ 動作評価に基づく段階的コンディショニングトレーニング ……… 鈴木　岳.　151

3 ▶ 腰痛へのピラティスアプローチ ………………………… 藤谷順三・武田淳也　160

PART ▶ V　100％を超えるための低侵襲手術

1 ▶ 局所麻酔 Transforaminal PED ………………………… 手束文威・倉持梨恵子　172

2 ▶ Thermal annuloplasty ………………… 寺井智也・後藤　強・西良浩一　188

3 ▶ 分離部修復術 ………………………………………… 酒井紀典・佐藤正裕　201

索引 ………………………………………………………………… 217

PART
I

非特異的腰痛 85％の謎

1 特異的腰痛と非特異的腰痛

西良浩一

はじめに

近年，非特異的腰痛という病名がメディアで取り上げられるようになっている．インターネット上では，どのような画像診断を行っても診断がつかない謎の腰痛の総称を「非特異的腰痛」と呼ぶ，と書かれている．しかも腰痛全体の85％を占めるという．本当に腰痛の85％が謎なのであろうか？　ここでは，特異的腰痛と非特異的腰痛について再考し，アスリートにおける謎の腰痛の現状に触れたい．

1 特異的腰痛

腰痛診断トリアージにおいては，特異的腰痛を問診と診察から診断する．その鍵は，red flags と下肢症状である．これらが存在する場合は特異的腰痛となり，画像診断による病態の検索が急がれ，病態に応じた治療法が選択される．特異的腰痛の頻度が約15％とされている[1]．

❶ red flags

表1[2] に red flags の一覧を示す．red flags は緊急性がある．基本的に急いで確定診断を行い診断に基づいた治療を必要とする病態が示唆される所見のことである．

1）まず，内臓疾患や感染による腰痛である．胸部痛や発熱，ステロイド治療歴，

表1　red flags

- 発症年齢＜20歳または＞55歳
- 時間や活動性に関係のない腰痛
- 胸部痛
- 癌，ステロイド治療，HIV[*]感染の既往
- 栄養不良
- 体重減少
- 広範囲に及ぶ神経症状
- 構築性脊柱変形
- 発熱

重篤な脊椎疾患（腫瘍，炎症，骨折など）の合併を疑うべき red flags（危険信号）．
[*]HIV：ヒト免疫不全ウイルス　　　　　　（文献2より引用）

HIV（ヒト免疫不全ウイルス）歴がこれに当たる．

2）次に，悪性疾患による腰痛が疑われる場合．時間や活動性に関係のない腰痛，癌の既往，栄養不良，体重減少などである．

3）さらに，診断治療を急ぐ脊椎脊髄疾患．広範囲に及ぶ神経症状，構築性脊柱変形が挙げられる．

4）その他，epidemiology によるもの．これには年齢が該当する．現在，20歳未満，55以上の年齢がred flags に該当する．

❷ 下肢症状

次にトリアージが必要なことは下肢症状である．手術も念頭に早急な画像検査による確

定診断が必須である.

神経症状としては，感覚障害，筋力低下，膀胱直腸障害の評価が重要である．また，FNST（大腿神経伸張テスト）やSLRT（下肢伸展挙上テスト）など神経のストレステストも参考とする．持続性の足底のしびれ，排尿障害，gait on toe 不能などは馬尾症候群を示唆するため，比較的早急な手術療法を必要とすることが多い．これら神経学的所見がなくとも，腰痛に加え強い下肢痛がある場合は，下肢症状ありとし，画像診断を行うべきである．

特異的腰痛にはred flagsに見られる，尿路結石のような関連痛，化膿性脊椎炎，転移性腫瘍，脊髄・脊椎腫瘍などが挙げられる．また，下肢症状を呈するスポーツ障害としては，腰椎椎間板ヘルニア，腰椎骨端輪骨折，腰椎分離症（初期の一部），などが代表的である．

 非特異的腰痛

さて，残る85％が非特異的腰痛となる[1]．非特異的腰痛とは，red flagsと下肢症状がない，腰痛のみの症状を呈する場合の総称である．緊急性がないため，早急な画像診断を行う必要はない腰痛群である．したがって，腰痛の pain generator を見出す確定診断は行わず，非特異的腰痛の総称の下，4～6週間の保存療法が行われる[2]．非特異的腰痛とは，さまざまな画像検査を行っても原因がわからない謎の腰痛の代名詞と勘違いされがちであるが，本来の意味は，画像診断を急ぐ必要のない，so called low back pain のことである．

非特異的腰痛では4～6週間の保存療法が行われ，多くは保存療法により改善する．改善しない場合，各種画像検査に進み，専門医へ紹介となる．米国ではプライマリケアは家庭医が行っているため，この時点で整形外科や脊椎外科への紹介となるのであろう．Deyoらが文献中に[1]，非特異的腰痛は画像診断でも診断つきにくいと書いている．その情報が基盤となり「85％の腰痛は診断がつき難い」といわれているのかもしれない．

 成人アスリートにおける非特異的腰痛の現状

原因のつかめない腰痛アスリートが我々のクリニックを受診している．その多くが非特異的腰痛である．非特異的腰痛の pain generator 評価にはMRIは欠かせない．特にSTIR-MRIでは炎症部位が高信号に光るため特に有用である．非特異的腰痛の代表である椎間板性腰痛，Modic 変化の評価には極めて有用である．例えば，椎間板性腰痛の指標として近年，線維輪内のhigh signal intensity zone は，T2-MRI および STIR-MRI で評価する[3]．腰痛の原因となる Modic type 1 変化もSTIR-MRIでは明瞭である[4]．さらに，確定診断のためには機能的診断が必須であり，それには椎間板造影・ブロック，椎間関節ブロック，神経根ブロックが相当する．

これまで，我々の経験した非特異的腰痛では，椎間板性腰痛が最も多く見られている．Modic変化，椎間関節炎，腰椎分離症（成人）と続く．椎間板性腰痛はMRIでは診断がつき難い．特に，若年層では椎間板変性が軽度であり診断に難渋する．代表症例を提示する（図1）．症例は36歳，男性，プロ野球選手（内野手）である．屈曲時痛中心の非特異的腰痛であった．MRIではL4/5椎間板後方線維輪にはhigh intensity zone（HIZ）が明瞭であり，椎間板造影での再現痛が確認された．一軍選手であり，シーズン中は椎間板ブロックを行いながらプレーを継続した．

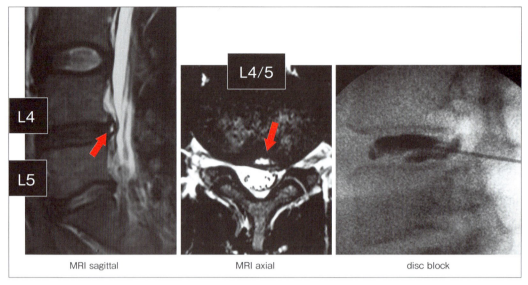

図1 discogenic pain

HIZは椎間板造影の再現性と相関性が高く椎間板性腰痛の指標になると報告されている[3]．

非特異的腰痛にはModic changeも多く見られる．表2および図2にModic変化の3つのサブタイプを示す．腰痛に関係するのはType 1である．これまで，3つのタイプの混在を多く経験している．STIR-MRIで炎症の有無を評価することが非特異的腰痛の発痛診断には重要である．図2Aはプロゴルフ選手であり，5年間の謎の腰痛であった．椎間板ブロックなどにより，Modic type 1がtype 2に変化し腰痛は改善した．現在，腰痛なくシニアツアーで活躍している．

図3はプロ野球選手（投手）である．投球中のみに見られる腰痛であり，非特異的腰痛に分類される．機能的ブロックの結果，椎間関節炎と判明した．STIR-MRIにより左L4/5椎間関節周囲の炎症が明瞭である．椎間関節ブロックにより疼痛消失し競技復帰した．

腰椎分離症は発育期の代表的疾患であ

表2 Modic changeのタイプ

Type	MRI撮像条件			意義
	T1	T2	STIR	
1	low	high	high	炎症
2	high	high	low	脂肪
3	low	low	low	硬化

る[5]．しかしながら，アスリートの場合，成人にも腰痛の原因となる[6]．その場合，定義では非特異的腰痛となる．成人分離症の腰痛のほとんどは終末期である．終末期での腰痛は，分離部から椎間関節に及ぶ滑膜炎であり[7]，STIR-MRIにて診断される（図4）．稀ではあるが，疲労骨折が成人に生じることもあり，注意を要する．図5は夏季五輪選手である．五輪前に初期分離症（左）を発症した．右は偽関節の終末期分離症である．骨癒合を目指さない，疼痛管理の治療を選択した．両側分離症（偽関節）となったが腰痛は軽減し五輪出場を果たした．

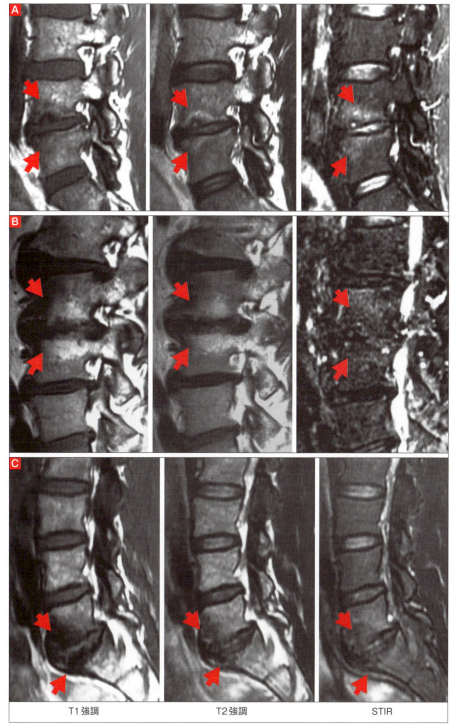

図2　謎の腰痛：ゴルフ選手

(A) Modic type 1（炎症）
(B) Modic type 2（脂肪髄）
(C) Modic type 3（硬化）

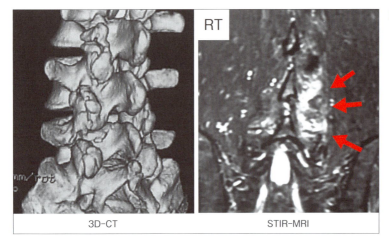

図3 椎間関節炎：プロ野球選手（投手）

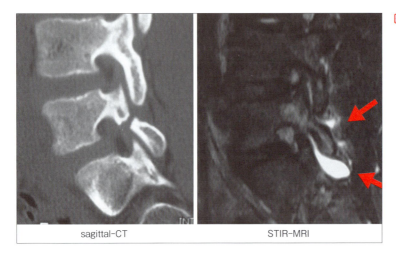

図4 腰椎分離症（滑膜炎）

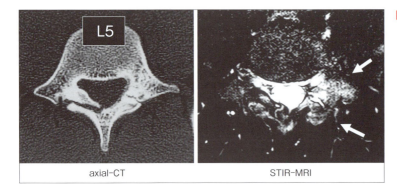

図5 腰椎分離症（疲労骨折の痛み）

おわりに

　腰痛診療のトリアージに照らし合わせ，特異的腰痛と非特異的腰痛の意味を解説した．非特異的腰痛は，決して，謎の腰痛の代名詞ではないのである．また，腰痛の85％は非特異的腰痛である．この非特異的腰痛の痛みのメカニズムを解明し，病態に応じた治療を行うことが，整形外科医，脊椎外科医におけ

る腰痛治療の基本である．原因不明の非特異的腰痛が85％と現在誤った認識がネット上によく見られる．このデータは21世紀初頭の米国家庭の論文が基盤となっている．画像診断が進化した現在，日本の整形外科医のデータでは約80％の腰痛の診断が可能である[8]．2018年が「謎からの脱却元年」となることを期待している．

文献

1) Deyo RA, et al：Low back pain. N Engl J Med 344：363-370, 2001
2) 日本整形外科学会診療ガイドライン委員会，腰痛診療ガイドライン策定委員会編：腰痛診療ガイドライン2012，日本整形外科学会，日本腰痛学会監，南江堂，東京，26-29, 2012
3) Aprill C, et al：High-intensity zone：a diagnostic sign of painful lumbar disc on magnetic resonance imaging. Br J Radiol 65：361-369, 1992
4) Modic MT, et al：Degenerative disk disease：assessment of changes in vertebral body marrow with MR imaging. Radiology 166 (1 Pt 1)：193-199, 1988
5) Sairyo K, et al：MRI signal changes of the pedicle as an indicator for early diagnosis of spondylolysis in children and adolescents：a clinical and biomechanical study. Spine (Phila Pa 1976) 31：206-211, 2006
6) Tezuka F, et al：Etiology of adult-onset stress fracture in the lumbar spine. Clin Spine Surg 30：E233-E238, 2017
7) Sairyo K, et al：Painful lumbar spondylolysis among pediatric sports players：a pilot MRI study. Arch Orthop Trauma Surg 131：1485-1489, 2011
8) Suzuki H, et al：Diagnosis and characters of non-specific low back pain in Japan：The Yamaguchi Low Back Pain Study. PLoS One 11：e0160454, 2016

profile

西良浩一
Sairyo Koichi
徳島大学大学院医歯薬学研究部運動機能外科学，地域運動器・スポーツ医学講座

昭和63年卒業後関節スポーツ医学を，そして平成7年から脊椎スポーツ医学を専門領域とする．「アスリートには謎の腰痛は無い」をモットーに診療を行っている．アスリートのための低侵襲手術の開発・進化が現在のメインテーマである．

PART

II

国内における
非特異的腰痛の現状

1 多施設共同研究からみた非特異的腰痛の現状

田口敏彦・鈴木秀典

はじめに

　腰痛は日本人の有訴率では常に上位5位以内に入るありふれた症状である．欧米からの報告では，腰痛の80％は原因が不明な腰痛，すなわち非特異的腰痛と呼ばれ診断できない腰痛として分類されている．しかし初期から専門医が注意深く診察すれば，腰痛の原因を明らかにし，治療を開始することができる．本邦は，病初期から整形外科専門医が対応できる医療制度であり，諸外国とは異なった医療環境にある．本項では，2015年に山口県で行った「山口腰痛Study」[1]で得られたデータを示し，本邦での非特異的腰痛の現況について述べる．「山口腰痛Study」は，山口県臨床整形外科医会に所属する山口県整形外科医院，市中病院，山口大学整形外科での病院連携を利用して行われた多施設共同研究である．

 対象および方法

　2015年4月～5月の2ヵ月間に，山口県臨床整形外科医会に属する整形外科開業医院57施設を初診した腰痛患者を対象にした．腰痛の定義は，腰部（腰背部～臀部，下肢への放散痛も含む）の疼痛，不快感，硬さ，違和感などを有するものとした．症例には労働災害補償例，自記式アンケートに答えられない例は除外した．対象症例は323例，男性160例，女性162例で年齢は20～85歳で平均55.7歳であった．一次病院である初診医院では身体所見，アンケート調査を行い腰痛の診断を行い，山口大学医学部附属病院などの二次病院に紹介され確定診断を行った．最終的には，3例に欠損値があり検討からは除外し320例で検討した．すべての患者は初診医で理学所見や神経学的所見をとられ，X線検査を受けた．自記式質問票では，腰痛の原因，期間や休業日数を答えるほかに，JOA BPECやJOA scoreおよびVASのデータも記載された．記入用紙には理学所見，神経学的所見，X線所見を記載し，これらのデータをもとに**表1**の鑑別診断リストから診断を行い，二次病院に紹介された．

　二次病院においては再度理学所見やブロックにより腰痛の確定診断を行った．二次病院として山口大学医学部附属病院，済生会山口総合病院，下関市民病院，関門医療センター，山口労災病院，岩国市医療センター医

表1　腰痛鑑別診断リスト

1) 筋・筋膜性腰痛
2) 腰椎椎間関節性
3) 腰椎椎間板性
4) 仙腸関節性
5) 腰椎圧迫骨折
6) 腫瘍性病変
7) 腰椎椎間板ヘルニア
8) 感染
9) 腰部脊柱管狭窄症
10) 強直性脊椎炎
11) 内科，泌尿器科，婦人科疾患
12) 心理社会的要因
13) その他

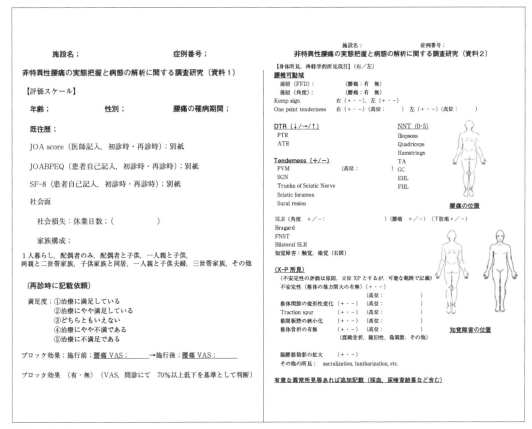

図1 データシート

師会病院のいずれかの病院を紹介受診し，ブロックなどにより確定診断を行い，その後再度，一次病院である初診医に逆紹介された．二次病院では椎間板，椎間関節，仙腸関節，椎間板ヘルニアによる腰痛の確定診断のために，それぞれブロックを行った．ブロックでは1％リドカインと0.5％ブピバカインによる二度のブロックを行って，その作用時間の長短についても検討してプラシーボ効果を除外した．ブロックの効果判定にはブロック前後のvisual analogue scale（VAS）で評価し，20％以上改善したものを有効と判定し，確定診断を行った．実際の問診と身体所見，神経所見，X線所見の記載用紙を図1に示す．右側は，一般的な整形外科医院で腰痛症患者を診察する際に確認するものである．身体所見や神経学的所見，X線画像所見などをすべて記載し，これらのデータを回収し，解析した（図1）．

結果

結果を図2に示す．このStudyでは，腫瘍性病変，強直性脊椎炎，内科・泌尿器科・婦人科疾患などが原因の腰痛はみられなかった．特異的腰痛といわれてきた，重大な腰椎疾患である腰痛，絶対に見逃してはならない腰椎疾患は68例（図2：⑤～⑧）で腰痛全体の21％であり，従来の欧米からの報告と比較しても大きな差は認めなかった．しかし，従来診断がつかずに非特異的腰痛に分類されていた筋・筋膜性，椎間関節性，椎間板性，仙腸関節性の腰痛は182例（57％）を占め，先の重大な腰椎疾患68例（21％）と合わせる

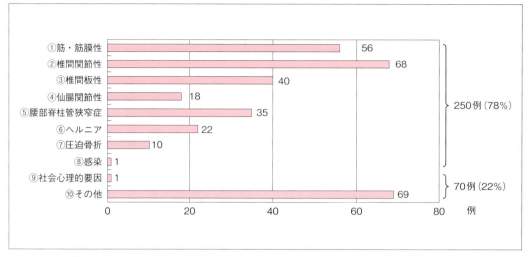

図2 山口腰痛Studyの結果

表2 各疾患の診断

疾患名	診断
筋・筋膜性腰痛	トリガーポイントの触知，One point tenderness，トリガーポイント注射
椎間関節性腰痛	One point tenderness，Kempサイン，Catching pain，腰椎伸展時痛，Bilateral SLR，椎間関節ブロック
椎間板性腰痛	腰椎屈曲時痛，深部痛，MRIでの椎間板変性所見，椎間板ブロック
仙腸関節性腰痛	X線透視下でのone point tenderness，Patrickサイン，Gaenslenテスト，AKA，仙腸関節ブロック

(文献2より引用)

と特異的腰痛は78％となり，非特異的腰痛は22％になった．これらの従来，非特異的腰痛といわれてきた腰痛に対して，表2に示すような，それぞれの腰痛に特徴的な身体所見により診断を行い，各種ブロックで確定診断を行った[2]．これら非特異的といわれてきた腰痛のなかには，障害高位なども含めて，正確な診断が可能であり，腰痛症全体でみてみると，整形外科専門医による診察では，78％の腰痛患者に正確な診断が可能であった．

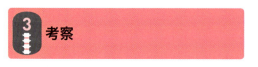
考察

腰部由来の腰痛を大別すると，非特異的腰痛と特異的腰痛に分けられる．非特異的腰痛とは，いわゆる腰痛症である．各国の腰痛ガイドライン[3〜9]による腰痛の分類を要約すると，

①非特異的腰痛

②神経根障害または脊柱管に関連する可能性のある腰痛

③そのほかの特異的な脊椎の異常に関連する可能性のある腰痛

この3つに分類されることが多く，②と③が特異的腰痛である．ここでいえるのは，非特異的腰痛の定義は難しく，多くは除外診断からなりたっていることである．除外診断するためには，逆に確実に腰痛の原因を診断する技術がいるということである．

▶ *Clinical Essence*

☑ 「神経学的所見に乏しい腰痛」であっても，その多くは正確な診断が可能であり，腰痛症患者のうち非特異的腰痛は 22 ％であり，残りの 78 ％は診断可能である．

腰痛の原因には，腰椎部の構成組織である椎間板，椎間関節，神経根，馬尾，筋・筋膜などのほかに，腫瘍や感染などの重篤な脊椎病変も含まれる．これらの組織や病変が腰痛の原因と診断できれば特異的腰痛であるし，疼痛源と診断できなければ非特異的腰痛になる．実際には下肢神経脱落所見に乏しい腰痛の多くは正確な診断が困難であると報告され，非特異的腰痛と診断されがちである．わが国では，長い間 Deyo[10] の論文が引用され，腰痛の原因の 80 ％がわからないということがいわれてきた．著者自身もこの論文を過去に何度か引用してきたが，整形外科専門医として違和感があった．

腰痛の鑑別診断リスト（**表 1**）では，5）～11）までが特に注意すべき脊椎疾患であり，従来欧米諸国から特異的腰痛と分類されていた疾患である．1）～4）までの腰痛はこれまでの報告ではすべて非特異性腰痛と分類されてきた疾患である．さほど重篤な疾患にはならないが，本邦では診断できる腰痛の範疇に入る腰痛である．12），13）がいわゆる非特異性腰痛になる．これまでの報告では 5）～11）の特異的腰痛は，約 20 ％といわれていたが，山口腰痛 Study においてもこれらの疾患が腰痛の原因に占める割合は，ほぼ約 20 ％であった．

従来，筋・筋膜性腰痛，腰椎椎間関節性腰痛，腰椎椎間板性腰痛，仙腸関節性腰痛による腰痛は，非特異的腰痛の代表的疾患とされ，実際にこれらの疾患は腰痛症としてひとまとめで議論がなされることが多かった．しかし，これらの疾患においても，診断には限局した圧痛が比較的診断に有用で，いくつか

の検査を組み合わせ，ほかの疾患を除外していく過程で腰痛の原因を推定し，ブロックによって診断が確定できることが示された[2]．これらの疾患では画像検査が診断の決定的手段になりにくいだけに，きめ細かな理学所見や神経学的所見をとることが必須になる．こうして「神経学的所見に乏しい腰痛」であっても，その多くは正確な診断が可能であり，腰痛症患者の 78 ％は診断可能であり，非特異的腰痛は 22 ％という結果になった．

早期に腰痛の正確な診断が行われれば，早期より腰痛治療を開始でき，それが腰痛治療成績を向上させることにつながる．救急やプライマリケアの治療であれば，神経症状を伴っている腰痛疾患を確実に見逃さないことが最重要であった．しかし，本邦では初診の段階から整形外科専門医が対応することができ，保険制度が欧米と違っている．初診時から日本の腰痛患者は整形外科医を受診したり，専門医に紹介されたりする．この違いが以前からの欧米の報告よりも腰痛の診断率は高く，非特異的腰痛の割合が 20 ％と低い結果になったと思われる．

🖊 文献

1) Suzuki H, et al：Diagnosis and Characters of Non-Specific Low Back Pain in Japan：The Yamaguchi Low Back Pain Study. PLoS ONE 11：e0160454, 2016

2) 鈴木秀典ほか：非特異的腰痛の診断と疫学．ペインクリニック 38：1543-1549, 2017

3) Krismer M, et al：Low back pain（non-specific）. Best Practice & Research Clinical Rheumatology 21：77-91, 2007

4) 日本整形外科学会診療ガイドライン委員会／腰痛診療ガイドライン策定委員会編：腰痛診療ガイドライン 2012，日本整形外科学会／日本腰痛学会監，南江堂，東京，2012

5) Bogduk N：Evidence-Based Clinical Guidelines for the Management of Acute Low Back Pain. The Aus-

3 多施設共同研究からみた非特異的腰痛の現状 ● 13

tralasian Faculty of Musculoskeletal Medicine. The National Musculoskeletal Medicine Initiative. Canberra, Australia, 1999
6) Van Tulder MW：European guidelines for the management of acute low back pain primary care. Eur Spine J 15 (suppl 2)：S169-191, 2006
7) Airaksinenn：Working Group on Guidelines for Chronic Low Back Pain：Chapter 4. European guideline for the management of chronic nonspecific low back pain. Eur Spine J 15 (Suppl) 2：S192-300, 2006
8) Rossignol M：CLIP Practice Guideline. Clinic on Low-Back Pain in Interdisciplinary Practice. 2007, http://collections.banq.qc.ca/ark:/52327/bs47125 （2018年7月11日閲覧）
9) Chou R：Clinical Efficacy Assessment Subcommittee of the American College of Physicians American Pain Society Low back pain Guidelines Panel Diagnosis and treatment of low back pain. Ann Intern Med 147：478-491, 2007
10) Deyo RA, et al：What can the history and physical examination tell us about low back pain? JAMA 268：760-765, 1992

profile

田口敏彦
Taguchi Toshihiko
山口労災病院

昭和55年山口大学医学部卒業，昭和60年トロント大学ウェズリー病院，平成4年パリ大学ピチエ病院留学，平成16年より山口大学医学系研究科整形外科学教授，平成28年より日本脊椎脊髄病学会理事長．平成30年より山口労災病院院長．

鈴木秀典
Suzuki Hidenori
山口大学大学院医学系研究科整形外科学

平成11年山口大学医学部卒業，平成25年トロント大学 Toronto Western Hospital．平成26年山口大学大学院医学系研究科整形外科助教．脊椎外科手術を多数手がける一方で，運動器疼痛や神経再生研究などに従事している．

2 スポーツドクターからみた非特異的腰痛の現状

山下一太

はじめに

　腰痛は一般的な愁訴であり，アスリートでも腰痛を訴える者は少なくない[1]．スポーツ活動での繰り返し加えられる腰部構造体への物理的負荷のため，組織の微細損傷，炎症が生じ，腰痛が引き起こされる．多くの臨床研究により，アスリートの腰痛罹患率は非アスリートと比べて非常に高いこと[2,3]，アスリートの30％以上がそのキャリアの間に複数回腰痛に悩まされること[4]，腰痛はアスリートがスポーツ活動を休止しなければならない最も大きな原因のひとつであることがわかってきている．

　また以前は，発育期の腰痛は非常にまれであると考えられていた．しかし近年の疫学調査により，発育期においても腰痛の罹患率は13.7～60.3％と報告されており[5,6]，これまで考えられていたより高いことがわかってきた．それは，より年少時から負荷の大きいスポーツ活動に熱心に取り組む発育期アスリートが増加している昨今の傾向を考慮するとうなずける．しかしながら，一般的に発育期は成人・老年期と異なり，椎間板をはじめとする腰部構造体は保持されていることがほとんどであり，腰痛の発生源を特定することは容易ではない．

　本項ではまず，非特異的腰痛の正しい認識とそれにまつわる現状について述べる．続いてアスリートの腰痛に焦点を当てて，その原因が特定できない理由，原因を特定する必要性について述べる．さらに，前医で腰痛の原因がわからなかったため精査加療目的に紹介受診，もしくはセカンドオピニオン目的に受診したアスリート（発育期～成人トップアスリート）の「原因不明の腰痛」について，症例を提示して述べる．

1 「非特異的腰痛」の正しい認識と現状

　「非特異的腰痛」は，「原因不明の腰痛」のことと一般的に理解されていることが多いが，本来の定義は異なることをまず理解しなければならない．非特異的腰痛本来の定義は以下である．腰痛患者に対して注意深い問診と診察を行ったうえで，red flags といわれる，骨折，感染，腫瘍，炎症性疾患などによる脊椎疾患が否定され，さらに神経症状を伴わない腰痛が「非特異的腰痛」とされ，腰痛全体の85％程度と大部分を占めている．つまり，「非特異的腰痛」の本来の意味は，簡便に述べてしまうと「明らかな原因のない腰痛を一括りにしたもの」である．これは約20年前の米国の家庭医の調査結果で，正確には「理学的所見と単純X線や採血などの簡便な検査のみでは，すぐに原因が特定されない腰痛が腰痛全体の85％であった」という報告である[7]．これが日本国内ではなぜか，非特異的腰痛という言葉が一人歩きし，「非特異的腰

痛＝原因不明の謎の腰痛」と考えられている
ことが多いため，「85％も原因がわからない
腰痛がある」という誤った認識をもっている
医療者も残念ながら少なくない．

慢性化する「原因不明の腰痛」に対して，
通常のNSAIDs（非ステロイド性抗炎症薬）
などの鎮痛薬が奏効しない場合は，オピオイ
ドを使用する場合もある．それでもさらに疼
痛を訴え続ける慢性腰痛アスリートに対して
は，「スポーツ活動の過度なプレッシャーが
腰痛の原因」などの理由で抗不安薬や抗うつ
薬，あるいは認知行動療法などが用いられて
きた，という現実がある．

日本と米国では医療保険事情が大きく異な
るため，日本のように容易にMRIやCTが
撮像できなかったうえに，画像診断技術はこ
の報告が発表された当時よりも格段に進歩し
てきている．現在,「画像診断や診断的ブロッ
ク注射を駆使しても，最終的に疼痛源が特定
できない原因不明の腰痛」は，実際はもっと
少ないと考えている．

2 原因が特定できない理由と原因を特定する必要性

アスリートの腰痛は，最初は運動時，ある
いは運動後のみ出現する腰痛であり，日常生
活には支障をきたすことがないため，医療機
関へ受診しない者が多い．また受診したとし
ても，この時点では，通常のX線検査や
MRIでさえも腰痛の発生源を特定できない
ことも少なくない．医療者側も前述の非特異
的腰痛の概念を正しく理解していないと，
「85％は原因がわからない腰痛だから仕方が
ない」という説明をして，患者・医療者双方
が腰痛の発生源の特定を断念してしまう可能
性もある．その発生源を特定せずに，疼痛
を我慢して漫然とスポーツ活動を継続した結
果，終末期腰椎分離症などに病態が進行し

てはじめて腰痛の原因を特定される場合も
散見される．

繰り返しになるが，非特異的腰痛の括りの
中に原因不明の腰痛が含まれているのであり，
それらは決してイコールではない．その誤っ
た認識こそが，腰痛の真の原因を特定できな
い最も大きな要因と考えられる．

そのような原因不明の腰痛を抱えてしまっ
ている患者は仮に腰痛が軽減しても，病態に
応じた適切なコンディショニングを行ってい
なければ，また同じ腰痛が再発する可能性が
高い．そのため，医療者は適切な診察と画像
所見により，腰痛の原因を特定するように尽
力しなければならない．「原因不明の腰痛」
を減らすためには，医療者の正しい知識と，
なにより「疼痛源を特定する」という情熱を
もって診療する必要がある．

3 原因不明の腰痛として受診したアスリートの症例提示

一般的に，原因不明の腰痛に陥りやすい病
態としては，椎間板性腰痛，椎間関節性腰
痛，椎体終板障害があげられる．これらの病
態は，理学的所見と単純X線だけで確定診
断することは難しい．さらに発育期アスリー
トではこれらの病態に加えて，腰椎分離症（初
期），骨端輪骨折が見逃されやすく，原因不
明の腰痛に陥りやすい．

それぞれの病態と治療については他項に譲
り（項目のない骨端輪骨折のみ記載），以下
に原因不明の腰痛として受診し，腰痛源特定
に至ったアスリートの代表症例を提示する．

❶ 椎間板性腰痛

症例1．34歳男性，プロ野球選手（外野手）．
既往に第5腰椎分離症．数年来の運動時の腰
痛があり，複数の病院を受診していたが，既
往の分離症の悪化によるものなので，手術し

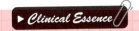

- ☑ 「非特異的腰痛」イコール「原因不明の謎の腰痛」ではない．
- ☑ 再発予防目的のコンディショニングのために，疼痛源を特定することは非常に重要である．
- ☑ 「原因不明の腰痛」に陥りやすいのは，椎間板性腰痛，椎間関節性腰痛，椎体終板障害，初期腰椎分離症である．

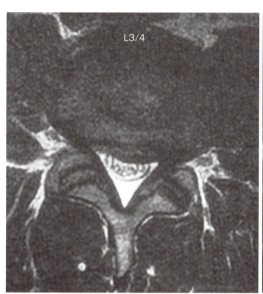
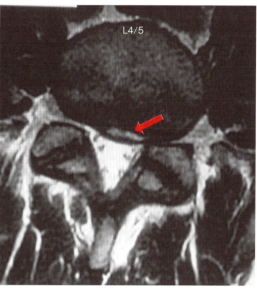

図1 腰椎MRI横断像T2強調像（症例1）
L3/4，4/5の2椎間に軽度の椎間板ヘルニアが確認できるが，真の腰痛の原因はL4/5レベルのHigh signal Intensity Zone（矢印）であることを見逃さないように注意する．

か治療方法がないといわれていた．疼痛源の精査目的にセカンドオピニオンで受診．下肢痛やしびれなどの神経所見はなし．腰椎前屈時に腰痛が増強した．単純X線では第5腰椎終末期分離症を認めたが，そのほかは異常所見なし．MRIでL3/4，4/5に軽度の椎間板ヘルニア，さらにL4/5後方にHIZ（High signal Intensity Zone）を認めた（図1）．疼痛源を特定するために，両椎間板に椎間板ブロックを施行したところ，L4/5椎間板ブロックで疼痛の一時的消失を確認し（図2），最終的にL4/5椎間板性腰痛と診断することができた．L4/5のHIZ部分に対して局所麻酔で内視鏡視下にthermal annuloplastyを施行．術後腰痛は完全に消失し，体幹筋力トレーニ

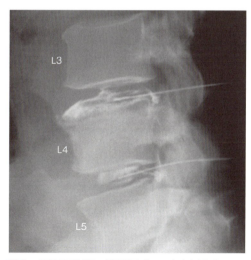

図2 椎間板造影・椎間板ブロック（症例1）
L3/4，4/5の2椎間板に順に椎間板ブロック施行．L4/5椎間板ブロック時に疼痛の消失を確認できた．

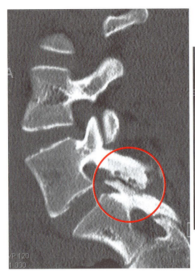
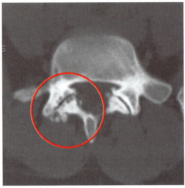

図3 腰椎CT矢状断像・横断像（症例2）

単純X線とMRIでは検出できなかった，L5/Sの椎間関節の関節症性変化を確認することができる（円）．

ング後に競技復帰した．

❷ 椎間関節性腰痛

症例2．18歳女性，チアリーディング選手．2年前からの運動時の腰痛を自覚．前医では腰痛の原因は不明といわれ，運動休止のみ指示されていた．セカンドオピニオン目的に受診．腰椎後屈・右回旋時の疼痛出現を確認した．単純X線では異常所見がなかったが，CTでL5/S左椎間関節の関節症性変化を確認（図3）．同部位への椎間関節ブロックを施行し，疼痛消失を確認して確定診断とした．疼痛誘発姿勢の指導と体幹筋力トレーニングを継続し，受診後2ヵ月で競技復帰した．

❸ 椎体終板障害

症例3．34歳男性，総合格闘技選手．既往に第5腰椎分離症．数年来の運動時の腰痛があり，複数の病院を受診するも，原因は不明であり，セカンドオピニオン目的に受診した．朝起きた時とファイティングポーズをとるときに疼痛が出現した．下肢腱反射・筋力は正常．腰椎前屈時の疼痛増強を確認した．単純X線でL5/S椎間板高の減少，MRIではL5椎体・S1椎体の信号変化（Type 1 Modic change；T1強調像で低信号，T2強調像で高信号），さらにCTでL5終板尾側の変形を認めた（図4）．疼痛源特定のために，L5/S1椎間板ブロックを施行し，疼痛の一時的消失を確認，最終的にL5/S1レベルの椎体終板障害と診断することができた．その後，2回の椎間板ブロックを施行し，最終的に疼痛は消失．体幹筋力トレーニング後，full activityで競技復帰した．

❹ 腰椎分離症（初期）

症例4．17歳女子，バスケットボール選手．数ヵ月前から練習時に腰痛あり．日常生活には大きな支障がないため我慢して競技継続していた．近医を2ヵ所受診するも「腰椎捻挫」の診断で休み休み競技継続するように指導されていた．疼痛の精査加療目的にセカンドオピニオン目的で受診．腰椎後屈時，左回旋時の腰痛を認めた．単純X線では異常所見はなかったが，MRI（T2強調像・STIR像）でL5左椎弓根内に高輝度変化を認め（図5），

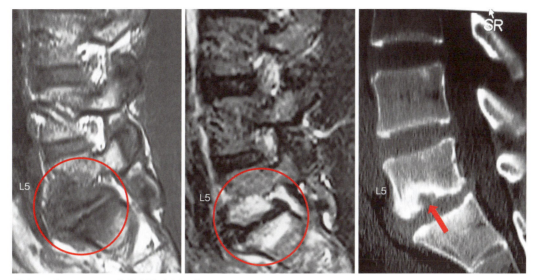

図4 腰椎MRI・CT矢状断像(症例3)
腰椎MRIではL5, S1椎体内に輝度変化(円, 左;T1強調像で低信号, 中;T2強調像で高信号), 腰椎CT(右)ではL5椎体下位終板に変形(矢印)を認めた.

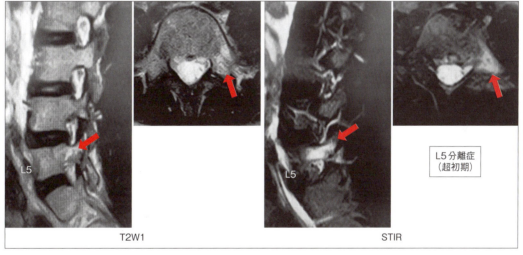

図5 腰椎MRI矢状断像・横断像(症例4)
左;T2強調像でL5左椎弓根内の輝度上昇を認める(矢印)が, やや不明瞭であり, 見逃される可能性がある. 右;STIR像では同部位の輝度変化がより明瞭に描出されている(矢印).

初期腰椎分離症と確定診断した. 後屈・回旋を制限した腰椎装具を装着し, 練習は休止とした. 以降徐々に疼痛は消失. 2ヵ月後に再度MRI撮像し, 輝度変化の消失を確認後, 競技復帰となった.

❺ 骨端輪骨折

　骨年齢が未熟な時期に腰椎分離症が発生し, 分離すべり症に進行する際に, まれではあるが椎体骨端輪に骨折を伴うことがある[8]. その際の腰痛は急激かつ激烈であり, 小骨片が神経根を圧迫すると下肢痛が出現す

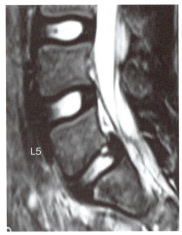
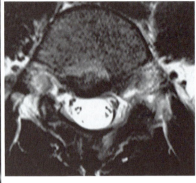

図6 腰椎MRI矢状断像・横断像(症例5)

L5/Sレベル正中の軽度の椎間板の膨隆を認めるが，骨片を検出することはできない．

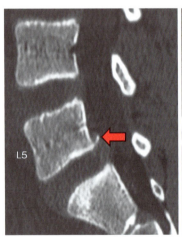
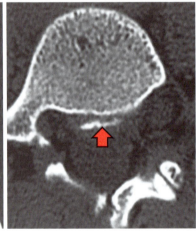

図7 腰椎CT矢状断像・横断像(症例5)

L5椎体下位終板レベルの骨端輪骨折による骨片突出を明瞭に確認することができる(矢印)．

ることもある．この病態は見逃されていることが多く，注意を要する[9]．

症例5．12歳男子，サッカー部．1年程度前より練習中の腰痛を自覚．近医でL5分離症を指摘されていた．保存加療で徐々に症状は軽減していた．練習中に突如強い腰痛が出現し，かかりつけ医受診するも，「分離症の悪化」といわれ，セカンドオピニオン目的に当院受診．MRIではL5/S椎間板の膨隆に伴う硬膜の軽度圧迫を認めるのみだったが(図6)，CTでL5椎体下位終板レベルの骨片を確認(図7)，L5腰椎骨端輪骨折と診断した．スポーツ休止と硬性コルセット着用に加え，NSAIDs内服で徐々に疼痛軽減し，診断後3ヵ月半で競技復帰した．

おわりに

「非特異的腰痛」と「原因不明の腰痛」は同義ではなく，本当に原因がわからない腰痛はそれほど多くはない．アスリートに携わる医療者は，適切な診察と画像所見により，腰痛の原因を特定するように尽力しなければならない．真の腰痛の原因を見逃さないために，CTやSTIR-MRIなどの適切な画像診断と診断目的の各種ブロック検査が有用な場合がある．

文献

1) Trainor TJ, et al：Epidemiology of back pain in the athlete. Clin Sports Med 21：93-103, 2002
2) Kujala UM, et al：Low-back pain in adolescent athletes. Med Sci Sports Exerc 28：165-170, 1996
3) Baranto A, et al：Back pain and degenerative abnormalities in the spine of young elite divers：a 5-year follow-up magnetic resonance imaging study. Knee Surg Sports Traumatol Arthrosc 14：907-914, 2006
4) Dreisinger TE, et al：Management of back pain in athletes. Sports Med 21：313-320, 1996
5) Burton A, et al：The natural history of low back pain in adolescents. Spine（Phila Pa 1976）21：2323-2328, 1996
6) Scoffer B, et al：Physical activity and low-back pain in schoolchildren. Eur Spine J 17：373-379, 2008
7) Deyo RA, et al：Low back pain. N Engl J Med 344：363-370, 2001
8) Baranto A, et al：Fracture patterns of the adolescent porcine spine：an experimental loading study in bending-compression. Spine（Phila Pa 1976）30：75-82, 2005
9) Tamaki S, et al：Lumbar posterior apophyseal ring fracture combined with spondylolysis in pediatric athletes：case series of three patients. JBJS Case Connect 6：e64, 2016

profile

山下一太
Yamashita Kazuta
徳島大学大学院医歯薬学研究部地域運動器・スポーツ医学

平成16年産業医科大学卒業．平成29年より米国University of Iowa Hospital and Clinic小児脊椎センターに留学．研究は脊椎外科・スポーツ脊椎分野が中心ですが，最近は患者さんの医療被曝と医療者の職業被曝の低減にも取り組んでいます．

3 アスリートからみた非特異的腰痛の現状

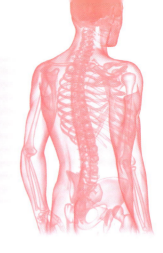

室伏由佳

1 日本における腰痛症の現状とアスリートにとっての腰痛症

日本における腰痛疾患は、国民病ともいわれる。厚生労働省が2013年に実施した国民生活基礎調査では、病気やけがなどで自覚症状のある人の症状別分類において、腰痛の有症者率が男女ともに高く、男性は1位、女性は2位を占めている[1]。傷病で通院している人は人口千人当たり378.3人で、そのうち腰痛による通院者の割合は約40%（男性42.2人、女性58.4人）を占めている。

腰痛疾患のうち、医師の診察や画像などによる検査で原因が特定できる特異的腰痛症は約15％で、腰椎椎間板ヘルニア、脊柱管狭窄症、圧迫骨折、感染症、脊髄炎やがんの脊椎転移が代表例である。特に、重篤な脊椎疾患（腫瘍、炎症、骨折など）を見逃さないこと、合併を疑うべきred flag（危険信号）を正確に把握するこが重要とされる。危険信号の有無により、緊急に原因を追求する必要がある腰痛であるかどうかが見定められる[2]。そのため、初期診療において画像所見で明らかな原因が見当たらず、危険信号がなく、下肢症状がない場合、非特異的腰痛と認識され、自然治癒や寛解の見込みと判定される。約4～6週間の保存療法を行い、改善がみられない場合には再度画像検査などが行われる。

非特異的腰痛症は85％であるが、これらすべてが原因特定のできない「謎の腰痛」と断定されるものではない。具体的な原因特定のために、必要な画像検査を十分に実施することで、確定診断率が高まると考えられる。

自覚のある腰痛症を患った初期は、重篤な痛みがないものの、やがて日常生活への支障が生じる痛みの水準に達し、傷病者自身が悪化したと体感したときに、ようやく医師の診察を受けるケースが比較的多いのではないかと想像する。しかしながら、こうした一般的な診療や治療方針と、アスリートに対する方針は、異なるといえよう。スポーツ活動による腰痛であるならば、日常生活水準での受傷内容と同一ではなく、特定の病態が潜んでいる可能性があることを理解しておく必要がある。運動活動様式から、さまざまな事例と腰痛症例を見出し、必要な諸検査を実施し、早急な確定診断に至らしめる必要がある。さらには、確定診断後、どのような計画で競技復帰が可能であるかなど、具体的な方向性を見出していかなくてはならず、確定診断はその入り口に過ぎない。

現在、腰痛は7つの原因に加え、スポーツ現場などで起こりうる特殊な腰痛や、それらの診断方法も患者側が受け取ることのできる情報が示されるようになってきている[3]。そして、近年の日本国内の整形外科医のデータからは、腰痛の78％は診断が可能であるという指標も示されている[4]。原因特定がされ

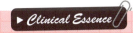

- ☑ スポーツ現場で起こりうる特殊な腰痛を見落とさないための診断方法を多角的に検討し，提供する手法や手段を持ち合わせておく．
- ☑ スポーツ活動に詳しいスポーツ医と脊椎専門医の連携，セカンドオピニオンの機会を提供する．
- ☑ 確定診断〜競技復帰の期間や計画をアスリートに明確に示し，理解促進を心がける．

ることで，適切な治療が可能となり，腰痛完治への期待は高いものと思われる．

アスリートとして旬な時期は，決して長いものではないはずである．そのため，アスリートにおける腰痛は，どこに行っても原因が特定できない「腰痛難民」にしないこと，そして「心の病」や，「腰痛はうまく付き合うもの」という，耐え忍ぶ形での競技活動をアスリートにさせないことが重要である．

2 アスリートの腰痛難民をなくすための専門医ネットワーク

腰痛症に悩むアスリートが，いかにして適切な医療機関や脊椎専門医と早急なエンゲージメントに至ることができるのか，また，どのようにすれば，原因不明の非特異的腰痛症とされる頻度が減少するのであろうか．非特異的腰痛症と診断された実例において，アスリートやその指導者などが陥りやすい方向として，セカンドオピニオンの機会を持たないなどの状況が推察される．かかりつけ医師への配慮を気に掛けるケースなどを含め，あまり多くの医師の診察を受けないことや，脊椎専門医を受診しないなど，比較的限定された環境下で腰痛症に対する結論を出し，民間療法を主体とする状況は比較的多くあると考えられる．

アスリートからみるスポーツ医師とのかかわりや，スポーツ障害・外傷時にアスリート自身がどのような判断や対応をしているのか，これまで実態把握はされていない．そこで，夏季・冬季オリンピック，ワールドカップなどに出場した国際水準アスリートで個人，チーム競技いずれの競技スポーツを含む18名を対象に，パイロットスタディとしてアンケート調査を実施した（図1, 2, 3）．

スポーツ障害・外傷に直面した際，医師の診察を受けるアスリートの主な目的は，確定診断とともに競技復帰までの道のりを明確にすることが読み取れる．一方で，民間療法を選択し，痛みの様子をみるケースもあり，アスリート自身が医学的な判断（確定診断）の機会へのエンゲージメントを求めず，過去の受傷経験を手掛かりにするなど，主観的な手応えで自己判断している側面が示されている．アスリートが，どのタイミングで医師の診断を希望するのかについて，実態をより把握していく必要がある．

そして，専門分野のスポーツ医がいる病院を知っているかについては，国際水準のアスリートは，概ね把握できている状況にあると考えられる（図2）．

しかしながら，競技水準が下位になるにつれて，腰痛疾患に関しての情報伝達が薄まり，「知らないので把握したい」「知らないし行く気持ちがない」への回答率が増加する可能性が大いにあると推察する．

専門医を受診した際に希望する内容は，主に病態の「確定診断」，リハビリテーションを含む治療計画といった「プランニング」，セルフケアなどの「方法／教育」教示，そして，医師との「信頼関係／知識情報量の充実」に分けられる．特に，確定診断を求める記述内容が多く，その後のメディカル〜アスレチッ

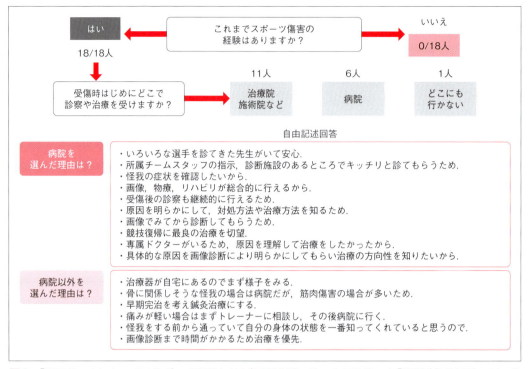

図1　「アスリートにとってのスポーツ医学とは」（国際水準エリートアスリート「夏季/冬季五輪，ワールドカップなど」18人対象アンケート）よりⅠ

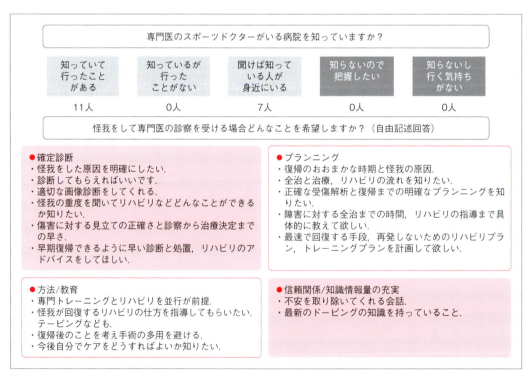

図2　「アスリートにとってのスポーツ医学とは」（国際水準エリートアスリート「夏季/冬季五輪，ワールドカップなど」18人対象アンケート）よりⅡ

> **アスリートにとってドクターとはどんな存在ですか？（自由記述回答）**

| 競技への理解 | **信頼関係** | 確定診断 |

・競技活動をともに歩む存在.
　現場のスピード感を理解してくれる.
・怪我がひどくても軽くても今後のプランが
　話せると安心する.
・自分では何ともならないことを助けてくれる.
・怪我や病気などの時にすぐ対応してくれる.
　家族の場合でもアドバイスをくれて安心.
・専門医に診療してもらうと安心する.
・MRIなどを正確に見れて，正しい診断を
　してもらえると安心する.

・怪我や病気の際に一番の治療をしてくれる.
・怪我を未然に防ぐアドバイザー.
・質問に対して的確に答えてくれるかどうか.
・自分が怪我をした時の感覚，感触と
　コメントが合致しているかどうか.
・障害が起こった時の診断をしてくれる.
・身体について教えてくれる存在.
・具体的な原因を一緒にさがしてくれる存在.

> **スポーツドクターに関して意見があれば書いて下さい（自由記述回答）**

・競技知識，身体のコーディネーションに詳しい人がいてくれると非常に嬉しい.
・スポーツドクターは選手にとって大変重要な存在.
・専門医より療法士の方が優秀と感じることが多い.
・専門家の紹介をしてほしい.
・誠実でスポーツと人が好きな方であって欲しい.
・近くにいればすごく助かる. メールなどのやり取りができるだけで，飲んでもいい薬がわかる.
・怪我の箇所の専門家も必要だと思うし，競技特性と治療方法を併せ持った専門家もいてほしい.
・ドクターどうしのネットワーク充実をより向上させ，専門のドクターの診察を受けられるネットワーク作り
　の構築を心がけてほしい.

図3 「アスリートにとってのスポーツ医学とは」（国際水準エリートアスリート「夏季/冬季五輪，ワールドカップなど」18人対象アンケート）より Ⅲ

クスリハビリテーションへの移行など，競技復帰に向けた具体的なプランニング提示を求めていることがうかがえる.

そして，アスリートにとってスポーツ医師は，信頼関係を基盤とし，競技特性の理解と受傷時の確定診断に至らしめ，アスリートの支えとなる存在として捉えられている（**図3**）.

これらの結果から，アスリートがいかにスポーツ現場のスピード感を大切にし，理解を求めているかが回答から鑑みてとれた. そのため，万が一確定診断に至らない場合，ほかの医療機関や医師との情報共有や，病態の整理や理解の努力を行うべきである. 確定診断の重要性は，診断がついた次のステップに進むための検討事項に移ることができる点である. アスリートの年齢や重症度，競技シーズン期への影響といったさまざまな要因に応じ，手術療法，保存療法，運動療法など，治療方

針をどのように決断をするのかの慎重な検討が求められる. そのため，スポーツ現場を熟知する脊椎専門医や，理学療法士（PT），アスレチックトレーナー（AT）らによる適切な情報共有が活発になされ，早急な原因特定と治療方針を見出せる情報伝達の連携システムとネットワーク構築は，今後さらに発展させていく必要がある.

3 腰痛症罹患からの競技復帰のパターンの事例検討

アスリートが腰痛に罹患した後の競技復帰パターンについて，筆者の体験事例と照らし合わせながら解説する. **図4**は，スポーツ障害・外傷の要因となる外的・内的リスク[5]と，腰痛症を繰り返す「不完全な競技復帰による負の連鎖パターン」および「理想的競技復帰ストラテジー」の対比を示したものである.

3 アスリートからみた非特異的腰痛の現状 ● 25

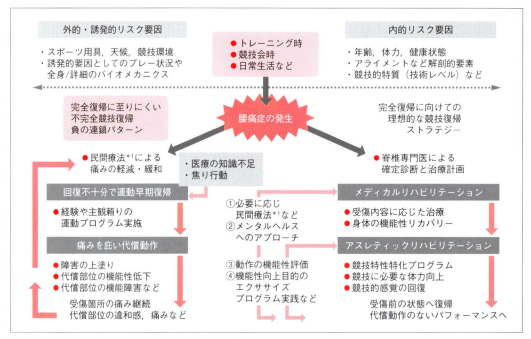

図4 アスリートにみられる腰痛症を繰り返す「不完全な競技復帰による負の連鎖パターン」と「理想的競技復帰ストラテジー」の対比
(著者作図,一部文献5より引用改変)
*1 接骨,整骨,鍼灸,あんま,マッサージ,整体など

❶ 腰痛症の発症と「不完全な競技復帰による負の連鎖パターン」

筆者は12歳からスポーツ活動を開始し,陸上競技・円盤投とハンマー投に取り組む.16歳で腰痛症を発症,腰椎4/5に軽度の椎間膨隆が認められ,椎間板ヘルニアの診断を受けた.競技活動は完全休止せず,痛みの緩和を待ちながら,負荷強度や回数を減少させてスポーツ活動を継続した.その後,競技年数を重ねるに連れ,時折急性腰痛症を発症していたが,27歳時にハンマー投でオリンピック出場を果たす.しかし,28歳以降は多い時で1月に1～2度発症する頻回状態となり,疼痛から日常生活にも支障をきたした.確定診断に向けて「理想的復帰ストラテジー」を目指すが,画像所見では椎間板膨隆は軽度であり,そのほかの原因が見当たらないまま7年間を過ごす.この間,時折PTによるメディカルリハビリテーションの期間はあったが,最終的には自身の選択から経験や主観頼りの運動プログラム実施が主体となり,やがて負の復帰パターンの方向へ進む.痛み軽減へのアプローチとして,民間療法(図4:①鍼灸,マッサージ,整体など)や鎮痛薬使用による痛みの程度軽減を試みるものの,改善はほとんどみられなかった.痛みを庇い,身体の他の部位への代償を繰り返す競技活動となった.

❷ 腰痛の確定診断と「理想的競技復帰ストラテジー」

その後,34歳時にATの導きにより,脊椎専門のスポーツ医を受診し,確定診断に至る(図5).

初診時において,腰椎4/5に軽度の椎間板膨隆(図5:Ⅰ),左側腰椎関節の変性が認められ,椎間関節ブロックにより,腰痛の主

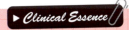

- ☑ 「理想的復帰ストラテジー」と「不完全な競技復帰による負のパターンに」について理解と認識をする.
- ☑ アスリートが病態の状況を正確に捉えられるような復帰パターンを示す.
- ☑ アスリートに,受傷時～復帰に向ける際に代償動作による動作不良が生じる可能性を示し,リハビリテーションの重要性を入念に確認する.

図5 腰痛の確定診断と病態進行の推移

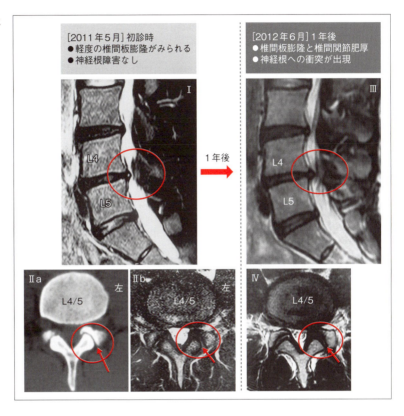

因が腰椎関節片側関節炎との確定診断を得た(図5：Ⅱa,Ⅱb).その際,神経根障害の所見はみられなかった.1年後の35歳時,椎間板膨隆と椎間関節肥厚によるL5神経根への圧迫が出現し,病態の進行が認められた(図5：Ⅲ～Ⅳ).競技引退を決断し,手術療法を選択した.MED（脊椎内視鏡手術）法に順じ内視鏡補助下,椎弓および椎間関節の部分切除が行われ,L5神経根が除圧された.手術後はPTによるメディカルリハビリテーションを経て,ATによるアスレティックリハビリテーションを継続した.さらに将来の障害予防のための前向きな取り組みとして,PTやATと相談をし,筆者自身マット・ピラティスの資格取得をするなどの実践をした.術後3ヵ月で完治に至り,大会出場とともに競技人生のクロージング（競技引退）を迎えた.

❸ 動作の機能性評価と運動学習としてのコレクティブエクササイズ

34歳時の確定診断後から手術療法に進む間の競技活動は,神経根ブロック注射により痛みを取り除きながら,ATによるアスレチックスリハビリテーションの運動療法を主体とし,必要に応じ,民間療法（図4：①）を加えながら進めた.腰痛疾患以外の主な既往歴は,32歳の婦人科疾患（子宮内膜症／両側

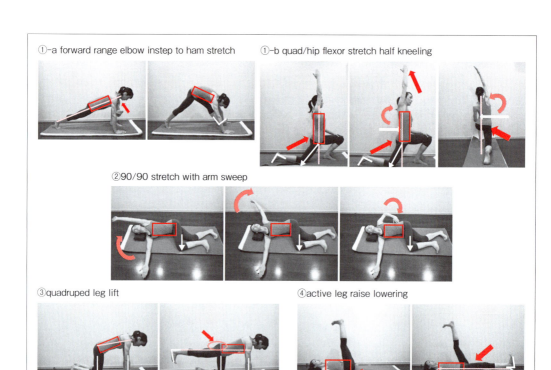

図6 コレクティブエクササイズの実践事例

チョコレート嚢胞摘出）と，33歳時から競技引退までの期間の右肩神経障害（胸郭出口症候群，四辺形間隙症候群，肘部管症候群＝32歳時に確定診断）であった．

運動療法のファーストステップとして，動作パターンの評価および障害リスク予測としての機能性評価（functional movement screen：FMS）[6]を導入した（図4：③）．その主な結果として，a. 股関節可動性低下・痛み・非対称動作，b. 肩関節可動性低下・痛み・非対称動作，c. 腹部筋群の機能性低下および骨盤・体幹安定性の欠如と，a〜cの動作パターン不具合などが機能障害の評価であった．

これらの改善に向けて，原因となる箇所の動作を機能的レベルまで回復させる必要があり，動作の機能性向上を目的としたコレクティブエクササイズを実践した（図4：④）．

コレクティブエクササイズは，運動時の動作パターンにおいて機能性が欠如している箇所に対して修正（コレクト＝correct）を促すためのエクササイズである[7〜9]．機能不全となる問題箇所への運動学習アプローチにより，その動作パターンを改善するための効率的な方法とされる．

FMSにより明らかになったa〜cの動作パターンを改善するためのコレクティブエクササイズ実践例を図6にまとめた．

痛みを取り除く医療的処置とともに，これらの運動学習の実践により，約1ヵ月でFMS評価が向上し，中断していた競技会出場への復帰を果たした．

(1) a. forward range elbow instep to ham stretch
b. quad/hip flexor stretch half kneeling

インラインランジやハードルステップなどの動作パターン不良に対応し，特に股関節の可動性向上，体幹安定性，左右対称動作パ

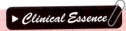

- ☑ アスリートの動作パターン評価および障害リスク予測としての機能性評価を行い運動療法のプランニングへ移行する．
- ☑ 腰痛再発の防止も見据え，障害以前の動作パターンの修正も心がけ，動作パターンの再学習により，「良好動作パターン」のプログラム形成を目指す．
- ☑ 受傷したアスリートの情緒的反応やメンタルヘルスを認識し，心理的サポートへの理解を深める．

ターン向上へ導くことが目的．

(2) 90/90 stretch with arm sweep

ショルダーモビリティの動作パターン不良に対応し，上肢・肩関節の対側動作における肩甲胸郭部，胸椎，胸郭の相補的動作パターン改善へ導くことが目的．

(3) quadruped leg lift

ロータリースタビリティプッシュアップ，トランクスタビリティプッシュアップなどの動作パターン不良に対応し，主に骨盤・体幹機能の安定性向上および回旋抵抗機能向上へ導くことが目的．

(4) active leg raise lowering

アクティブ・ストレートレッグレイズなどの動作パターン不良に対応し，主に股関節自動屈曲・反対側股関節伸展や非荷重位での下肢の分離能力向上へ導くことが目的．

❹ 運動学習と動作パターンのプログラム形成

運動学習は，脳における運動プログラムの形成，すなわち，動作の反射化と，プログラム形成段階における修正を繰り返す過程を通してなされるとされる[10]．スポーツスキル獲得のための運動活動は，神経系の働きをもとにして行われ，筋活動を促し調整する役割を持つ．運動技術を習得する際，意識的に繊細な動作やタイミングを思考し，調整しながら，念入りにトレーニングを進めていく．そして，トレーニングが進捗すると，動作が滑らかになり，正確性や巧みさが増し，思い切った力発揮が可能となる．

筆者の事例では，腰痛以前に本来可能だった動作を取り戻す，再教育の運動学習であった．代償動作の繰り返しにより，機能的動作パターンから外れた反射的調整へ移行された運動プログラム形成に陥っていた．「反射化された動作ほど頑固で融通がきかず，変化させることが困難」という一面も備えている[11]．代償動作での運動学習が完成され，その誤った動作を身につけた場合，より高い技能レベルを目指す際に，問題を抱えることになる．このような場合は運動プログラムの修正が必要であるが，その実行段階では一時的にパフォーマンスの乱れが生じることを理解し，有効で正確な運動動作を無意識でも繰り返せるように運動学習を進める必要がある．

❺ 受傷したアスリートの心理的サポートへの理解

確定診断後に行うリハビリテーションや運動療法を実施するにあたり，アスリートのメンタルヘルス回復に向けての心理的ケアは大変重要である（図4：②）．

アスリートがスポーツ障害・外傷に直面した際，情緒的な反応として，拒絶，怒り，あきらめ，落ち込み，受け入れと更生といった5つの悲嘆反応の経過が示される[10]．そして，スポーツ障害・外傷の発生や障害からの復帰に向けた過程において，心理的プロセスが影響することが明らかになっており[12]，治療およびリカバリー促進のために，リハビリテーション過程において心理的技法を含むことが推奨されている[13]．競技水準が高いアスリー

トにおける受傷時以降の情緒的影響について調べた研究では，著しい落ち込みと不安感，自信の低迷などが認められ，一定期間の情緒的な苦痛を抱えることが多く，状況によっては臨床介入が必要となる重度の症状を呈するケースも明らとなっている[14]．つまり，受傷したアスリートのなかには，うつ状態に陥る可能性を多く秘めている．腰痛に特化した調査研究も散見され，腰痛予防やリハビリテーション過程での心理的，あるいはストレス関連要因を考慮することの重要性が述べられ，支持されている[15]．しかしながら，実際のアスリート・フィールドへの関連づけが捉え切れないままとなっており，さらにエビデンスの弱さも指摘されていることから，今後の課題と捉えられる．

スポーツ障害・外傷に直面したアスリートのメンタルヘルスの問題については，今後より発展させる必要性が高い．守秘義務を順守できるスポーツメンタルトレーニング指導士[16]などの専門家によるスポーツカウンセリングといった心理的介入も検討していくべきであろう．特に，深刻なスポーツ障害・外傷から競技復帰までの道のりでは，自己決定力の低下や，再受傷や痛みの再発，再現を恐れるといった情緒的不安を抱えるケースがみられる[17]．挫折感から途中であきらめてしまうケースや，ライバル選手や関係者に知られたくないなどから，孤立した状況に陥ることも考えられる．「受け止めてもらえる」存在は，不安解消の助力となる．スポーツ障害・外傷時の心理的状態観察のための心理尺度活用とフィードバックを行うなども，アスリート自身が状況整理をするのに有用な場合がある．

❻ バーンアウトや不適応のケース

非特異的腰痛症のなかで，心理的な影響であると判定せざるを得ないケースも存在すると考えられる．例えば，痛みの原因が特定できず，競技の停滞や低下の時期を経る段階において，「頑張ったのに報われない」といった経験を重ねた場合，やがて競技意欲の低下を引き起こし，情緒的，身体的な消耗状態が特徴であるバーンアウト症状が生じる可能性がある．競技活動を回避，あるいは拒絶する精神症状，身体症状といった状況から，離脱行動（ドロップアウト）に至り，スポーツ活動自体への不適応や不適合に陥る状況が考えられる[18]．

そして，そうした判定は，どのような要因によるものかが不明な「心の病」と大括りでの結論に落とし込まず，臨床心理士やスポーツメンタルトレーニング指導士など，その領域の専門家によるストレス事態への適切な対処行動へ導くといったソーシャルサポートを検討することも望ましいと考える．

4 スポーツと腰痛に関する教育の推進

具体的な痛みの原因が特定できない腰痛を抱えるアスリートにとって，思い切った競技活動をするためにも，まずは痛みの原因を特定する必要がある．そのためにも，アスリートやサポートスタッフが受け取れる正確で適切な情報共有や教育が必要である．日本国内のスポーツ活動や競技者の育成の背景を鑑みると，学校教育傘下にある学校運動部活動が最も盛んに行われており，培った成果を発揮する場として，地区大会から全国大会までそれぞれの競技水準において学校対抗戦の競技会などが実施されている．また，こうしたスポーツ活動を支える指導者は，スポーツ系大学において教職員免許を取得した保健体育科の教員[19]が中心となっている[20, 21]．スポーツを始める時期，アスリートは若年層である

ことがほとんどであり，指導者や家族，教員，学校医，養護教諭，トレーナーなどのアスリートサポート要員の影響は大きい．そのため，アスリートサポート要員に向けて，スポーツ特性や個々の身体特性などから罹患する可能性のある腰痛疾患について，正しい対応・対処方法の教示は必須であり，スポーツと腰痛についての理解と共に，脊椎専門医の受診の重要性の認識を促進する必要がある．同時に，年代別，競技キャリア別，競技種目やポジション別に，どんな腰痛疾患の可能性が考えられるか，アスリートへの教育と理解促進も必須である．

文献

1) 厚生労働省：平成25年 国民生活基礎調査の概況，Ⅲ世帯員の健康状況，1 自覚症状の状況，2014，http://www.mhlw.go.jp/toukei/saikin/hw/k-tyosa/k-tyosa13/dl/04.pdf（2018年3月22日閲覧）
2) 日本整形外科学会診療ガイドライン委員会／腰痛診療ガイドライン策定委員会編：第3章 診断．腰痛診療ガイドライン2012，日本整形外科学会／日本腰痛学会監修，南江堂，東京，26-36，2012
3) 西良浩一ほか：第3章 あいまいな診察に惑わされない，自分でわかる腰痛の病名と治療法．腰痛完治の最短プロセス，KADOKAWA，東京，70-180，2014
4) Suzuki H, et al：Diagnosis and characters of non-specific low back pain in Japan：the Yamaguchi low back pain study. PloS one 11：e0160454, 2016
5) 小山貴之：3 リハビリテーションの基礎知識，3-2 スポーツ傷害と段階的リハビリテーション．アスレティックケア，小山貴之編，NAP，東京，20，2016
6) Cook G：ファンクショナルムーブメントスクリーンの詳細．ムーブメント，中丸宏二ほか監訳，NAP，東京，74-93，2014
7) 倉持梨恵子：機能的スクリーニングとコレクティブエクササイズ．アスレティックケア，小山貴之編，NAP，東京，217-230，2016
8) 倉持梨恵子ほか：ベーシックコレクティブエクササイズ～正しいムーブメントの法則を知ろう！～コレクティブエクササイズとは？ Sportsmedicine 27：26-28, 2015
9) 倉持梨恵子ほか：ベーシックコレクティブエクササイズ～正しいムーブメントの法則を知ろう！～何をコレクト＝修正すべきか？―ムーブメントを評価する．Sportsmedicine 28：26-28, 2015
10) Hardy CJ, et al：Dealing with injury. Sport Psychology Training Bulletin 1：1-8. 1990
11) 松田岩男ほか：神経系と運動のコントロール．新版運動心理学入門，大修館書店，東京，13-14，1987
12) Cupal DD, et al：Effects of relaxation and guided imagery on knee strength, reinjury anxiety, and pain following anterior cruciate ligament reconstruction. Rehabilitation Psychology 46：28-43, 2001
13) Weinberg RS, et al：Athletic injuries and psychology, psychology of recovery. Foundations of Sport and Exercise Psychology, 6th ed, Human Kinetics, Champaign, 466-467, 2014
14) Heidari J, et al：Stress-related psychological factors for back pain among athletes：important topic with scarce evidence. Europ J Sport Sci 17：351-359, 2017
15) Leddy MH, et al：Psychological consequences of athletic injury among high-level competitors. Res Quart Exerc Sport 65：347-354, 1994
16) 日本スポーツ心理学会：日本スポーツ心理学会認定スポーツメンタルトレーニング指導士とは，http://www.jssp.jp/03shidoshi/index.html（2018年3月22日閲覧）
17) Podlog L, et al：Returning to competition after a serious injury：the role of self-determination. J Sports Sci 28：819-831, 2010
18) 松尾直子：スポーツ選手のバーンアウト，スポーツからの離脱．スポーツ心理学ハンドブック，上田雅夫監，実務教育出版，東京，426-430，2000
19) 文部科学省：中学校・高等学校教員（保健体育・保健）の教員の免許資格を取得することができる大学，http://www.mext.go.jp/a_menu/shotou/kyoin/daigaku/detail/1287060.htm（2018年3月22日閲覧）
20) 文部科学省：中学校学習指導要領．第1章 総則，第5，1，ウ，p11，2017，http://www.mext.go.jp/component/a_menu/education/micro_detail/__icsFiles/afieldfile/2017/06/21/1384661_5.pdf（2018年3月22日閲覧）
21) 文部科学省：高等学校学習指導要領．第1章 総則，第5款，5（13），p8，2009，http://www.mext.go.jp/a_menu/shotou/new-cs/youryou/kou/kou.pdf（2018年3月22日閲覧）

profile

室伏由佳
Murofushi Yuka
株式会社attainment
順天堂大学大学院

2016年株式会社attainment設立．医科大学など複数校で非常勤講師や，講演，スポーツ教室の講師を務めています．2004年アテネオリンピック陸上競技女子ハンマー投代表．円盤投，ハンマー投の日本記録保持者（2018年3月現在）．現役時代は慢性腰痛症や，婦人科疾患を経験．引退後，専門医らと啓発活動へ．2016年より順天堂大学大学院に在学し，アンチ・ドーピング教育，スポーツ心理学などの研究を行っています．

PART

III

アスリートの特異的腰痛と非特異的腰痛の攻略

A | red flag腰痛

1 発育期初期(疲労骨折性)腰椎分離症

酒巻忠範・杉浦史郎・西川 悟

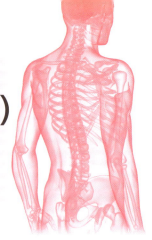

はじめに

　発育期の腰椎分離症は腰痛以外の臨床所見に乏しく，初期の場合は単純X線で診断がほとんどつかない．さらに安静による経過観察で痛みは軽減するため，後日再来した時にはすでに終末期(偽関節)へ進行し，治療は疼痛管理を余儀なくされる場合もある．一方，分離症は疲労骨折であるため，初期の段階で診断がつくと骨癒合を目指した積極的な治療が可能である．このたび初期分離症を中心に，見逃しを防ぐための診断と保存療法のポイントを述べる．

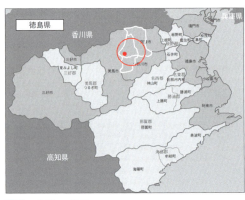

図1　当院の特徴
一次診療圏である3町内で他に整形外科診療所が無く，生徒の多くはまず当院を受診する．2週以上続く腰痛患者にはルーチンにMRI撮像を勧め，9割が撮像可能であった．

疫学

❶ 予想以上に多い子供の分離症

　2008～2010年，当院でMRIを用いて前向きな疫学調査を行った(図1)．その結果驚くことに，小中学生では2週以上続く腰痛患者の実に45％が分離症であった．これまでの報告では腰痛患者のうち分離症の占める割合は3割というのが定説であったが，小中学生に限っては予想に反しさらに多い結果であった[1,2]．

　慌ただしい外来診療の現場で，診断にかけられる時間は限られている．子供の分離症は予想以上に多いことを念頭において診療にあたることが，初期分離症の見逃しを防ぐため

に重要である．

臨床所見

　症状は非特異的腰痛であるが，子供のためred flag腰痛となる．

　分離症の他覚所見は，分離椎の棘突起にみられる圧痛(pin-point tenderness)および伸展時痛で，所見のみでは診断に至らない．腰椎椎間板ヘルニアが下肢伸展挙上テスト(SLR test：SLRT)から，腰部脊柱管狭窄症が問診からおおよその診断がつくのとは異なり，分離症では画像診断のウエイトが大きい．また初期診断におけるピットフォールとして，疲労骨折部からの出血・浮腫によりSLRT制

> ▶ *Clinical Essence*
>
> ☑ 初期分離の診断には，早めの MRI 検査が欠かせない．

図2 高輝度変化（High Signal Change：HSC）
T2脂肪抑制画像．

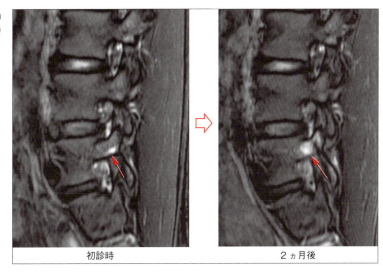

初診時　　　　　　2ヵ月後

限が出る場合があり，椎間板ヘルニアと間違うことがある[3]．

 画像診断

単純X線で診断できる典型的な分離症の多くは，すでに偽関節となった終末期である．一方，初期では淡い骨吸収像のみではっきりせず，診断にはMRI・CTが欠かせない．初期に的確な診断ができると骨癒合を目標とした積極的な治療が可能となる．

❶ MRI：初期診断は pedicle の輝度変化がポイント

分離症に重要な情報は，椎弓根 pedicle にある．通常スクリーニングのスライスでは椎間板周囲の評価が中心であるが，発育期で分離症が疑われる場合は，矢状断像と横断像とも pedicle を通過するスライスが必要である．pedicle がT1強調画像で低輝度変化，T2強調画像で高輝度変化，すなわち，pedicle に骨髄浮腫があれば初期分離症の可能性が極めて高い[4]．さらにT2脂肪抑制画像またはSTIR画像の高輝度変化（High Signal Change：HSC）は浮腫を鋭敏に反映する．

また分離は通常，関節突起間部（pars interarticularis：pars）の腹側・尾側から発症することを念頭において読影することが，HSCの見逃しを防ぐうえで重要である（図2）．

❷ MRI で輝度変化があれば，CT撮像へ移る

図3にCTでの病期を示した[5]．

超初期：骨折線ははっきりしない（MRIで椎弓根周辺に骨髄浮腫様輝度変化あり）．

初期：hair line 様の亀裂が認められる．

進行期：明瞭な亀裂を伴うが，分離部周囲の骨硬化は認めない．

終末期：分離部周囲に骨硬化がみられる，いわゆる偽関節像である．

❸ 超初期の場合：CTでは骨折線がはっきりしない

超初期の場合は，MRIでHSCを認めてもCT横断像では骨折線がはっきりしない．タ

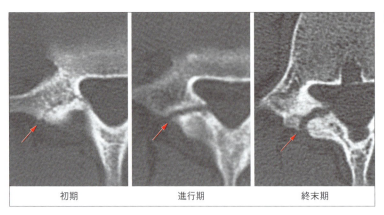

図3 発育期分離症
CT画像による病期分類

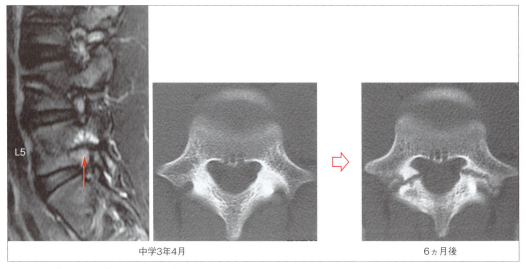

図4 14歳 中学3年 サッカー部男子
半年後に再来した時は，すでに終末期へ進行していた．

イミングを逸すれば治療の長期化を招き，偽関節への対応を余儀なくされる場合もあり（図4），MRIでHSCを認めれば，CTで骨折線が明瞭でなくても分離症と診断し治療を開始する．

ただし近年の薄スライス画像では，超初期でもpars腹側・尾側端に骨吸収像を認めることが多い（図5）．MRIで認めるHSC部にターゲットを絞ってCTを読影すると，より早期の診断が可能となる．

治療

❶ 何を優先するのか

MRIでpedicleにHSCを認め，CTで診断がつけば，スポーツを中止し体幹装具を用いて疲労骨折である分離部の骨癒合を目指すのが原則である[4, 6]．しかし活動期の学生に半年近くスポーツを中止し体幹装具の装着を継続するのは難しい場合もある．治療に迷っ

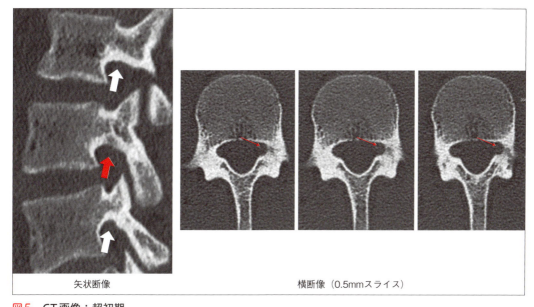

図5 CT画像：超初期
上下椎（⇨）と比較して，pars尾側端（➡）に骨吸収を認める．

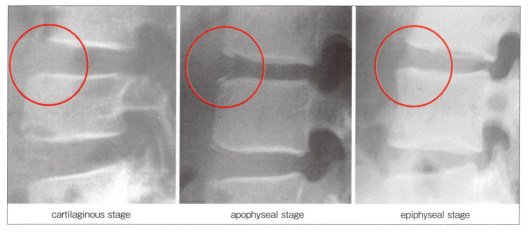

図6 発育期腰椎の骨年齢

たときは，どの程度の期間スポーツ休止が可能であるかチーム事情や大会の時期により異なるため，患者個々で許容範囲の見極めが必要であり，最終的にはすべり症へ進行するか否かが判断のポイントとなる．

❷ すべりの危険性とは

　成長期腰椎の骨年齢を示す（図6）．椎体と椎間板の間にある二次骨化核が骨化する前をcartilaginous stage（C stage），骨化が生じたがまだ成長軟骨が残存するapophyseal stage（A stage），そして，このapophysisの骨化

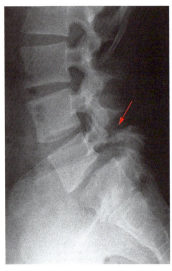

図7 13歳 中学1年 バレー部女子
小学時代から繰り返す腰痛を主訴として来院したが，すでにすべり症へ進行していた．

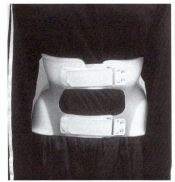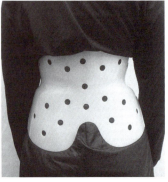

図8 骨癒合を目的とした硬性体幹装具
腰椎は伸展と回旋運動で高い応力が生じる．また，分離になると回旋運動可動性が2倍以上になる，いわゆる回旋不安定性rotational instabilityが引き起こされるため，骨癒合を目指すには腰椎の伸展と回旋を制御できる硬性体幹装具が至適である．

が完了し椎体と癒合し成長終了したepiphyseal stage（E stage）の3期に分けられる．成長による個人差はあるものの，小学生はC stage，中学生はA stage，高校生はE stageが多い．すべり症が生じる頻度では，C stageで分離症になると約80％が5mm以上のすべりを認めたが，A stageになるとすべり進展は10％程度にとどまり，E stageは皆無であった[7]．

❸ stage 別の考え方

以上より実際の治療では，小学生・中学生・高校生に分けて治療方針を立てるとわかりやすい．

❶ 小学生

ほとんどがC stageであるため，すべりの危険が高く（図7），骨癒合を目指すことが大前提となり硬性体幹装具の適応である（図8）．またparsは小学生といえども長幹骨のように骨癒合が得られやすいわけではないことに注意し，本人家族へ体幹装具装着の必要性を十分に理解してもらう必要がある．さらにたとえ骨癒合が得られなくてもすべりを防ぐ意味で，硬性体幹装具の装着は意味がある（図9）．

❷ 中学生

小学生同様，早期診断が得られれば，骨癒合を目指すことが基本となる．硬性体幹装具の装着期間は，初期ならば3ヵ月，進行期ならば6ヵ月を目安とし，その間スポーツ活動を休止する（図10）．ただ中学総体を控えた3年生に，休止を続けるのは現実的に不可能な場合もある．その場合，部活動が終了しMRIでまだHSCが残っているようであれば，それから体幹装具で治療を開始するのも一つの方法である（図11, 12）．

❸ 高校生

中学生に比べて骨癒合が悪く，練習量も増えるため骨癒合を目指すのは難しい．すべり症への進展リスクがないため，ライトブレース（図13）を使用し早期復帰を選択することが多い（図14）．そのさい疼痛管理には非ス

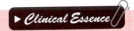

☑ 大部分のすべり症は，growth spurt 以前の小学生に発症する．

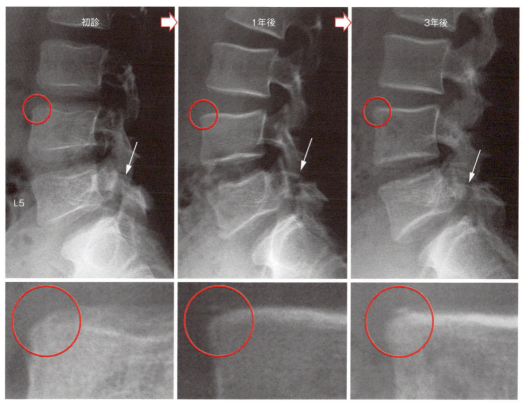

図9　C stage　小学生　L5 両側分離症
10歳男子．野球を1年間休止し硬性体幹装具を装着．骨癒合は得られなかったが，その間に椎体はC→A stageへ発育．3年後も野球を継続しているが，腰痛なくすべり症へ進展していない．

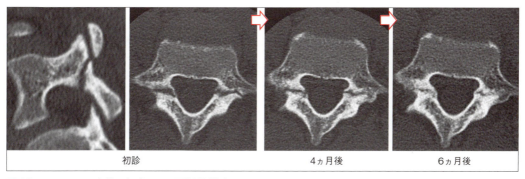

図10　A stage　中学1年生　L5 両側分離症
13歳，テニス部男子．スポーツ中止と硬性体幹装具の装着を継続し，6ヵ月で骨癒合した．

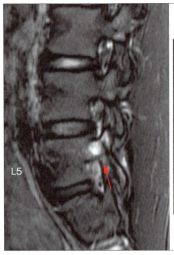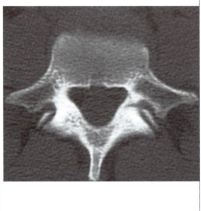

図11 A stage 中学3年生 L5左側分離症

T2脂肪抑制画像．14歳，テニス部女子．総体前の4月であったため，ライトブレースを装着しテニスを継続した．

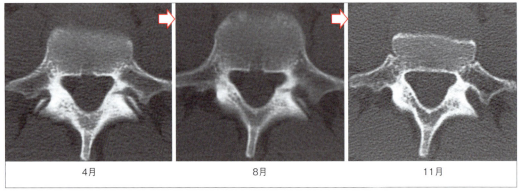

図12 引退後の経過
部活が終了した8月から硬性体幹装具に変更し，3ヵ月の安静固定で骨癒合した．

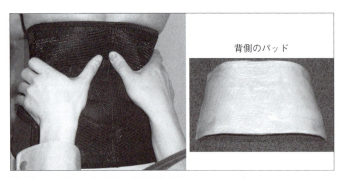

図13 スポーツ復帰用の伸展防止装具（ライトブレースRS）
背側の伸展防止パッドが入った軟性腰仙帯で，疼痛のコントロールを行う．パッドはその場で作成ができ，個々にあわせてフィットした装着が可能である．

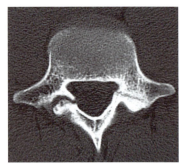

図14 E stage 高校2年生 L5両側分離症

17歳，甲子園常連校の野球部男子．左側が初期のため他院で硬性コルセットの説明を受けたが，スポーツ継続を希望して来院．すべり症への危険性がないことを説明し，ライトブレースで復帰した．

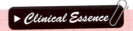

- ☑ CTは進行度を評価し，治療方針を立てるために必要である．

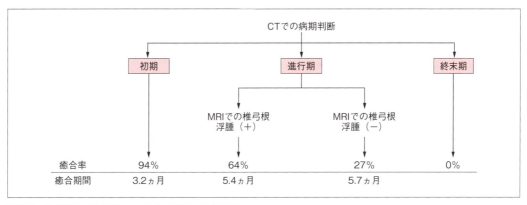

図15 発育期腰椎分離症の骨癒合率と癒合期間

テロイド性抗炎症薬（NSAIDs）を併用することになるが，多くの場合痛みは徐々に軽減する．近年の研究で，痛みは侵害性要素に不安や情動が関与することが明らかとなった．正確な画像診断と病態に対する理解ができれば本人の不安が解消されるため，たとえ骨癒合が得られなくても痛みの軽減，スポーツ復帰へつながると推察される．

5 骨癒合

❶ 骨癒合率と癒合期間

図15にCTで分類された各病期別の骨癒合率と癒合にかかる平均期間を示す．初期では骨癒合率が94％で癒合期間は3ヵ月が目安であるのに対し，進行期ではMRIでHSCがあっても骨癒合率は64％に低下し，癒合期間も6ヵ月が必要であった[8]．以上の数値をもとに比較的癒合しやすい第3，第4腰椎なのか[9]，癒合しにくい第5腰椎なのか[10]，さらに片側か両側かを加味すると患者・家族に対して説得力のある説明が可能となる[11]．

❷「つくのか，つかないのか」「どの程度の期間が必要か」を予測する

MRIによるHSC陽性15例を対象とした前向き研究[12]から，治療開始3ヵ月後のHSC消失が骨癒合の目安になることが明らかとなった（図16）．さらに治療開始が遅れた場合はHSCが長く残存するため，MRIは初診診断時のみならず，予後を予測するうえでも有用である．

腰椎分離症の治療では，スポーツ復帰を常に念頭におく必要がある．疲労骨折であるため骨癒合が得られれば完治が期待できるものの，骨癒合に固執してスポーツ復帰への配慮がおろそかになれば，本人家族はもとよりスポーツ指導者の理解は得られない．どの程度の期間スポーツ休止が可能かは個々で異なるため柔軟な対応が必要であるが，できるだけ早期に診断し，固定さらに復帰と再発予防へ向けたリハビリテーションの提示ができれば，積極的な治療につながる．

（酒巻忠範）

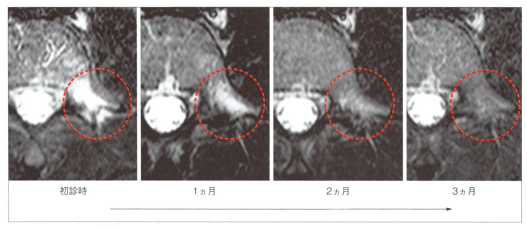

図16　MRI所見の推移
スポーツ休止と硬性体幹装具装着によりHSCは縮小し，3ヵ月後に消失した．
（文献12より引用）

6 リハビリテーション

　発育期腰椎分離症の治療における最大の目的は，骨癒合である．そのため硬性コルセット療法を中心に行い患部の固定，運動休止を行う．しかしながら患者の多くはアスリートのため，長期間の装具療法や運動休止は，身体能力の低下を惹起する．患部の固定と身体能力低下を防ぐリハビリテーションは相反していることが，発育期腰椎分離症のリハビリテーションの難しい点である．われわれ医療従事者，特にリハビリテーションにかかわる理学療法士，トレーナーはこのことを念頭におきプログラム作成をする必要がある．

7 発育期腰椎分離症を引き起こす原因動作

　発育期腰椎分離症が生じる原因は，繰り返される腰椎部への伸展や回旋動作が原因といわれている．Sairyoらは腰椎の回旋動作で回旋している側と反対側の腰椎関節突起間部にストレスがかかると報告している[13]．スポーツ種目別で行う動作はさまざまであるが，動作を分析する際，腰椎部への伸展，回旋ストレスがどのように生じているのかを評価することが重要である．例えば，サッカーの右足で蹴る動作の場合，左足で地面をコンタクトした瞬間から腰椎への伸展動作が始まる．そして，右足を振り上げた時は，伸展動作は最大となる．それに加え，体幹の左回旋も同時に生じる．この結果，選手の右腰椎部には，伸展と回旋ストレスが集中することが考えられる（図17）．

❶ 原因動作から考えた身体評価

　発育期腰椎分離症を起こす動作の原因は腰椎部への伸展，回旋動作であるためその部位の身体評価を行う．また，腰椎にストレスが集中してしまう原因に腰椎近接関節の機能不全があげられる．

　これは，腰椎の近接関節である股関節や胸椎の可動性の低下がみられるとそれを代償して腰椎にストレスが生じることである[14]．このことから，腰椎のみならず胸椎，股関節など他の関節も評価する必要がある．

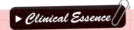

- 発育期腰椎分離症を起こす動作の原因は，腰椎部への伸展，回旋動作である．
- 腰椎近接関節の機能不全が腰椎部へのメカニカルストレスを増大させる．
- 発育期腰椎分離症のリハビリテーションはMRI，CTによる病期別にプログラムを行い，装具療法中は患部の治癒を最大の目的とする．

8 発育期腰椎分離症の病期に応じた治療プロトコール（図18）

MRI，CTによる発育期腰椎分離症の病期の判別後，スポーツ活動禁止と硬性コルセットによる保存療法を施行する．Sairyoらは，保存療法には装具装着後から，運動の完全中止と硬性コルセット療法を行い，初期94％，進行期64％の患者に骨癒合がみられたと報告している[8]．このことより当院では癒合率が高いと考えられる超初期（MRIにて関節突起間部の骨髄浮腫が認められ，CTは正常像）と初期の症例に対して，スポーツ活動禁止3週後より積極的運動療法を開始し，骨癒合率の低下がないことを確認している[15]．また通常の装具療法のみの治療と比較した結果，ドロップアウト（治療途中にもかかわらず通院継続できなかった患者）率も低く，患者の長期間の治療に対するモチベーション維持にも役立つと考える[15]．

癒合率が低下する進行期，終末期例に関しては，骨癒合を最大の目標とするため，装具療法とストレッチを中心に施行する．

❶ 装具療法開始から3週までの運動療法プログラム

この時期は，関節突起間部の炎症が残存するため腰痛を訴える症例が多い．運動療法は疼痛を誘発しないことに留意して行う．Popeらは柔軟性が低下した場合，障害発生率が増加すると報告している[16]．このことから発育期腰椎分離症の患者に対して，硬性コルセット装着下での積極的なストレッチを施行する．体幹の筋力強化は腰椎伸展が生じ

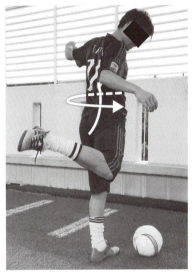

図17 サッカーの蹴り動作から考える発育期腰椎分離症の原因動作

右足で蹴る動作の際，腰椎に伸展，左回旋のストレスが加わる．

ない範囲での等尺性収縮訓練を中心に行う．

❶ ジャックナイフストレッチ変法（図19A）

西良は，ハムストリングスの柔軟性低下があると前屈姿勢での骨盤前傾が抑制され，脊椎運動にかかる負荷が大きいと報告しており，ハムストリングスのストレッチとしてジャックナイフストレッチを推奨している[17]．硬性コルセットを使用しながら施行するためジャックナイフストレッチ変法として椅座位で行う．

方法は，椅座位で両足首を握る．胸と大腿を近づけた状態で，膝関節を徐々に伸展させる．最大伸展位で10秒静止する．発育期腰椎分離症患者は腰椎伸展にて疼痛が起こるため，疼痛を誘発せずに実施しやすい．

	0	1	3	4	8～12週
検査	MRI CT			WBI測定 （1/月）	MRI 再検査
コルセット	スポーツ用コルセット装着 硬性コルセット採型	硬性コルセットへ （就寝時・入浴時以外は装着） →			
リハビリテーション （超初期・初期）	物理療法（ホットパック，干渉波など） 運動療法（ストレッチ，コアトレーニングなど）		積極的運動療法 開始 →		
リハビリテーション （進行期以上）	物理療法（ホットパック，干渉波など） 運動療法（ストレッチなど） →				
スポーツ	完全休止 （4週間経過までは自転車も休止） →				

図18 発育期腰椎分離症の病期に応じた治療プロトコール

運動療法を行うときも必ず硬性コルセットを装着する．超初期，初期例のみ治療開始3週後，疼痛の消失が認められたら，ストレッチ，筋力強化，有酸素運動の運動療法を中心に進めていく．進行期以上の場合は，ストレッチのみ行う．
WBI：weight bearing index（大腿四頭筋の等尺性筋力評価），MRI：magnetic resonance imaging，CT：computed tomography

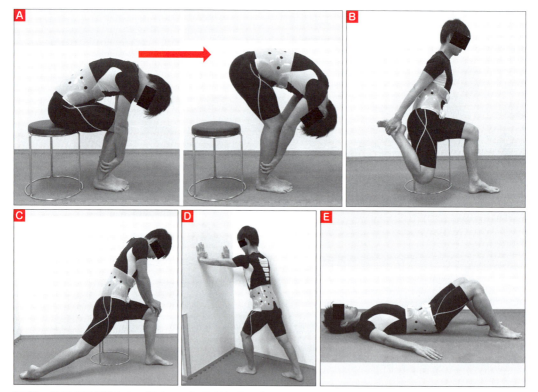

図19 装具療法開始から3週までの運動療法プログラム

（A）ジャックナイフストレッチ変法．椅座位で大腿部と体幹をできる限り近づけたまま，両膝を伸展させていく．最大伸展位の状態で10秒間保持し1セットとする．5セット行う．
（B）大腿四頭筋のストレッチ．椅座位で伸張する側の足首を保持し，膝を屈曲させ大腿四頭筋を伸長させる．30秒3セット行う（図は右側の大腿四頭筋のストレッチ）．
（C）腸腰筋のストレッチ．椅座位で伸張する側の股関節を伸展させ腸腰筋を伸長する．30秒3セット行う（図は右側の腸腰筋のストレッチ）．
（D）下腿三頭筋のストレッチ．立位にて前方の膝関節は屈曲させ，もう一方の下肢を後方に引くことで下腿三頭筋を伸長させる（図は右側の下腿三頭筋のストレッチ）．
（E）骨盤後傾エクササイズ．仰臥位で膝関節を90°屈曲させた状態で骨盤後傾運動を行う（5秒を30回）．

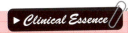

> ☑ 装具療法期間中は，トレーニング中も硬性装具を着用し，腰椎の伸展，回旋動作が起こらないように指導する．
> ☑ 装具療法を開始し 2〜3ヵ月後に MRI，CT の検査を再度行い，患部の治癒，改善傾向がみられた場合，スポーツ完全復帰を目指したアスレティックリハビリテーションに移行する．

❷ 大腿四頭筋ストレッチ（図 19B），腸腰筋ストレッチ（図 19C），下腿三頭筋のストレッチ（図 19D）

西良は，後屈時は腸腰筋，大腿四頭筋の柔軟性が低下していると体幹後屈時に骨盤が後傾しないため，腰椎の伸展で代償すると報告している[18]．当院でも大腿四頭筋の柔軟性改善を目的としたストレッチを実施している．各種ストレッチは疼痛消失を確認したうえで治療開始初期段階から開始できるので，硬性コルセットにより腰椎への伸展回旋ストレスを加えない範囲で行う．

❸ 体幹のトレーニング（骨盤後傾エクササイズ）（図 19E）

腰椎の伸展ストレスを軽減するため骨盤後傾方向の可動性向上は重要である．また腰椎に伸展ストレスをかけず腹筋群のトレーニングが可能である．方法は仰臥位で膝関節を 90°屈曲させた状態で骨盤後傾運動を行う．

❷ 装具療法開始から 3 週経過後の積極的運動療法プログラム（超初期，初期発育期腰椎分離症の患者対象）

この時期は，多くの患者の腰痛は軽減，消失している．前述したストレッチと体幹トレーニングに加え，より強度を上げた積極的運動療法プログラムを指導していく．

❶ スタビライゼーショントレーニング

Hides らは，多裂筋，腹横筋などの体幹筋のエクササイズが腰痛再発予防に効果的と報告している[19]．硬性コルセットで脊柱の中間位を保ち，負荷の少ないスタビライゼーショントレーニングを行う（図 20）．

❷ スクワット

スクワット肢位は腰椎の過度な前弯を防ぐため，膝を足よりも前に出す指導をしている（図 21A）．

❸ 有酸素運動

患者は治療のため 2〜3ヵ月の安静・固定が余儀なくされるため，心肺機能の低下は大きな不安要素となる．真鍋は，スポーツ選手が運動を中止すると，最大酸素摂取量が運動中止 8 週後から急速に低下すると報告している[20]．したがって，エルゴメーターやトレッドミルを用いた持久力の維持に向けたプログラムを実施する（図 21B，C）．

❸ MRI，CT による治癒判定

装具・運動療法を開始してから 2〜3ヵ月後に，MRI 再検査を行い，骨髄浮腫が消失していた場合，CT 検査を行う．CT による病期の進行がなく，改善傾向がみられた場合，スポーツ完全復帰を目指したアスレティックリハビリテーションに変更し，スポーツも段階的に参加していく（図 18）．

9 MRI，CT にて治癒，改善が認められてからのアスレティックリハビリテーション

関節突起間部の治癒，改善が確認できたらすぐに，スポーツ完全復帰に向けてのアスレティックリハビリテーションに移行する．体幹装具も硬性コルセットからスポーツ用コルセットに変更し，スポーツ，トレーニング中のみ装着する．トレーニングは積極的にそし

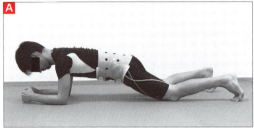
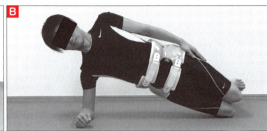
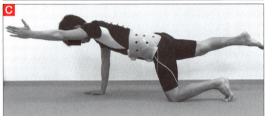

図20　硬性コルセット着用でのスタビライゼーショントレーニング
（A）フロントブリッジ．前腕と下腿前面を床につき，脊柱中間位を保持する．
（B）サイドブリッジ．前腕と下腿外側面を床につき，脊柱中間位を保持する．
（C）片手片足挙上．対側の上下肢を伸展させた状態で脊柱中間位を保持する．

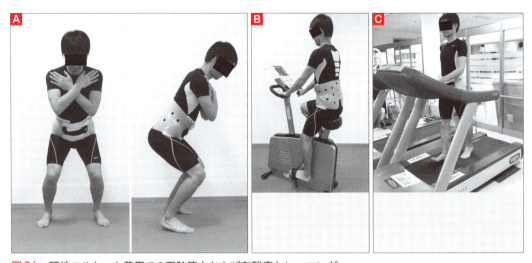

図21　硬性コルセット着用での下肢筋力および有酸素トレーニング
（A）スクワット．腰椎の過度な前弯を増強しないように膝は足よりも前方へ出しスクワット動作を行う（20回3セット）．
（B）エルゴメーター．脊柱中間位を保持した状態でエルゴメーターを行う（15分間）．
（C）トレッドミル．脊柱中間位を保持した状態で歩行する（15分間）．

て競技特性に合わせて進めていく．Sakaiらは発育期腰椎分離症患者の26.1％に再発がみられたと報告している[5]．入念なアスレティックリハビリテーション，段階的スポーツの復帰を行い再発防止を目指す．

10 Joint by Joint Theory

Joint by Joint Theoryは各関節が可動性（mobility）と安定性（stability）のいずれか1つを主要な機能としてもち，それが交互に積み重なっているというものである．各関節

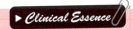

- 腰椎部のメカニカルストレス軽減のため，胸椎と股関節のmobility向上を図る．
- 腰椎の前弯を防ぐため，腰椎部のstabilityトレーニングを行う．
- 最終的にはmobilityとstabilityそれぞれの要素を取り入れたトレーニングに発展させる．

の主要な機能は，身体の下から足関節は可動性，膝関節は安定性，股関節は可動性，腰椎は安定性，胸椎は可動性，下・中位頸椎は安定性，上位頸椎は可動性，肩甲骨は安定性，肩関節は可動性といわれている[14]．詳細は136頁を参照していただきたい．

この理論を発育期腰椎分離症に応用したアスレティックリハビリテーションは，可動性の少ない腰椎にストレスがかからないように可動性関節とされる胸椎，股関節のmobilityを促し，次に腰椎のstabilityを得るプログラムを行う．

❶ mobilityトレーニング（胸椎・股関節）

胸椎・股関節の可動性低下は腰椎へのストレスを惹起するため，まずは近接関節である胸椎・股関節のmobility向上を図る．腹臥位で両肘を立て胸椎を伸展し，その状態から片手ずつ挙上し胸椎の伸展に加え回旋要素も入れていく（図22A，B）．片足の下にストレッチポール（LPN社製）を入れてブリッジを行い股関節のmobilityを上げていく（図22C）．次に立位で，脊柱の生理的弯曲を維持したまま股関節の屈曲運動とランジ動作を行い，荷重下での股関節のmobilityトレーニングに移行する（図22D，E）．

❷ stabilityトレーニング（腰椎）

背臥位で両股関節を屈曲し腰椎の前弯を減少させるように骨盤後傾を保つ．その状態を腰部でstabilityを保ちながら上肢を片方ずつ挙上する（図23A）．次に，両上肢を挙上しながら股関節を片方ずつ伸展していく（図23B）．これらの動作で腰部の安定性が得られたら，両上肢，下肢ともに伸展しより負荷を上げた状態での腰椎のstabilityトレーニングへ移行する（図23C）．

❸ mobility & stabilityトレーニング

胸椎・股関節のmobilityと腰椎のstabilityそれぞれの要素を獲得したところで双方を併用したトレーニングに発展させる．台に両手を乗せて，腕立ての肢位をとる．そこから腰椎のstabilityを保った上で下肢を屈伸させる．この際に腰椎の伸展ストレスが生じないように注意する（図24A）．次にメディシンボール（TOGU社製）を持ちながらサイドジャンプを行い，より負荷を上げての速い動作でトレーニングを進めていく（図24B）．

11 段階的スポーツ復帰（競技別スポーツ復帰プラン）

発育期腰椎分離症の治療は数ヵ月にも及ぶため身体機能が低下することは必至である．そのためMRI，CTで治癒・改善傾向が認められたからといってすぐにスポーツ完全復帰を許可することは，再発や他部位への障害を引き起こす可能性が高い．多くの患者は部活動やクラブチームに所属しているため，われわれ医療従事者がより具体的に競技別復帰プログラムを提示する必要があり，各種競技共通復帰プラン（ジョギング，ランニング）と各種競技別復帰プランを用意することが望ましい．図25に，バスケットボールの復帰プランの一例を示す．このようなプリントを提示し，選手のみならず監督，コーチとも発育

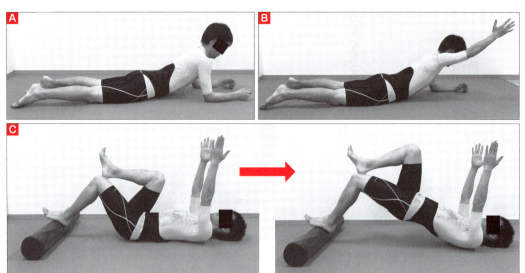

図22　mobilityトレーニング（胸椎・股関節）
(A) 胸椎の伸展運動．腹臥位で両肘を立て胸椎の伸展運動を行う．
(B) 胸椎の伸展・回旋運動．片手ずつ挙上し胸椎の伸展に加え回旋運動を行う．
(C) 片足ブリッジ．仰臥位で片足の下にストレッチポールを入れてブリッジ動作を行う．
(D) 立位での股関節屈曲運動．棒を背部に当て脊柱の生理的弯曲を保持しながら股関節の屈曲運動を行う．
(E) フロントランジ．棒を背部に当て脊柱の生理的弯曲を保持しながらランジ動作を行う．

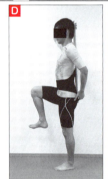
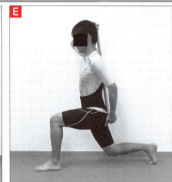

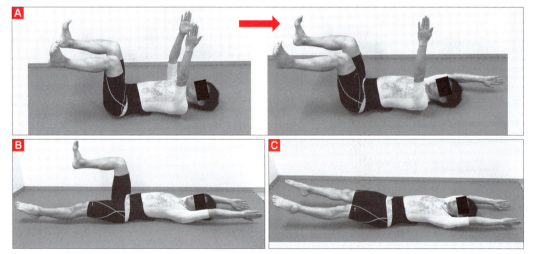

図23　stabilityトレーニング（腰椎）
(A) 腰椎のstabilityトレーニング1．仰臥位で両上肢と両股関節を屈曲した状態で片方ずつ交互に上肢を挙上する．
(B) 腰椎のstabilityトレーニング2．仰臥位で両上肢挙上位，両股関節屈曲位から片方の股関節を交互に伸展する．
(C) 腰椎のstabilityトレーニング3．仰臥位で両上肢と両下肢を挙上する．

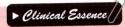

- 選手，家族のみならず監督，コーチとも復帰プランを共有することが，治療を成功させる鍵となる．
- スポーツ復帰時は，競技別に復帰プログラムを提示し段階的に運動量を上げ，1ヵ月かけて完全復帰を促す．

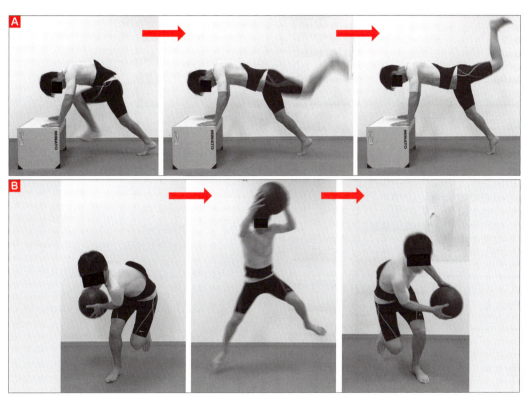

図24 mobility & stability トレーニング
(A) 腰椎のstabilityを保ちながら下肢の屈伸運動．台に両手をのせ体幹は固定した状態で片足ずつ股関節を中心に下肢をスイングする（図は左下肢のスイング）．
(B) サイドジャンプ．メディシンボール（図は2kg）を把持しながらサイドジャンプを行う．

期腰椎分離症治癒後の復帰プランを共有することが，治療を成功させる上で鍵となる．MRI，CTで治癒・改善傾向がみられてから段階的に運動量を上げ，1ヵ月間かけて完全復帰に移行する．また完全復帰するまでは週1回定期的に通院してもらい，疼痛の悪化などがみられた場合，練習メニューを再考し再発防止に努める．

（杉浦史郎・西川　悟）

執筆協力者：大鳥精司（千葉大学大学院整形外科学），青木保親（東千葉メディカルセンター整形外科），高田彰人，大山隆人，古手礼子（西川整形外科リハビリテーション部）

バスケットボール選手復帰プログラム

	運動開始〜1週間	1週間〜	2週間〜	3〜4週間
コルセット	支柱は4本のまま	支柱は外側の2本を外す	支柱は内側の2本も外す	あと1ヵ月，支柱はなしでコルセットを続ける
フットワーク	ランジ スキップ サイドキック小	サイドキック大 ショートダッシュ（ターンなし）	5段跳び ターンダッシュ	制限なし
ディフェンス	サイドステップ	クロスステップ	ディフェンス動作OK（対人のみ制限）	制限なし
ドリブル	その場でのドリブルドリル（前後・左右・両手ドリブル）	ドリブル動作OK（対人のみ制限）		制限なし
シュート	フリースロー 近距離のシュート	ジャンプシュート（ミドル）レイアップシュート	ジャンプシュート（ロング）ミートシュート	制限なし
対人プレー			2メン，3メン，5メン	対人プレー フォーメーションなど 無理せずに許可

- 上記の動作は徐々に強度を上げていきましょう．
- 対人プレイやジャンプ動作などは腰を反ったり，捻ったりするため腰に負荷を与える場合があります．
- 筋力や持久力が低下した状態でのスポーツは，筋肉の疲労から怪我の原因になります．
- これまで実施してきたストレッチも忘れずに継続していきましょう．
- 痛みや違和感が出たら，すぐに運動を休止し，病院に来て下さい．

図25 配布用競技復帰プリント（バスケットボールの一例）
コルセット（スポーツ用）の支柱は，腰椎の伸展を防ぐために入っている．着脱式で合計4本入っており週ごとに2本ずつ外す．

文献

1) 酒巻忠範：学校スポーツにおける腰椎分離症の装具療法．臨スポーツ医 30：765-771, 2013
2) Nitta A, et al：Prevalence of symptomatic lumbar spondylolysis in pediatric patients. Orthopedics 39：e434-437, 2016
3) Sairyo K, et al：Causes of radiculopathy in young athletes with spondylolysis. Am J Sports Med 38：357-362, 2010
4) Sairyo K, et al：MRI signal changes of the pedicle as an indicator for early diagnosis of spondylolysis in children and adolescents. A clinical and biomechanical study. Spine 31：206-211, 2006
5) Sakai T, et al：Conservative treatment for bony healing in pediatric lumbar spondylolysis. Spine 42：716-720, 2017
6) Sairyo K, et al：Conservative treatment of lumbar spondylolysis in childhood and adolescence：the radiological signs which predict healing. J Bone Joint Surg Br 91-B：206-209, 2009
7) Sairyo K, et al：Development of spondylolytic olisthesis in adolescents. Spine J 1：171-175, 2001
8) Sairyo K, et al：Conservative treatment for pediatric lumbar spondylolysis to achieve bone healing using a hard brace：what type and how long? J Neurosurg Spine 16：610-614, 2012
9) Goda Y, et al：Analysis of MRI signal change in the adjacent pedicle of adolescent patients with fresh lumbar spondylolysis. Eur Spine J 23：1892-1895, 2014
10) 酒巻忠範：発育期腰椎分離症〜新鮮例に必要なストラテジーとは〜．整スポ会誌 37：99-102, 2017
11) 酒巻忠範ほか：腰部のスポーツ傷害；公式をもちいた腰椎分離症治療のストラテジー．こどものスポーツ外来，田中康仁ほか編，全日本病院出版会，東京，120-129, 2015
12) Sakai T, et al：Significance of magnetic resonance imaging signal change in the pedicle in the management of pediatric lumbar spondylolysis. Spine 35：E641-645, 2010
13) Sairyo K, et al：Athletes with unilateral spondylolysis are at risk of stress fracture at the contralateral pedicle and pars interarticularis：a clinical and biomechanical study. Am J Sports Med 33：583-590, 2005
14) 本橋恵美：Joint by Joint Theory —関節別の主な機能から障害の原因を探る—．臨スポーツ医 33：908-916, 2016
15) Sugiura S, et al：Safety and efficacy of aggressive exercise therapy for patients with early-stage spondylolysis. 44st International Society for the Study of the Lumbar Spine, Athens, Greece, May, 2017
16) Pope R, et al：Effects of ankle dorsiflexion range and pre-exercise calf muscle stretching on injury

17) 西良浩一：アスリートにもみられる腰椎終板炎と，腰痛予防のジャックナイフストレッチについて．スポーツメディスン 23(5)：2-10, 2011
18) 西良浩一：スポーツ選手の腰椎疲労骨折の病態と低侵襲治療．臨スポーツ医 29：823-832, 2012
19) Hides JA, et al：Long-term effects of specific stabilizing exercises for first-episode low back pain. Spine (Phila Pa 1976) 26：E243-248, 2001
20) 真鍋知宏：スポーツパフォーマンスに必要な心肺機能．臨スポーツ医 32：114-119, 2015

profile

酒巻忠範
Sakamaki Tadanori
さかまき整形外科

地域医療に携わる毎日ですが，少子高齢化が進む地方においてもスポーツ医療のニーズはむしろ高まっています．理由として，少子化は少年スポーツへ親が積極的に参加する一面をもっているからです．このたび外来診療で避けては通れない子供の腰椎分離症の診断治療を記載させていただきました．

杉浦史郎
Sugiura Shiro
西川整形外科
千葉大学大学院医学研究院整形外科学

理学療法士，医科学修士で現在，千葉大学大学院整形外科学にて博士課程に在学中．臨床は，整形外科疾患のリハビリテーションに日々携わっております．発育期腰椎分離症を中心とした腰部疾患の評価，理学療法に興味をもっています．

西川　悟
Nishikawa Satoru
西川整形外科

B 特異的腰痛

2 腰椎椎間板ヘルニア

眞鍋裕昭・井上左央里・武田淳也

はじめに

腰椎椎間板ヘルニア lumbar disc herniation（LDH）は本来であれば線維輪に包まれている髄核が後方に突出することで神経根を圧迫し，疼痛や下肢症状などを呈する疾患である．20～40歳代に好発し，男女比は2～3：1と男性に多い．好発部位はL4/5が最も多く，次いでL5/Sである．

加齢性変化としての椎間板変性やスポーツ，重労働による椎間板への過負荷が原因とされているが，未だ一定の見解に至っていない．若年性椎間板ヘルニアでは家族性素因を認めることが報告されている．

機能解剖

椎間板は上下椎体間に存在し，衝撃緩衝材として働いている．椎体表面には硝子軟骨組織である軟骨終板があり，無血管組織である椎間板への栄養を供給している．椎間板の中心はプロテオグリカンを含む透明なゲル状の髄核が存在し，その約80％は水分で構成されているが，加齢とともに水分が減少するため，弾性が失われ変性が進行する．その外側には同心円状に幾層にも重なり合うコラーゲン線維から構成される線維輪が存在する．線維輪の前方では層が厚い上に，層同士の結合も強くなるが，後方では薄く，結合も粗くなるために損傷を受けやすく，椎間板ヘルニアのほとんどが後方に起こるのはそのためである．

また，上下椎体の前方には前縦靱帯，後方には後縦靱帯が走行しており，椎体同士をつなぐことで脊椎を安定させ，椎間板が突出することを防いでいる（図1）．

椎間板ヘルニアは脱出程度により，(1) protrusion type，(2) subligamentous extrusion type，(3) transligamentous extrusion type，(4) sequestration type の4つに分類（Macnabの分類）される[1]（図2）．

(1) protrusion type
線維輪の断裂がない，もしくは軽度であり，髄核が線維輪を超えず膨隆しているもの

(2) subligamentous extrusion type
線維輪の断裂があり，髄核が脱出するが，後縦靱帯は超えないもの

(3) transligamentous extrusion type
線維輪・後縦靱帯の断裂があり，髄核は脊柱管内に脱出するが，椎間板内に残存した髄核と連続性を保っているもの

(4) sequestration type
脊柱管内に脱出した髄核が，残存髄核との連続性を失い遊離しているもの

疼痛の発生機序として，突出した椎間板による神経根の機械的な圧迫の他に，炎症をはじめとしたさまざまな生化学的要因が関係している．特にヘルニア発症後から自然退縮していく過程の中で，活性化したマクロファージを中心にリンパ球などが浸潤し，種々のサ

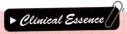

- ☑ 椎間板は髄核と線維輪から成り，髄核が後方脱出することにより神経症状が引き起こされるが，その脱出形態により4つのタイプに分類される．

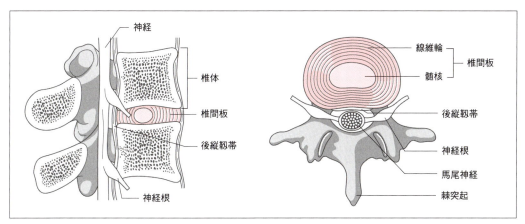

図1　腰椎椎間板

図2　Macnab分類

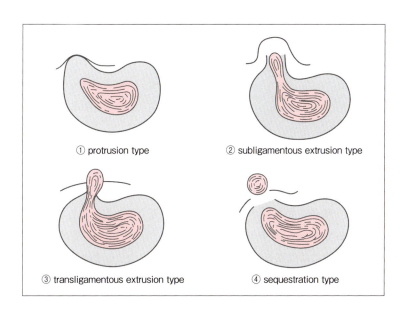

イトカインが誘導されて炎症を惹起することで疼痛が引き起こされる．このメカニズムを知ることは治療経過をみていくなかで重要であり，必ず理解しておく必要がある．

腰椎椎間板ヘルニアは身体所見・画像所見ともに以下のような特徴的な所見を呈す[2]．

理学・神経学的所見では
① 罹患高位に一致した主に片側性の下肢痛
② 体動により増悪する安静時痛
③ 咳やくしゃみなど腹圧上昇に伴う疼痛増強
④ straight leg raising test（SLRT）陽性：左右差あり

その他，疼痛による腰椎前屈制限，疼痛性

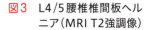

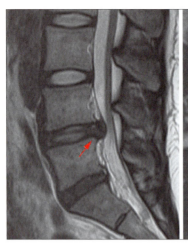
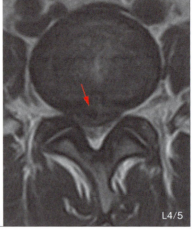

図3　L4/5腰椎椎間板ヘルニア（MRI T2強調像）

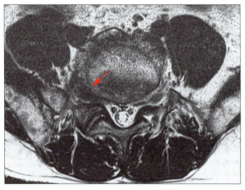

図4　腰椎外側ヘルニア

（機能性）側弯，筋力低下などがみられ，馬尾障害では排尿障害が出現することもある．

単純X線では椎間板高の減少や変性所見，または機能撮影による不安定性の評価は可能であるが，単独での診断は難しい．

画像診断で最も有用なのはMRIであり，特にT2強調像では変性した髄核がヘルニアとして黒く突出し，白い硬膜を圧迫しているのをみることができる（図3）．MRIではヘルニアの評価のみならず，椎体終板や椎間関節の変性，黄色靱帯の肥厚など得られる情報量は多く，必須の検査といえる．読影時には脊柱管内だけではなく，椎間孔内・外側ヘルニアも十分に留意する必要がある（図4）．脊柱管内ヘルニアでは分岐直後の神経根（例：L4/5脊柱管内ヘルニアであればL5）が障害されるが，椎間孔内や外側ヘルニアでは椎間孔を走行する1つ上位の神経根（L4/5外側ヘルニアであればL4）が障害される．撮像方向はsaggital, axialのみでなくcoronal像で神経根の走行を確認することも重要であり，ヘルニアに圧排された神経根は横走化する[3]．また，神経根の描出に優れた拡散強調MRニューログラフィー（diffusion-weighted MRN：DW-MRN）を撮像することで，神経根の走行をより詳細に評価することが可能となる（図5）．さらに注意を要すべき点として，MRIでみられる膨隆した椎間板内には発育期の骨端輪骨折の遺残として骨性終板を含んでいることがあり，その場合は自然退縮は見込めず，手術方法を含めた治療方針に影響するためCT撮影をすることが望ましい（図6）．

近年，MRIの進歩により大部分の症例はMRIによって診断可能であるが，依然としてミエログラフィーによる機能撮影も有効な検査である．立位時に椎間板内圧が上昇することで症状が誘発される症例では，立位時にのみ出現する造影剤欠損所見は重要な所見である．そのほか，高位診断に苦慮するような

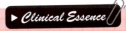

> ☑ 特徴的な身体所見を呈するが，脱出形態・部位・性状は以後の治療経過に大きく影響するため，最終診断は種々の画像検査を組み合わせて慎重に行う必要がある．

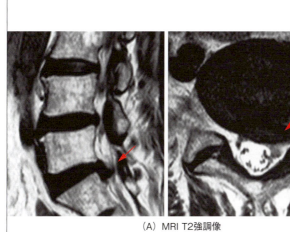

(A) MRI T2強調像

(B) diffusion-weighted MR neurography (DW-MRN)

図5 神経根横走化

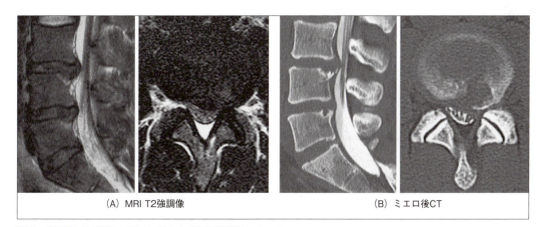

(A) MRI T2強調像 　　　　　　　　　　　(B) ミエロ後CT

図6 遺残性骨端輪骨折に合併した腰椎椎間板ヘルニア
一見すると通常の椎間板ヘルニアであるが，CTでは骨性終板を含んでいることがわかる．

症例では椎間板造影や神経根造影により，画像所見とともに再現痛を確認し，ブロックによる一時的なpain reliefを得ることも診断の助けとなる（図7）．

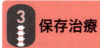 **保存治療**

腰椎椎間板ヘルニア治療の原則は保存療法

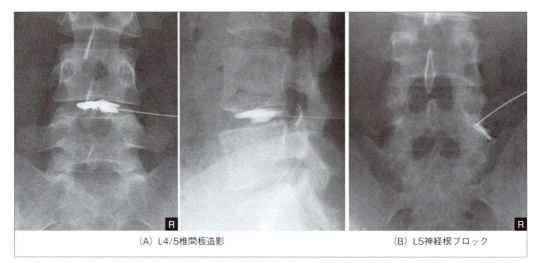

図7　L4/5ヘルニアに対する造影検査
椎間板造影：造影剤を注入することで椎間板圧の上昇による再現痛と造影剤の漏出を確認する．
神経根ブロック：再現痛とpain reliefにより高位診断を行う．

(A) L4/5椎間板造影　　(B) L5神経根ブロック

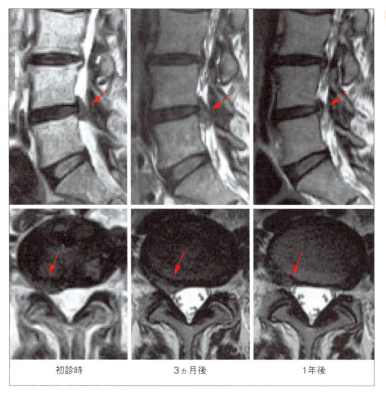

図8　腰椎椎間板ヘルニアにおける自然退縮経過

初診時　　3ヵ月後　　1年後

であり，80〜90％は自然経過の中で退縮するとされている[4]（図8）．これは先に述べたヘルニアに対する免疫反応によるものであるが，自然退縮しやすい画像所見の特徴として，ガイドライン上では，サイズの大きなヘルニア[5]，MRIでリング状に造影されるヘルニア[6]が自然退縮する可能性が高いとされている．そのほかの報告では遊離脱出しているタ

イプのヘルニア[7]やMRI T2強調像での高輝度変化は自然退縮が期待できる．その理由として，ヘルニアは脱出直後より高輝度を呈し，その後，等輝度，低輝度へと推移する．高輝度変化は膨化や炎症を反映しており，自然退縮の過程であるのに対し，低輝度を示す時期にはそれらの反応は終了していると考えられるためである[8]．

腰痛や下肢痛が強い炎症が活発な初期には日常生活動作制限や装具療法による局所安静が望ましい．また，NSAIDsをはじめとした消炎鎮痛薬も有用である．温熱療法や牽引療法といった物理療法については腰痛に対する効果にのみ一定のコンセンサスが得られつつあるが[9,10]，腰椎椎間板ヘルニアに限定した報告は少なく，特に強い神経痛を伴う急性期の患者に対しては慎重に行う必要がある．

4 手術療法

馬尾症候群（下肢の運動・感覚障害，膀胱直腸障害）が出現した場合は絶対的手術適応であるが，それ以外の症状については長期でみると保存療法との間に治療成績の差異がないことが報告されている[11,12]．

しかし，早期復帰を目指すアスリートに関しては一概に当てはまらず，保存療法に抵抗する場合や，早期復帰を目指す場合には手術加療が選択されることもある．

代表的な手術方法にはLOVE法（直視下，顕微鏡下），内視鏡下ヘルニア摘出（micro endoscopic discectomy：MED），経皮的内視鏡下ヘルニア摘出術（percutaneous endoscopic discectomy：PED）などがある．

それぞれの術式に長所・短所はあるが，早期復帰を目指すアスリートに関しては，できるだけ低侵襲で行うことが望ましく，PED法（transforaminal approach）は背筋群に対して最小侵襲で行うことができるため，当院では可能な限りPED法で対応している．手術方法の詳述は後章に任せる．

（眞鍋裕昭）

5 リハビリテーション

椎間板ヘルニア lumbar disc herniation（LDH）の発症時はヘルニアにより椎間板内圧が高まり，前屈，もしくは後屈時に疼痛が生じるが，マクロファージなどの貪食細胞によってヘルニアが吸収される例も少なからずあることから，ヘルニアの再発予防はもちろん，腰椎・骨盤の安定性を向上し，パフォーマンス向上につなげるためにも保存療法が最優先される[13]．

LDHのリハビリテーションにおいてはさまざまな方法があり，近年運動療法では，傷害箇所のメカニカルストレスを減らすことにより症状を改善する目的での，股関節の可動性および体幹の安定性を向上させるトレーニングを掲載している文献を多く目にするが，身体の使い方であるモーターコントロール motor control（MC）の向上を図る重要性について述べている文献を目にすることは少ない．

6 モーターコントロールとは

運動とは，歩く，走る，競技するといった動作以外に，食事を摂る，会話するなども含めた生命活動の重要な現象の1つであり，生きていくために必要不可欠な一側面である．そして運動制御すなわちMCとは，運動の本質的なメカニズムを調整し，方向づける能力である[14]．

人は自分がイメージしたように身体を動かす際にはMCが伴う．しかしその姿勢や動

きが，実際に自分がイメージしていたものと乖離している場合があり，それをMC不全という[15]．

例えばヘルニアの患者がスクワットをする場合，腰椎の屈曲動作を抑えてスクワットをする必要があるが，本人は腰椎の屈曲を行っているつもりがなくとも，実際には腰椎屈曲の代償動作が出てしまうことなどはMC不全の一例といえる．

MCの向上は単に可動性や安定性が改善するだけでなく，自分の身体をイメージ通りに動かせるようにするトレーニングであり，筋力強化とMCの向上は異なるものである．MCを向上させることは，傷害箇所へのメカニカルストレスを減らし，根本的な病態を改善するだけでなく，効率的な動作の獲得を意味し，パフォーマンスアップに寄与する（図9）[16]．

LDHのリハビリテーションというと多くが腰痛体操などの体幹トレーニングによる筋力強化や柔軟体操などのストレッチによる可動性の向上を中心とした運動療法などが多いなか，本項ではリハビリテーションエクササイズにおけるMCの重要性に言及するとともに，当院で実施しているMCを向上させるためのアプローチ法を具体的に紹介する．

7 MCの評価

当院では運動療法に精通した医師が患者の身体状況を評価し，症状に応じた運動処方を理学療法士 physical therapist（PT）に指示する．PTは**表1**に基づき各項目ごとに問題点をあげたうえでリハビリテーションの内容を選択するよう連携している．

特徴的な評価法として立位6方向の腰椎X線撮影のうち，側面画像撮影時に中間位では，「ご自身の普段通りの姿勢を取ってくだ

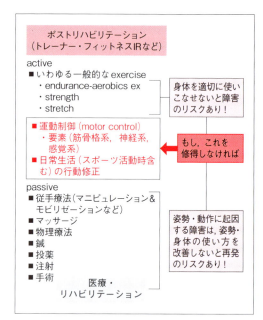

図9 モーターコントロールの位置づけ
（文献16より引用）

さい」と声掛けをし，撮影する．前屈位では「お尻から背中にかけて均等なカーブを描くようにイメージして前屈してください．また，そのイメージを覚えておいてください」と，後屈位でも前屈時と同様の表現で後屈の声掛けをし，撮影する．

これは単に運動器疾患の有無を発見するだけでなく，自身の姿勢・動作のイメージと，実際の姿勢・動作の誤差の有無もフィードバックして評価し，どの程度一致しているかを医師とともに患者自身もX線画像で確認し，MC不全について患者自身に認識してもらうことを目的としている（図10）．

また理学療法評価では，例えばスクワットの動作分析において「背中をできる限り床に垂直に保ちながらスクワットをしてください」と指示し，背中に姿勢を確認するための棒をあて，実際の垂直位との誤差を評価するとともに，患者にも身体感覚としてフィードバックする（図11）．その際動画撮影し，視覚的

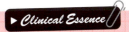

> ✓ LDHのリハビリテーションには，柔軟性や筋力の向上だけでなく，モーターコントロール（MC）の獲得も必要である．MCの獲得や向上は，障害部位の負担軽減や，自分の身体をイメージ通りにコントロールし動かすことにつながる．

表1　当院における理学療法評価

問診	現病歴・既往歴・スポーツ歴・職業歴・ポジション・試合予定・自覚的パフォーマンス度
疼痛	部位・量・種類・疼痛出現動作・時間・緩和因子・増悪因子・NRS/VAS
姿勢	立位・背臥位・座位の脊椎のアライメント・脊椎の長軸方向への伸張の有無 下肢機能軸からの変位
動作分析	立ち上がり・着座・前後屈・腰椎骨盤リズム・歩行・片脚立位・スクワット・ランジ 動作中の四肢アライメントおよび体幹の動揺性・軸の伸張の有無
筋緊張	立位・座位・背臥位・側臥位・腹臥位（特に腰背部・頚部・頭部・下肢・上肢など観察する）
腱反射	亢進/低下・部位・膝蓋腱・アキレス腱
神経症状	鈍麻/過敏・痺れ・部位・量・疼痛出現動作・時間・緩和する動作
可動域	四肢・体幹（特に胸椎・腰椎・股関節・肋骨の挙上/下制・SLR・FFD）
筋力	四肢・体幹（特に腰神経支配領域の筋）
呼吸	立位・座位・背臥位・側臥位・腹臥位・動作時 動作と状況に適した呼吸であるか・コアに対する気づきの有無

図10　患者Aの腰椎X線像（左側面より）

左から腰椎側面画像中間位・前屈位・後屈位．中央は患者本人は「お尻から背中にかけて均等なカーブを描くようにイメージして前屈」しているが，本人のイメージと実際の姿勢には誤差が生じている．

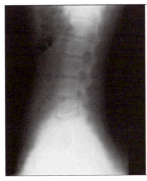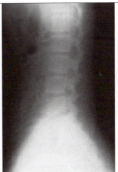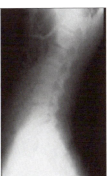

にもフィードバックし，MCの精度を高める．

　この動作分析を基に，関連する基礎機能評価（表1）を行い照合させ，理学療法・エクササイズの選択へと移る．

　対象がアスリートの場合，競技レベルが上がるほど医療者・指導者はバイオメカニクスの知見に照らして正しい姿勢と身体の使い方としてのMCを症例に応じてより繊細で綿密に指導すること，すなわち非生理的なメカニカルストレスが，動作のどの時点でかかっているのかをミリ単位でも評価ができる目を

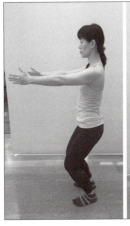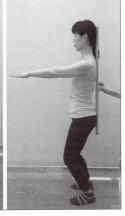

図11　スクワット課題

表2　PorterfieldとDeRosaの治療(Treatment)のStage分類(1991年)

Stage 1：Optimization of healing environment 痛みをコントロールする
○バイオメカニカルカウンセリング 　（徒手的な治療と疼痛コントロールに集中．疼痛軽減と可動域改善） ○分離（障害部位は安定させ，近隣関節の分離運動） ○安定性向上（脊椎・骨盤をニュートラルに保つ）
Stage 2：Restoration of anatomical relations between injured and noninjured tissue 危害のない動きを開始する
○可動性（静的な安定性が得られてきたら，障害により二次的に失われた関節可動域の回復に焦点を当てていく）
Stage 3：Maintainance of normal function of noninjured tissue 痛みのない範囲で固有受容覚と運動感覚のトレーニングを開始する
○動的安定性の獲得 　（新たに獲得した固有受容覚に対して，重力・抵抗のかかる環境下でバランスや可動域にチャレンジする） ○機能的な再教育（重力方向を変えることで認知が得られ，機能的な動きへと導くことができる） ○不慣れな環境（生体力学的に正しい動きを，不慣れな重力環境：仰臥位，伏臥位，側臥位，四つ這いのエクササイズから習得する） ○慣れた環境（不慣れな環境での新しい動きに慣れたら，重力に沿った機能的な肢位でのタスクに移行していく）
Stage 4：Prevention excessive stress on injured tissue 制限の設定
○自身の体の使い方の中での制限を知る ○傷ついた組織への過剰ストレスの防止 ○神経筋のパフォーマンスをさまざまな肢位と面でトレーニングし，機能するよう高める

（文献17より引用改変，筆者訳）

持ち，その上でMC不全の修正，最適化を指導することが大切である[3]．

8 リハビリテーションの原理原則

❶ ステージ分類・リスク管理

　当院では表2のPorterfieldとDeRosaによる治療（Treatment）の段階づけ（1991年）[17]を基に，Stage分類を行い，そのStageで実施する理学療法の内容を決定している．

　Stage 1：疼痛のコントロール．損傷箇所の安静によりメカニカルストレスの軽減を図る．疼痛による防御性収縮などの緊張を改善するために各種徒手療法や物理療法を用いる．また，同時にバイオメカニカルカウンセリングを行う．

　本邦における理学療法は，1回あたり20〜40分であり，患者自身がそれ以外の時間，すなわち生活の中でいかに患部にストレスをかけないかが重要である．この際に自身の癖に気づいてもらうために，タブレットなどを使い，静止画と動画で視覚的に患者自身に気づきを与え，フィードバックすることが有用である．

　腰椎のメカニカルストレス軽減のために，股関節と胸郭の動きが腰椎・骨盤帯と分離して動かせることが重要である．傷害箇所の安定・安静を図る目的で，腰椎・骨盤を安定させた中での股関節の分離した動きと，胸郭の動きを中心とした呼吸のエクササイズ（図12）がこの時期のメインとなる．

　Stage 2：疼痛が落ち着いた段階で，損傷箇所の可動性の回復に焦点を当てる．重力負荷が少ない臥位での動きや，スプリングによるサポートを用いながら行う．損傷箇所の疼痛を評価しながら，エクササイズをアクティブアシスティブの動きから始め，徐々にアクティブな状態に移行し，傷害により二次的に失われた関節可動域の回復を目指す．

Stage 3：新たに獲得した可動域に対し，徐々に重力による負荷や，抵抗のかかる環境下でエクササイズを行う．その際，空間での身体認知を促すことで固有受容覚から受け取る情報処理が進み，ダイナミックな動作での正しいMCの獲得へ繋がる．動きを再教育する前に，間違った動きのパターンを可能な限りリセットするために普段の慣れた動作環境から体位を変える．アシストや抵抗を加えるなどし，重力との関係性を意図的に変えるアプローチをする．

Stage 4：最終的には無意識でも，正しいアライメントになるように調和のとれた動きへと導く．損傷箇所の変性や変形などの状況によっては動きの制限を設定し，自身の脊椎の状態にとって許容される可動範囲を認知させる．自身の動きの許容範囲を知ることは，症状の増悪・再発予防を含め，患者自身にとって大切である．また，ある腰痛患者が，器質的な変化に伴い25％の機能の低下をきたしているとしたら，25％の機能回復にだけ焦点を当てるのではなく，残りの75％を最大限に機能改善していくことで，器質的な変化からくる制限を補えるばかりかトータルで100％以上の復帰を叶える可能性をも生むため，そこにもフォーカスすることが肝要である．

❷ LDHのMCリハビリテーションプログラム

表3[17, 18]に則り，表4[18]のコンセプトのもと，エクササイズを進める．

傷害部位である腰部が安定した，支持基底面の広い背臥位の姿勢でのエクササイズから開始し，徐々に支持基底面を狭くすると同時に重力抵抗を利用し，より機能的な肢位，立位姿勢へと移行していく．

臥位という不慣れな環境下で支持基底面からフィードバックを得ながら運動することで，

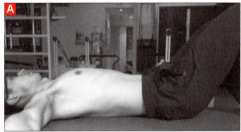
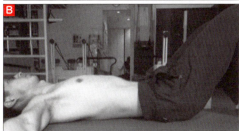
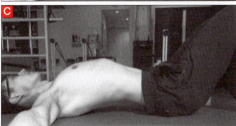
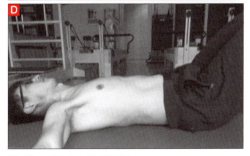

図12　呼吸時の胸郭評価
（A）横隔膜を利用した後側方呼吸：吸気．肺全体，特に下位肋骨が横と後ろに広がるように空気を吸い込む．
（B）横隔膜を利用した後側方呼吸：呼気．息を吐く際に徐々に肋骨を下制させ，呼気の最後に左右の肋骨同士を近づける．コアのMC（コアコントロール）につなげる．
（C）代償姿勢での吸気．頚部の筋緊張は亢進，胸郭前面に息が入り，腰椎が過度に前弯している．
（D）代償姿勢での呼気．肋骨下制や閉じる動きがなく，腹直筋の隆起が目立つ．

自身の身体認知（body awareness）を促し，ニュートラルへの気づきや自身の習慣的な動きの癖がリセットされる．そして不慣れな環境下にて体幹のコントロールができてきたら，徐々に慣れた環境下（座位や立位）にてニュー

表3 エクササイズの原則的な進め方

- 肢位は背臥位→側臥位→腹臥位→座位→四つ這い→膝立ち→立位の順で行う
- 体幹の運動は，①インナーユニットの強化，②腰椎骨盤安定化，③回旋，④伸展，⑤屈曲の順で行う
- 低負荷の運動から段階的に高負荷の運動へと進める
- CKCのフィードバックを伴ったエクササイズからPCKCやPOKCへとつなげる
- エクササイズの質に重きを置き，スムーズでコントロールされたエクササイズを強調する

(文献17，18より作表，筆者訳)

表4 モーターコントロール：ビヨンド・ピラティス4つのコンセプト

1. 呼吸とコアコントロール
 (Breathing & Core Control)
2. スパイナルコントロール：長軸方向への伸張と分節的な動き
 (Spinal Control：Axial Elongation & Articulation)
3. 上・下肢の機能的コントロール
 (Upper & Lower Body Functional Control)
4. 調和のとれた動き
 (Harmonious Movement)

(文献18より引用)

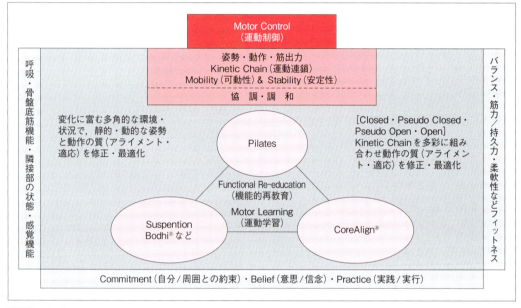

図13 当院でのモーターコントロールを実践的に修正・最適化する概念
(文献20より引用改変，武田淳也訳)

トラルにコントロールしながらよりダイナミックに動いていくというmotor control approach (MCA) を当院では行っている．

具体的に説明すると，MCAの抵抗運動に，Pilates（ピラティス[19]），CoreAlign®，（コアアライン），Bodhi Suspension System®（ボディ）を使用している（図13）[20]．これらの器具を使用する利点としては，さまざまな環境や状況下でトレーニングすることで静的・動的な姿勢と動作の質を修正し，最適化するとともに，closed kinetic chain (CKC)，open kinetic chain (OKC)，pseudo closed kinetic chain (PCKC)，pseudo open kinetic chain (POKC) の運動を多面的に行うことで運動学習をより効率的に進めることができる，などがあげられる．これらの組み合わせは動作課題の修得時間を短縮することが可能であり[15]，特にコアアライン，ボディでの不安定な環境下でのエクササイズで自身の身体をコントロールできるようになると，平地での身体のコントロールが容易に感じられるようになる．

CKCとは肢の末端が固定された状態であり，近位が自由に動く．OKCとは，肢の末端が地面や床に固定されていない状態であり，

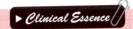

- 病期を4つに分け，各期に応じたリハビリテーションを提供．
- バイオメカニカルカウンセリング，疼痛コントロールから開始し，疼痛のない範囲で徐々に損傷箇所の可動性の回復に焦点をあてる．
- 意識してコントロールすることからはじめ，最終的には意識しないでも実践できることを目指す．

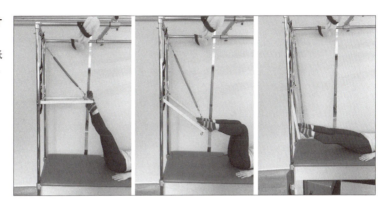

図14 下肢のPCKCエクササイズ
動きの途中でスプリングからの抵抗（方向や出力）が変化するため，筋の出力調整が必要となる．

肢の末端が自由に動く[21]．

pseudoとは擬似という意味で，上記の完全なCKC，OKCでない状態をPCKC，POKCと呼ぶ．PCKCは直線や弧の動きといった一方向にのみ動きが制限されて自由に動く状態で，安定性がCKCより低い状態である（図14，15）．POKCは多方向に動く状態であるが，運動範囲に一定の制限を受けるので，OKCよりも安定感と空間でのフィードバックの効果を得られる（図16）．

PCKCは図14のピラティスのエクササイズや，図15のコアアラインのエクササイズが当てはまり，セミCKCと表現することもある．

❸ MCの向上に最適なエクイップメント（器具）

❶ Pilates（ピラティス）

特色の1つは，図14のようにスプリングの抵抗を利用することであるが，スプリングの特徴としては，引き伸ばされるほど，抵抗が増すため，抵抗感がエクササイズの最中に変化することである．そのため，エクササイ

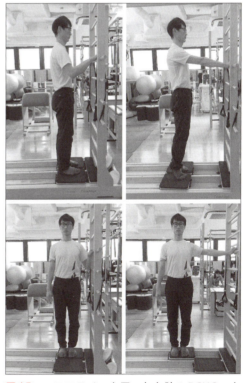

図15 コアアラインを用いた上肢のPCKCエクササイズ例

ズ中に筋出力の調整が必要となる．また，同じスクワット動作であっても，図17のよう

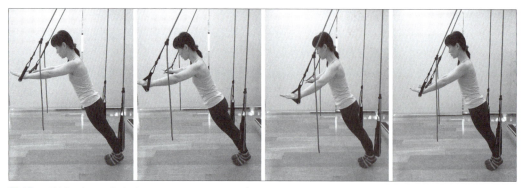

図16 ボディを用いた上肢のPOKCエクササイズ例

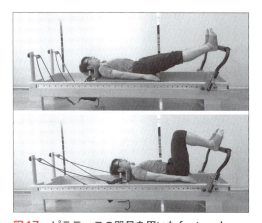

図17 ピラティスの器具を用いたfootwork
ピラティスの器具（リフォーマー）を使用した下肢のCKCエクササイズ．
付属のスプリングはそれぞれ強度が違い，使用する数を変えることで抵抗に変化を与えられる．

に足部が固定され，下の台が動く器具もあり，これは重力のかからないスクワット動作となる．このエクササイズでは，スプリング抵抗に加え，道具に合わせて身体を適応させるトレーニングとなる．

詳しくは「腰痛へのピラティスアプローチ」（160頁）を参照されたい．

❷ CoreAlign®（コアアライン）

コアアライン（図18）は，イスラエルの理学療法士であるJonathan Hoffman氏がスケートボードの発想から開発したトレーニング器具で，ピラティスは臥位の左右対象のエ

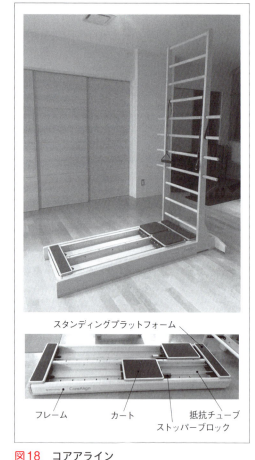

図18 コアアライン
下側のカートの部分と梯子の部分とに分かれている．

クササイズが多いなか，コアアラインは立位での左右非対称な交互運動や，PCKCのエクササイズが多く，より機能的で，日常生活や

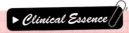

> ☑ 同じ肢位で行う器具を使用しないエクササイズと比較し，ピラティスやコアアライン，ボダイを使用することで，より効率的な運動学習を進めることができる．また，自分の癖など，多くの気づきが得られる．

スポーツの動きに近い動的な状態でのバランストレーニング要素も含んだMCAが可能である．また，3段階のゴムチューブの抵抗を組み合わせ，運動強度を調整することができ，またカートの位置を変えることでさまざまなバリエーションのトレーニングを行うことができる．ゴムチューブの特徴として一定のテンションを保つことができるため，その中で四肢の関節可動域を徐々に拡大することができる．

❸ Bodhi Suspension System®（菩提・ボダイ）

ボダイ（図19）は，サンスクリット語で"to awaken"目覚めさせるという意味をもつ．アメリカ人のロルファーでピラティスの指導者であるKhita Whyatt氏が開発したPOKCエクササイズの多彩なバリエーションが可能な自重トレーニング器具である．自身が，交通事故から頭部外傷となり，後遺症として感覚障害が残り，既存のサスペンショントレーニングを含むさまざまなトレーニングを行ったが，思うような回復が得られなかったことより自身で改良を重ね，開発に至った．他のサスペンショントレーニングとの違いは，四肢のアライメントに沿った2箇所の支持点から出る各2本，合計4本のロープを組み合わせてエクササイズを行う点と，ロッククライミング用のロープ素材を使用している点である．運動の自由度が高く，重力の鉛直線から身体が離れる方向に動くことで発生するrighting reflex（立ち直り反射）・慣性の法則・加速度の作用を利用する．さらにクライミング用ロープ特性として，抵抗をかけていく際の撓み具合があり，作用・反作用のフィード

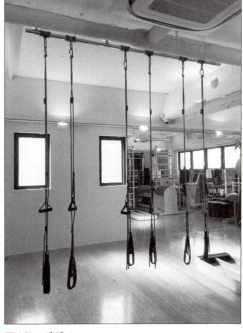

図19　ボダイ
当院では天井より吊り下げ，360°の運動方向で使用できるように設置している．壁側に設置したり，梯子に装着することもできる．

バックが段階的に得られ，より適切なアライメントでの骨格筋の収縮を得られやすい．

これら3種類のエクササイズの合計は1,000種類以上に及ぶため，目標とする動作に向け，細かく段階を上げていくことができる．また，豊富なバリエーションにより，患者の報酬予測誤差が減少せず[22]，中長期的な時期であってもさまざまな運動課題・難度・強度を提案できる．

❹ リハビリテーショントレーニングの実例

実際の症例を用い，紹介していく．

❶ 症例紹介（表5, 図20）

14歳男性．病名：L4/L5, L5/S1ヘルニ

表5 症例紹介

	初回介入時	2週後	1ヵ月後	2ヵ月後	3ヵ月後
疼痛（NRS）	5/10		3/10	2/10	0/10
FFD	−20cm		−11cm		0cm
エクササイズ	呼吸 ←→ ←ニュートラルの確認→ 			体幹の安定性向上（MCA）→ ←実践を踏まえたエクササイズ開始→	
スポーツ			練習再開	スポーツ完全復帰	

FFD：finger floor distance（指尖床間距離）

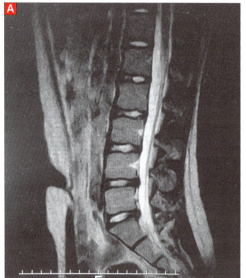

図20 症例の腰椎MRI画像
（A）MRI T2強調矢状断像.
（B）MRI T2強調L4/5横断像.
（C）MRI T2強調L5/S1横断像.
L4/5/S1の椎間板の後方に突出を認める.

ア，競技種目：テニス・ゴルフ，練習時間1〜2時間/日，6回/週（テニス），初診時：初診時の1週間前より背中を反らしたり屈んだりした際に腰痛出現．洗面動作で疼痛あり．

❷ 症例のStage分類

（1）Stage 1

初診時は投薬と安静により患部の消炎鎮痛を最優先する．評価およびバイオメカニカル

カウンセリングを行う．呼吸の評価と合わせて患部外の可動性エクササイズ（図21）を行い，自宅で行う上肢・下肢の分離運動のエクササイズ指導を行う．

症例の場合は背臥位において吸気・呼気ともに胸郭の前上方優位の呼吸であり，コアの安定性に欠けていた．図21Bのように後側方に徒手抵抗を加え，呼吸を利用することで

胸郭全体の柔軟性を促し，肋間筋のリリースをすると同時に，肋骨の可動性を促し，腰椎，骨盤の関係性をも含めて胸郭の動きの制御を習得することでコアの安定性を図る．

呼吸運動を行うことで多裂筋，腹横筋，骨盤底筋，横隔膜の協調性が確認でき，コアのMC（コアコントロール）が得られてきたら，上肢挙上や下肢の運動のタスクを加える（図22）．

症例は上肢挙上タスク時に，肋骨の浮き上がり，胸椎の伸展の代償動作が出現し，骨盤・体幹のニュートラル維持が困難であったため，最初はセラピストが徒手にて肋骨を下制位で保つよう補助し，ニュートラルを保持しながら上肢を挙上していくことを心がけた．肋骨の修正時・非修正時での代償動作を動画撮影し，フィードバックすることも有効である．

症例の場合，肋骨の修正が有効であったが下位腰椎のカーブと床面とのスペースに手を挿し入れることで得られるフィードバックにより患者自らが意識してニュートラルを保持できるようにすることも重要である．最終的には患者自身がコントロールし，胸郭の動きの制御や骨盤と胸郭の関係性，すなわち腰椎・骨盤の安定性を維持することが可能となった．

下肢については図22Cのように，まず片脚の挙上時のニュートラル保持から開始し，両下肢の挙上へと難易度を上げる．また，それらをホームエクササイズとして提供する．加えてニュートラル位について理解が得られるよう，骨や動員筋についての解剖学的知識も提供する．

(2) Stage 2

ホームエクササイズやバイオメカニカルカウンセリングにより自身の身体へのメカニカルストレスに対する意識の変化を促す．

症状の比較的不安定な初期はスプリングが

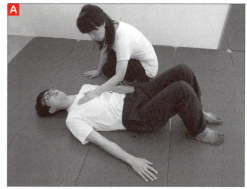
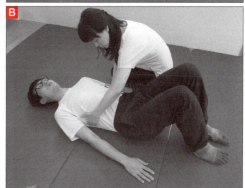
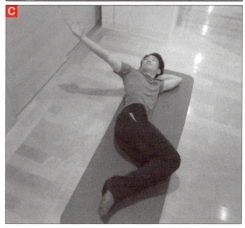

図21　胸郭の可動性の評価
動きの少ない部位に対しては抵抗をかけ，可動を促す．
（A）上方の動きを促す．
（B）後側方の動きを促す．
（C）コアの側臥位での安定性と胸郭の回旋可動域を評価する．

アシストとなるピラティスのエクササイズが運動学習に適しており，器具を使用したエクササイズを開始する．図17の動き，footwork（フットワーク）は，日常生活では立ち

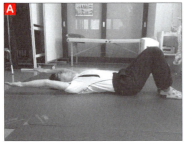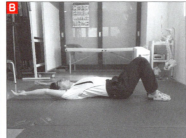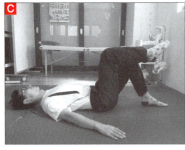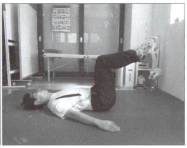

図22　体幹と肩関節・股関節の分離運動
（A）ニュートラルを維持できている上肢挙上動作：調和の取れた姿勢
（B）ニュートラルを維持できていない上肢挙上：代償動作として腰椎の前弯・胸椎の伸展や腰背部筋が緊張亢進している場合が多い．
（C）ニュートラルを維持しての下肢の挙上動作：骨盤は安定し，腹筋・背筋ともに協調し収縮している．
※ニュートラルを維持できていない状態では
下肢挙上時→骨盤後傾・腹直筋の隆起
下肢下制時→骨盤前傾・腰背部筋の緊張
などの代償動作がみられる．

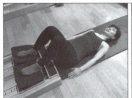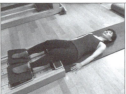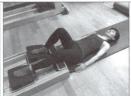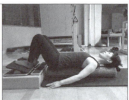

図23　コアアラインを用いたfootwork
チューブによる抵抗で負荷量を変えることができ，カートを動かす際，左右のカートが別々に動くため，筋出力の程度などの左右差や左右の足部の方向などの癖がわかりやすい．また，フォームローラーの上で行うこともできる．フォームローラー上では膝を最終伸展できることや，脊椎のニュートラルのフィードバックを得られやすい利点がある．

上がり動作と同様の動きである．傷害箇所を安定させ，LDHに負荷をかけない日常生活での立ち居振る舞いにつなげていくことができ，しゃがみ込み動作時に腰椎を屈曲させず，コントロールすることができるようになる基本のエクササイズである．これらの基本のエクササイズと同様の動きをコアアラインやボダイを使うことで不安定ななかでエクササイズを行い，かつCKCからPCKC，POKCへとステップアップでき，エクササイズの環境に多様性を出すことができるため，スポーツにおける応用動作の下地作りになる（図23）．

また，この時期より疼痛の出現しないことを確認し，椎間板へのメカニカルストレスの少ない肢位での脊椎屈曲エクササイズとしてbridge（図24）を開始する．

(3) Stage 3

腰椎・骨盤の動的安定性が得られ，支障なく日常生活が送れるようになり，スポーツにも徐々に復帰した．

ハムストリングがSLR 45°と短縮しており，骨盤のコントロールが不良であったため，西良のジャックナイフストレッチ[23)]をコアライン上で施行することで，よりダイナミックにハムストリングをストレッチし，同時に動作における骨盤の正しい位置，アライメントも学習していく（図25）．エクササイズ中は疼痛を伴う過度な腰椎の屈曲を防ぐ．コア

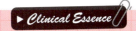

- ☑ 障害部位である腰椎骨盤帯を安定させた中で，代償なく隣接した関節を動かすことからはじめる．
- ☑ 最終的には障害部位への過度なストレスが加わることなく，競技動作を無意識にできるようになることを目指す．

図24 bridge

(A) コアアラインのbridge
カートが動かないように行う下肢がPCKCのエクササイズ．ゴムチューブの抵抗を軽くすることで，よりハムストリングの収縮を必要とする．

(B) ボダイのbridge
ロープの位置が変わらないように行う下肢がPOKCのエクササイズ．自由度が高く，より不安定で左右差もよくわかる．

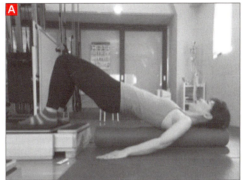
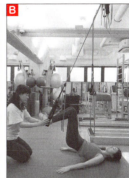

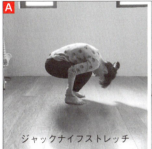
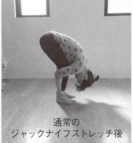
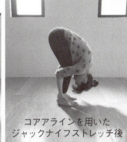
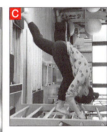

ジャックナイフストレッチ　　通常のジャックナイフストレッチ後　　コアアラインを用いたジャックナイフストレッチ後　　(A)のストレッチ後と同じ肢位となる

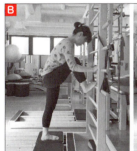
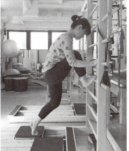
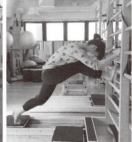
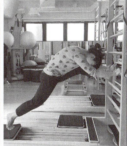

図25 コアアラインを用いたジャックナイフストレッチ

(A) 通常のジャックナイフストレッチ後と比較して，コアアラインを用いたジャックナイフストレッチ後の方が，ハムストリングの柔軟性が向上し，一度のエクササイズで膝関節伸展が－40°から－35°へと可動域が改善した．
(B) コアアラインを用いたジャックナイフストレッチ．胸を大腿に付けたまま前脚でバーを押し，ハムストリングをストレッチをする．
(C) (B)を90°右回転すると通常のジャックナイフストレッチと同じ肢位である．

コントロールが必要となる．脊椎に過度な負担のかからない，椎骨間にスペースを作り出すような意識で行うことが大切である．また，徐々に立位でのエクササイズを追加し，実践に関連する動きや実践練習を開始していく（図15, 16, 26～28）．

2 腰椎椎間板ヘルニア　69

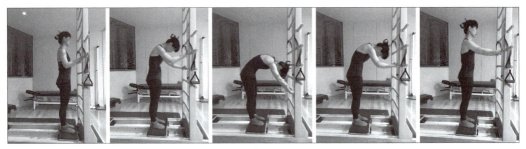

図26 コアアラインを用いた脊椎屈曲エクササイズ
腰背部をコントロールした中で行う．上肢はCKC，下肢はPCKCで，タイミングを伴う空間認知のトレーニングでもある．

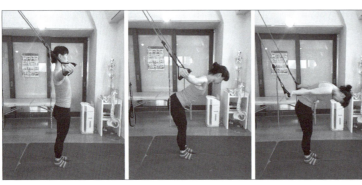

図27 ボダイを用いた脊椎屈曲エクササイズ
腰背部をコントロールした中で行う．下肢に関してはCKCであり，上肢に関してはPOCKのエクササイズであり，上肢に対してはチャレンジである．

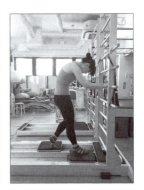

図28 コアアラインを用いた脊椎屈曲エクササイズ
上肢はCKC，下肢はPCKC．

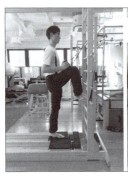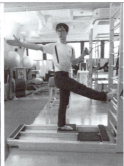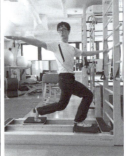

図29 コアアラインを用いたハムストリングのダイナミックストレッチおよびランジ
多くのスポーツが回旋を伴う動作が多いため，エクササイズに回旋を加えることでより実践の動きをイメージしやすくなる．
左から順に，下肢に関しては左PCKC＋右CKC，左PCKC＋右CKC，両PCKC，上肢に関しては，両POKC，左POKC＋右OKC，左POKC＋右OKC．

(4) Stage 4

不安定な状況下での片脚立位など，より実践に近い状況下でエクササイズを行う（図29，30）．エクササイズで得た運動感覚を使いサーブやストロークを練習し，実践につなげていく．ハムストリングの柔軟性向上とともにコアコントロール・MCが向上することで，疼痛なくパフォーマンスができるようになる．

おわりに

MCAは，腰痛患者だけでなく，すべての人において単に可動性や安定性が改善するだけでなく，パフォーマンスの向上とも密接に

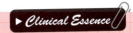

> - コアアラインを使用することで，ダイナミックな動作の中でより機能的に，ハムストリングスをストレッチできる．
> - さらにストレッチだけでなく MC を伴う全身のトレーニングにもなる．
> - ピラティスやコアアライン，ボダイそれぞれは補助，方向誘導，抵抗となる場合があり，それらを使用することでエクササイズの難易度を競技の実践動作に向けて段階的に上げていくことができる．
> - MCA は LDH だけでなくすべての人において大切な要素である．
> - 特に競技中に一瞬の判断を迫られる選手にとっては，自身の身体をイメージ通りに動かす MC の習得・向上は不可欠である．

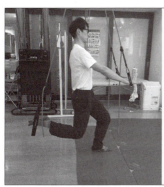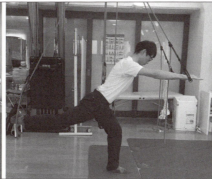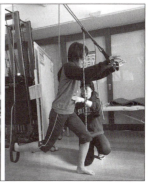

図30 ボダイを用いたランジ
ロープとハンドルの3点支持となり，内転筋・外転筋などの側方支持機構を促し，片脚バランスのトレーニングとなる．

かかわる．MC の向上には body awareness（身体への気づき），即ち，自身を知る，感じる能力が必須であり，スポーツ復帰に向けては筋力，可動性，バランスに関してだけでなく，MC の向上によりパフォーマンスが100％以上回復し，復帰することも期待できる．競技中はどのように身体をもっていくか，動かすかの一瞬の判断を迫られる選手にとって，自身の身体を自身のイメージ通りに動かす MC の習得・向上は不可欠である．

私達は現在，従来のピラティスプログラムに加えてさらに MC の向上に重点をおき，かつ医療の知識を深めた内容で「Motor Control：ビヨンド・ピラティス©」[18] と「カラダ取説」[24] の2つのプログラムを提供している．今後はコアアライン，ボダイとともに"MCA"のより一層の普及に努めたい．

（井上左央里・武田淳也）

執筆協力：増渕喜秋，岩根直矢，藤谷順三，山崎美織，黒瀬安菜，三好匠（広域医療法人明和会 整形外科 スポーツ・栄養クリニック）

文献

1) Macnab I, et al：Chemonucleolysis. Can J Surg 14：280-289, 1971
2) 日本整形外科学会診療ガイドライン委員会／腰椎椎間板ヘルニア診療ガイドライン策定委員会編：第3章 診断. 腰椎椎間板ヘルニア診療ガイドライン，改訂第2版，日本整形外科学会，日本脊椎脊髄病学会監，南江堂，東京，2011
3) Yawara E, et al：Recent advances in magnetic resonance neuroimaging of lumbar nerve to clinical applications：A review of clinical studies utilizing diffusion tensor imaging and diffusion-weighted magnetic resonance neurography. Spine Surgery and Related Research 1(2)：61-71, 2017
4) Saal JA, et al：The natural history of lumbar intervertebral disc extrusions treated nonoperatively. Spine (Phila Pa 1976) 15：683-686, 1990
5) Cribb GL, et al：Observations on the natural history of massive lumbar disc herniation. J Bone Joint Surg 89-B：782-784, 2007
6) Komori H, et al：Contrast-enhanced magnetic resonance imaging in conservative management of lum-

bar disc herniation. Spine 23：67-73, 1998
7) Komori H, et al：The natural history of herniated nucleus pulposus with radiculopathy. Spine 21：225-229, 1996
8) 西良浩一ほか：腰椎椎間板ヘルニアの自然経過―MRIからの検討―. 整外と災外 44：172-175, 1995
9) Meszaros TF, et al：Effect of 10％, 30％, and 60％ body weight traction on the straight leg raise test of symptomatic patients with lumbar back pain. J Orthop Sports Phys Ther 30：595-601, 2000
10) French SD, et al：Superficial heat or cold for low back pain. Cochrane Database Syst Rev（1）：CD004750, 2006
11) Atlas SJ, et al：Long-term outcomes of surgical and nonsurgical management of sciatica secondary to a lumbar disc herniation：10 year results from the maine lumbar spine study. Spine 30：927-935, 2005
12) Nykvist F, et al：A 13-year follow-up of 342 patients. Eur Spine 4：335-338, 1995
13) 金岡恒治：器質的腰部障害への進行とその特徴は？ 腰痛の病態別運動療法, 金岡恒治編, 文光堂, 東京, 32-35, 2016
14) Shumway-Cook A, et al：運動制御：論点と理論. モーターコントロール, 原著第2版, 田中 繁ほか監訳, 医歯薬出版, 東京, 3-30, 2004
15) 武田淳也：医師に学ぶ運動療法としてのピラティスの可能性. 運動療法としてのピラティスメソッド, 近 良明監, 桑原匠司編, 文光堂, 東京, 7-20, 2017
16) 武田淳也：ピラティスの活用の仕方と可能性：医師の立場から. 臨スポーツ医 33：710-720, 2016
17) Porterfield JA, et al：Treatment of lumbopelvic disorders. Mechanical Low Back Pain. 2nd Ed., W.B. Saunders, Philadelphia, 223-254, 1998
18) 武田淳也ほか：ビヨンド・ピラティス4コンセプト. MOTOR CONTROL beyond Pilates©, 日本ピラティス研究会, 東京, 2017
19) Pilates JH, et al：Exercise. Return to Life Through Contrology, 武田淳也監訳・編, 日本ピラティス研究会訳, 現代書林, 東京, 62, 2010
20) Hodges PW, et al：Integrated clinical approach to motor control interventions in low back and pelvic pain. Spinal Control：The Rehabilitation of Back Pain, Hodges PW, et al eds, Churchill Livingstone, London, 243-310, 2013
21) Neumann DA：運動学の必須トピックス. 筋骨格系のキネシオロジー, 嶋田智明ほか監訳, 医歯薬出版, 東京, 2-25, 2005
22) 道免和久：運動学習とニューロリハビリテーション. 理学療法学 40：589-596, 2013
23) 西良浩一ほか：腰痛に強い体をつくる, 再発防止エクササイズ. 腰痛完治の最短プロセス, 角川書店, 東京, 204-207, 2014
24) 武田淳也：『カラダ取説』とは？―「はじめに」にかえて. カラダ取説, 徳間書店, 東京, 2-4, 2013

profile

眞鍋裕昭
Manabe Hiroaki
徳島大学大学院運動機能外科学

2008年兵庫医科大学卒業.
2010年徳島大学整形外科入局.
関連病院の勤務を経て2017年より現職.

井上左央里
Inoue Saori
広域医療法人明和会 整形外科 スポーツ・栄養クリニック代官山
Pilates Lab代官山

2000年に理学療法士免許取得. 急性期の総合病院での勤務を経て2017年より現職. 2013年にPolestar Pilates Comprehensive Rehabilitation Courseを取得. 2016年にBodhi Suspension System®, 2017年にCoreAlign®のマスタートレーナーを取得. 2017年PMA-CPT（Pilates Method Alliance Certified Teacher）取得. Pilates, CoreAlign, Bodhiを使用してのモーターコントロールの向上に効果的にアプローチできるMotor Control：ビヨンド・ピラティス指導者養成コースの講師を務める.

武田淳也
Takeda Junya
広域医療法人明和会 整形外科 スポーツ・栄養クリニック（福岡・代官山）
Pilates Lab（福岡・代官山）

C│非特異的腰痛

3 椎間板性腰痛

青木保親・佐藤正裕

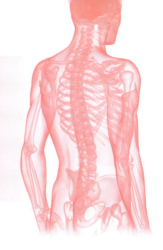

はじめに

　椎間板性腰痛とは，腰椎椎間板の損傷や変性の過程で生じる椎間板の病的変化を原因とする腰痛であり，椎間板ヘルニアによる神経根障害などの明らかな腰痛の原因があるものを除いたものである．腰椎椎間板変性は，腰部症状を有さない一般成人にもしばしば認められる所見であり，その存在が椎間板性腰痛の診断には結びつかない．このような理由で，椎間板性腰痛患者の多くが非特異的腰痛患者として扱われている可能性が高い．

　確定診断が難しい病態であるがゆえ，安易に椎間板性腰痛の確定診断を下すことは慎むべきである．しかし，スポーツ障害の治療を行うためには，障害組織を特定して治療の方針を立てることが重要である．このようなことから，椎間板性腰痛が強く疑われる患者に対して椎間板が病態の最有力候補であると仮定して治療を行うことには大きなメリットがある．また，手術治療を考慮するような重篤な患者に対しては椎間板造影や椎間板ブロックなどを用いてより正確な診断が必要である．

　急性腰痛（いわゆるぎっくり腰）も椎間板損傷が痛みの原因である場合もあり，そのような病態も広義の椎間板性腰痛ともいえる．しかし，本項では慢性化した（もしくは亜急性の）難治性椎間板性腰痛にターゲットを絞り，機能解剖，病態，診断，治療に関して概説する．

1 機能解剖

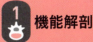

　腰椎は一般的に5つの椎体から構成され，腰椎椎間板は椎体間に挟まれて，腰椎の可動性と支持性を両立するための機能を有している．

　椎間板は肉眼的に外層は線維輪，内層は髄核という軟骨組織で構成され，2層構造からなる．線維輪は比較的頑丈でありながら柔軟性を併せ持つ組織であり，髄核はゼラチン様の軟らかい組織である．楕円形のクッション，または自動車のタイヤのようなものをイメージするとよい（図1）．つまり線維輪はタイヤのゴムの部分，髄核は空気の部分である．このような構造により正常椎間板は頭側の椎体にかかる荷重を，尾側の椎体の荷重面に均等に伝えることができる．正常椎間板では髄核および線維輪内層には均等に圧がかかるが，線維輪最外層にかかる圧は比較的低くなっている[1]（図1）．

　また椎間板にかかる圧力（椎間板内圧）は姿勢により大きく異なり，腰椎後屈位より前屈位で，立位より座位で椎間板内圧が高まる．特に前屈位で重量物を挙上する動作が椎間板内圧を高めることが知られている[2]．

　組織の構造をさらに詳細に観察すると，椎間板の興味深い特徴がみえてくる．椎間板は神経や血管が非常に乏しい組織であり，正常

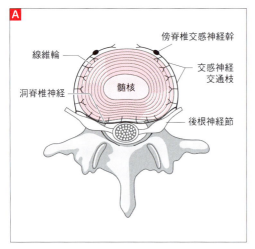
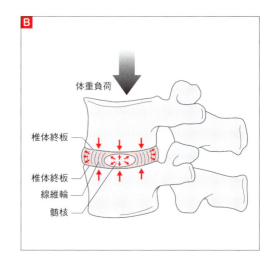

図1　正常椎間板の構造・機能
(A) 椎間板は内層の髄核と外層の線維輪による2層構造からなる．知覚神経線維は線維輪最外層のみに神経線維が分布しており，内層には神経組織は存在しない．椎間板からの侵害性情報は傍脊椎交感神経幹，交感神経交通枝，洞脊椎神経などを経由して後根神経節，脊髄後角へと伝達される．
(B) 頭側椎体終板からの体重負荷は，椎間板を介して尾側椎体終板へ均一に伝えられる．髄核から線維輪内層にかかる圧は全周性に一定であるが，線維輪で圧が吸収され，線維輪最外層にかかる圧は内層より低くなる．

　椎間板においては線維輪最外層を除き神経線維と血管が存在せず，人体で最大の無神経無血管組織といわれている[3]（図1）．椎間板内層に神経線維が存在しないことに加え，表層の知覚神経線維の興奮閾値が高いことが知られている[4]．

　正常椎間板では線維輪外層にかかる圧が低く，同部位の神経は興奮閾値が高く，それ以外の部位には神経が存在しないことから，椎間板は正常の状態では痛み刺激に対しきわめて鈍感な組織であるといえる．

 病態

　椎間板は比較的若年期から変性をきたす傾向があり，特に下位腰椎椎間板でその傾向は顕著である．しかし，変性椎間板は必ずしも痛みを生じるわけではなく，その多くが単なる加齢性変化である．

　機能解剖の項で述べたように，正常椎間板は痛みを感じにくい解剖学的特徴をもっている．おそらく，常に上半身の体重を支えつつ可動性を維持するための，侵害刺激に対する防御機構なのであろう．椎間板性腰痛患者においては変性過程でこの防御機構が破綻している可能性がある．

　過去の報告をまとめると，椎間板性腰痛患者の椎間板（有痛性椎間板）にはいくつかの特徴がある（図2）．有痛性椎間板には線維輪の断裂を認めることが多く，主に断裂部に形成された瘢痕組織に神経や血管が侵入している[3]．また有痛性椎間板内には炎症性メディエーターが増加しており，微小な炎症性変化が慢性的に継続しているといわれている．有痛性椎間板内の圧分布は不均一化し，通常は圧の低い線維輪外層に高い圧がかかる場合もある[1]．このような病態をきたすトリガーとして，最も可能性が高いものは線維輪の断裂，特に繰り返す複数回の断裂である．椎間板は断裂を起こすと，クッション機能を失い内圧分布の不均一化が起こる．断裂部には瘢痕組織が形成され同部位に神経の侵入が起こる場

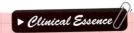

- 椎間板性腰痛患者の多くが非特異的腰痛患者として扱われている可能性がある．
- 椎間板は荷重を均一に伝えるクッション機能を持つ．
- 正常な椎間板は痛みに鈍感な組織である．
- 椎間板断裂を契機に椎間板が有痛性となることがある．

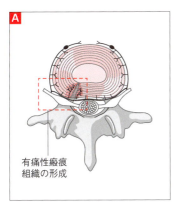
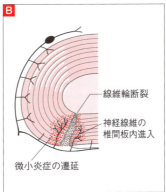
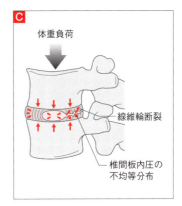

図2 過去の研究より推察される椎間板性腰痛の病態
(A) 線維輪断裂に伴い，断裂部周囲に有痛性の瘢痕が形成される．
(B) 有痛性瘢痕組織のシェーマ：線維輪断裂部に形成された瘢痕組織内には神経線維が侵入する．同部位に微小炎症が継続していると知覚神経が過敏化し，痛みに過敏な状態となる．
(C) 線維輪断裂が生じて，クッション機能を維持するための2層構造が破綻すると，椎間板内圧の分布が不均一となる．線維輪断裂部付近にも過剰な圧がかかる可能性がある．

合もある．また繰り返す椎間板断裂が椎間板内の微小炎症を遷延化するという報告もある．微小炎症は知覚神経の過敏化を引き起こすことにより，椎間板内に痛みに敏感な有痛性瘢痕組織が形成される．

以上のような基礎医学的データから推察される椎間板性腰痛の病態は，断裂部付近の有痛性瘢痕組織への異常な圧刺激の集中によるものが考えられる．慢性的な痛み刺激はさらなる神経の過敏化をきたし，腰痛を増強・慢性化させる原因となりうる．

翻って椎間板性腰痛患者の一般的な臨床経過をみてみると，急性腰痛後に腰痛が慢性化して難治性椎間板性腰痛となることが多い．繰り返す急性腰痛の既往がある場合も少なくない．このような患者は椎間板断裂による急性腰痛を繰り返す間に，腰椎椎間板に上述の病的変化をきたした可能性があり，椎間板性腰痛の発症機序として説明のしやすい病状である（図2）．

このような病態を考えると，急性腰痛の予防や急性腰痛時の適切な管理が，椎間板性腰痛の発症予防にいかに重要であるかが理解できる．

3 診断・検査

椎間板性腰痛の治療を難しくする理由の一つは確定診断が難しいことにある．実際には，要求される診断精度は，一般的な保存療法を行う場合と手術などの侵襲的治療をする場合で大きく異なる．

前者の場合は"痛みの性質や画像所見から椎間板性腰痛の可能性が高い"という程度の

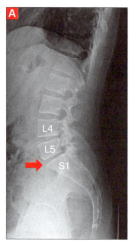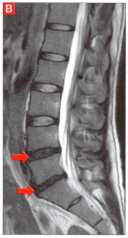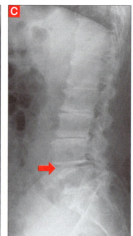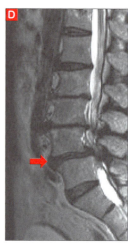

図3 椎間板性腰痛患者(A, B)と腰部脊柱管狭窄症患者(C, D)の単純Ｘ線側面像(A, C)，およびMRI矢状断面像(B, D；T2強調画像)

(A) 椎間板性腰痛患者では単純Ｘ線で目立った変形性脊椎症性変化を認めないことが多い．この患者ではL5-S1椎間板高の低下(矢印)のみを認める．
(B) 同患者のMRI画像ではL4-L5，L5-S1の椎間板変性(矢印)が認められた．
(C) 腰部脊柱管狭窄症患者では単純Ｘ線で高度の椎間板高の低下，骨棘形成，椎体すべりなどを認めることが多い．この患者では多椎体に骨棘形成を認め，L4椎体のすべりを認めた(矢印)．
(D) 同患者のMRI画像ではL4-L5の脊柱管狭窄(矢印)を認めた．

診断精度で十分である．むしろ診断が確定できないからといって原因不明の腰痛として扱うことよりも，椎間板が腰痛の原因であると仮定して対策を立てることに治療上のメリットがある．

一方，後者の場合には5つの腰椎椎間板のいずれが腰痛の原因となっているかの診断，つまりレベル診断ができなければ治療が成立しない．このような場合に侵襲的検査である椎間板造影検査や椎間板ブロックが必要となる．

1 臨床症状

椎間板性腰痛患者の腰痛にはいくつかの特徴があり診断の参考になる．

腰痛は特定の姿勢で誘発されることが多く，腰椎前屈位や長時間の座位姿勢がその代表である．これらは椎間板内圧の上昇と関連づけることができる[2]．

性質としては重く鈍い腰痛を訴えることが多く，指で指せるような狭い範囲ではなく広範囲に漠然とした痛みを訴えることが多い．障害部位の棘突起を圧すると患者は不快感や鋭い痛みを訴えることがある．ただし，患者によっては後屈位や立位姿勢での痛みを訴える場合もある．また，前屈動作や重量物挙上時などに生じる痛みは鋭い痛みである場合もあり，むしろアスリートにとっては，そのような痛みがスポーツ活動の障害となる．

2 画像診断

1 単純Ｘ線

椎間板性腰痛の画像診断において単純Ｘ線の意義は少ない．単純Ｘ線の役割は，腫瘍性疾患，感染，骨折などのred flag疾患の評価が中心となる．椎間板性腰痛の可能性を示唆する所見として，椎間板高の低下や椎間不安定性などがある．高度の椎間板高低下，すべりを伴う高度の椎間不安定性，多椎間に及ぶ高度の骨棘形成などは，むしろ椎間板性腰

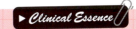

- 椎間板性腰痛の画像診断において単純X線の意義は少ない．
- MRIは椎間板性腰痛の診断に補助的役割を持つ．
- 椎間板造影時の腰痛再現は椎間板性腰痛の診断において最も重要である．
- 椎間板ブロックによる腰痛の改善は椎間板性腰痛の診断に有用である．

図4 椎間板性腰痛患者の画像所見（19歳，男性，バスケットボール選手）
(A) 単純X線側面像ではL4椎体前上縁に隅角解離を認める（矢印）．
(B) MRI矢状断面像（T2強調画像）ではL3-L4，L5-S1に椎間板変性を認めた．
(C，D) MRI横断面像L3-L4椎間板の形態は正常であったが，L5-S1椎間板は背側正中部に膨隆を示していた．

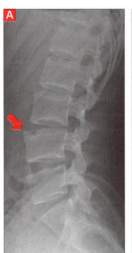
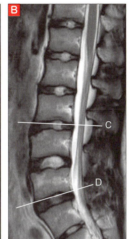
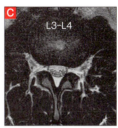
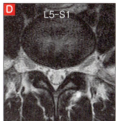

痛以外の病態を示唆する所見である（図3）．

❷ MRI

一般的にMRIで変性所見を全く認めない椎間板が椎間板性腰痛の原因となることはまれであると考えられる．MRI所見で，椎間板性腰痛の確定診断を下すことができるものはないが，腰痛と関連する多くの所見が報告されている．Brinjikjiらのmeta-analysisによれば，椎間板の後方への膨隆（突出）は腰痛と有意に関連しており，特にdisc bulge（図4）がextrusionやprotrusionよりも強い関連を示していた[5]．隣接椎体の終板変性（Modic Type1，図5），線維輪断裂，high-intensity zone（HIZ，図6）なども椎間板性腰痛の可能性を示唆する所見である[5]．

上記のような椎間板性腰痛に関連する画像所見が複数椎間板に認められる場合にはレベル診断は難しくなるが，1ヵ所のみに認めら れる場合にこれらの所見は大きな意義をもつ．特に若年者に認められたMRI上の椎間板異常所見は高齢者と比べ診断的意義は高い．

❸ 椎間板造影検査，椎間板ブロック

最も信頼度の高い椎間板性腰痛の画像診断は椎間板造影検査である（図7）．検査中，造影剤注入時に普段の腰痛が再現される場合に，その椎間板が疼痛発生源であると判断する．造影剤を少量ずつ注入し，その都度撮影を行っていく．筆者らは0.2mlを注入するごとに撮影を行っている．ある時点で造影剤が後方へ漏れることがあり，その時に腰痛を訴える場合が多い（図7B，C）．椎間板造影時の疼痛再現性の信頼性に関しては否定的な意見もあるが，造影剤注入終了後に少量の局所麻酔薬注入による腰痛改善の有無を確認することで診断の精度を高めることができる（椎間板ブロック）[6]．

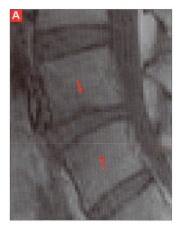 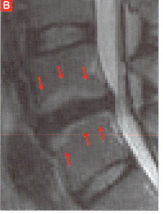 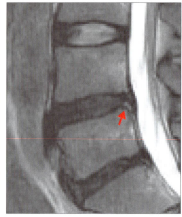

図5 腰椎椎体終板変性（Modic 分類 Type 1）の MRI 像
（A）MRI 矢状断面像（T1 強調画像）では椎間板頭尾側の椎体終板が低輝度を呈している（矢印）．
（B）MRI 矢状断面像（T2 強調画像）では同部が高輝度を呈している（矢印）．
このような像は Modic 分類 Type 1 に分類され，骨髄浮腫などの炎症性変化を反映している．

図6 腰椎椎間板 high-intensity zone（HIZ）
MRI 矢状断面像（T2 強調画像）で椎間板背側部に高輝度を示す領域（HIZ；矢印）を認める．

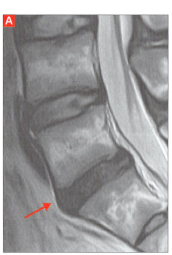 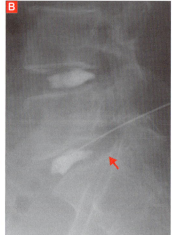 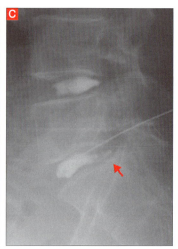

図7 椎間板性腰痛患者に対する椎間板造影検査の実際
MRI 矢状断面像（T2 強調画像）では L5-S1 椎間板変性が認められた（A；矢印）．L4-L5 と L5-S1 の椎間板造影検査を行った（B，C）．造影剤注入時に L4-L5 椎間板では疼痛再現性が得られなかった．L5-S1 椎間板に造影剤を注入していくと，椎間板背側へ造影剤が漏出し（B，C），その瞬間に疼痛再現性が確認された．

4 治療

アスリートの椎間板性腰痛に対する治療を行う場合，痛みの改善のみでなく競技復帰を考慮する必要がある．基本となる治療は運動療法であるが，痛みに対する過敏性を抑えていく目的で，薬物治療やブロック治療を行うこともある．難治性の場合には手術治療により競技復帰を目指す場合もある．

1 運動療法

一般的に椎間板性腰痛に対して運動療法は一定の効果を示すと考えられているが，どの

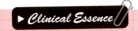

- アスリートのスポーツ復帰には運動療法は必須である．
- 疼痛が強い場合には薬物療法・ブロック療法・椎間板内治療などで鎮痛を図る．
- アスリートの椎間板性腰痛に関しては保存療法が原則であるが，難治性の場合にはなるべく低侵襲な方法で手術治療を検討する．

ような運動療法が最も有効かは明らかではない．アスリートに対する運動療法は，競技復帰を視野に入れて進める必要がある．

重要なことは運動時に椎間板へかかるストレスを軽減することである．そのためには障害椎間板を安定化させることと，腰椎に隣接する関節の柔軟性を確保することが重要である[7]．

椎間板性腰痛患者の多くは前屈位で腰痛が生じやすいため，腰椎を若干の後屈位(前弯位)で安定化することを目指す．そのためには背筋群の筋力増強のみならず，腹腔内圧上昇のために体幹深層筋(腹横筋，内腹斜筋，外腹斜筋)の増強も必要である．筋力強化するだけでなく，競技時に強化した筋肉を活用して腰椎を安定させることを意識させる必要がある．

腰椎に隣接する関節としては，股関節，胸椎，胸郭，肩甲帯などがあげられる．もちろん，それ以外の関節の可動性を確保することも重要であるが，特にこれらの関節の柔軟性を改善することで腰椎へのストレス軽減につなげる[7]．

❷ 装具療法

装具治療は腰椎を安定させることで，障害された椎間板へのストレスを軽減する可能性がある．日常生活レベルで強い腰痛がある場合には，日常的にコルセットを使用して障害椎間板の負担を軽減することが，椎間板のさらなる損傷や知覚神経過敏化を防ぐ可能性がある．競技復帰時に装具治療を併用することが助けとなることもある．

❸ 薬物療法

腰痛が強い時期には鎮痛薬を用いて症状の緩和を図る．強い痛みが継続することにより，知覚神経の過敏化や筋緊張，精神的ストレスなどが引き起こされ，痛みの改善に悪影響をもたらす可能性がある．このような時期には非ステロイド性抗炎症薬(NSAIDs)，アセトアミノフェンなどを使用して痛みの軽減を図る．短期的には定期内服してもよいが，痛みが軽減してきたら頓服使用とする．

筋弛緩薬，ワクシニアウイルス接種家兎炎症皮膚抽出液(ノイロトロピン)なども有効な場合がある．これらの薬剤が効果を示さない場合にはオピオイド製剤，プレガバリンなどの薬剤を使用することも検討する．いずれの薬剤も効果がない慢性化症例ではデュロキセチンが奏効する場合もある．

アスリートが本格的に競技復帰する際には，定期的な薬剤の使用を中止できることが理想であり，疼痛増強時などの頓服使用で疼痛をコントロールする．

❹ ブロック療法

ブロック療法は一時的に痛みを改善することで，痛みの悪循環のサイクルを断つことを目的とする．注入薬剤としては局所麻酔薬を使用するが，炎症性の強い疼痛がある場合にはステロイド薬を併用することもある．疼痛部位にみられる筋硬結部位に薬剤を注入するトリガーポイントブロック，腰部・仙骨部硬

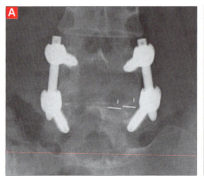 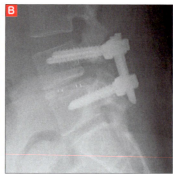

図8 脊椎固定術後X線正面像（A）および側面像（B）
難治性椎間板性腰痛患者には脊椎固定術が有効である．この患者では椎体間ケージおよび椎弓根スクリューを使用して後方進入椎体間固定術が施行された．

膜外ブロック，神経根ブロックなどがある．

椎間板性腰痛の好発部位はL4-L5やL5-S1などの下位腰椎椎間板であるため，障害椎間板近傍のレベルの神経根ブロックを行ってもよい．しかし，下位腰椎椎間板を支配する知覚神経はL1，L2などの上位腰神経根を通過しているため，L2神経根ブロックが最も効果的と考えられる[8]．

❺ 椎間板内治療

椎間板造影などで疼痛源となる椎間板レベルを同定できた場合には，障害椎間板をターゲットに治療を考慮することができる．痛みを一時的に遮断することによる効果のみなく，ステロイドなどの抗炎症薬を併用することで抗炎症効果も期待できる．感染のリスクを考え，ステロイドの使用には慎重を期する．抗炎症性サイトカイン薬剤の椎間板内注入療法の可能性も期待されている．

intradiscal electrothermal therapy（IDET）は2000年代から多くの報告がある[9]．しかし，その治療効果に関してはいまだコンセンサスが得られておらず，現時点では一般的な治療とはいえない．最近ではIDETの治療成果に関する報告が国内でも散見されている．

❻ 手術療法

椎間板性腰痛に対する治療として最も信頼できる手術治療法は脊椎固定術である（図8）．固定した椎間板のみが疼痛源であれば痛みは軽快するはずである．MRI所見，椎間板造影や椎間板ブロック，臨床経過や症状などを総合的に判断して，正確なレベル診断を行う必要がある．アスリートに脊椎固定術を行う際にはなるべく低侵襲な術式を選択し，適切な運動療法を併用し，競技レベル維持や早期復帰に努める．

後方椎間板切除術後に腰痛が劇的に改善することがあり，椎間板性腰痛患者においても椎間板内圧の変化や有痛性瘢痕の除去などが症状改善につながる可能性がある．一般的には下肢痛のない椎間板性腰痛患者に対する除圧術は推奨できないが，軽微でも下肢症状がある場合や，椎間板ヘルニアの保存治療後に腰痛のみ残存した場合などは除圧術で対応する適応がある．状況によってはアスリートの難治性腰痛で椎間板突出を認める場合，十分な理解が得られればできるだけ低侵襲な術式で除圧術を行う選択もある．

最近はHIZを認める症例に対し，HIZ部位のラジオ波による電気凝固を行うことで腰痛の改善が得られるという報告があり，注目されている[10]．

（青木保親）

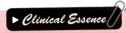

- 腰痛のリハビリテーションは，まず発痛部位を推定し，機械的ストレスが集中する原因を機能的に評価することから始まる．
- 椎間板性腰痛は前屈型腰痛に分類される．

5 リハビリテーション

❶ 腰痛に対するリハビリテーションの原則

腰痛は"症状"であり"疾患"ではない．症状は組織が損傷した結果因子であり，症状緩和のみを目的とした治療法はおおよそ対症療法となる．

腰痛を発生させる組織は腰部周囲筋，椎間関節，椎間板，終板，脊柱管周囲の靱帯，硬膜，馬尾神経，神経根および末梢神経，血管，仙腸関節などがあげられる．これらの組織の損傷メカニズムは異なることはいうまでもなく，何が痛みの根源かを全く判別できないまま治療を進めても良好な治療結果とならないことは想像に難くない．

腰痛に対するリハビリテーションは，まずどの組織が痛みを発生させているのかを探りあて，その組織に機械的ストレスが集中する原因を腰部機能や隣接機能から推察し[11, 12]，腰部がニュートラルゾーン内で運動できる機能を獲得することが原則となる[13]．

❷ 椎間板性腰痛の病態理解

❶ 椎間板性腰痛は何が痛いのか

正常の椎間板では線維輪最外層にのみ神経終末と神経細胞が存在する．よって椎間板に過度の機械的ストレスが加わり線維輪の損傷が外側に及び炎症を伴えば腰痛を生じる．線維輪内層や髄核には神経は存在しないが，持続的な炎症で変性した椎間板では疼痛伝達神経が線維輪内層まで入り込んでいることが報告され[3, 14]，これが慢性腰痛の原因とされる．

また，機械的ストレスで髄核が後方に偏位して脱出した椎間板が豊富な神経終末をもつ後縦靱帯や硬膜を圧迫，あるいは椎体終板を刺激することでも腰痛が発生する．さらに負荷が加わり続けると，髄核が硬膜外腔や脊柱管内に脱出し，神経根や脊髄神経および馬尾神経を圧迫する．この病態が腰椎椎間板ヘルニアであり，こうなると腰痛よりも臀部痛や下肢痛あるいは脱落症状が問題となりやすい．

以上より，椎間板に関連する腰痛は，変性した椎間板内層に侵入した疼痛伝達神経に機械的ストレスが加わって生じるものと，椎間板が後方に脱出した結果，周囲組織を圧迫刺激して生じるものがあることを理解したい．

❷ 椎間板に加わる負荷の理解

椎間板の損傷パターンは2つある．1つは，同一姿勢保持や同一動作の繰り返しといった比較的軽度の負荷が椎間板に加わり続けて徐々に損傷するものである．2つ目は，重量物持ち上げや激しい咳など1回の外傷性の強い負荷により損傷するものであり，受傷時に急性腰痛症状を呈することが多い[15]．このような椎間板損傷を繰り返すたび変性は進行するものと考えられる．

椎間板は腰椎構成体の前方要素であることから，椎間板性腰痛は機能的分類で前屈型腰痛に分類される．腰椎屈曲により椎間板内圧が上昇し，髄核が後方偏位する[16]．軸圧が加わると椎間板内圧はさらに上昇する[16]．また，腰椎前屈にねじり運動（側屈と回旋）が加わると，髄核は側屈の反対方向の後外側に脱出しやすくなる[17]．

腰椎回旋による椎間板への剪断力は注目すべき機械的ストレスである．有限要素解析や

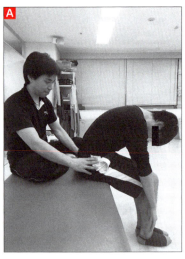 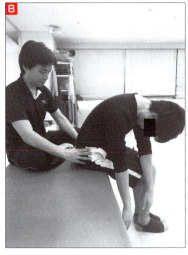

図9 椎間板性腰痛の疼痛誘発テスト
骨盤を徒手で固定して，腰椎に負荷をかけるように前屈（A），およびねじり運動（B）を加えて腰痛を誘発する（図は座位でのテストを呈示）．

標本による研究では，椎間板は3°以上の椎間回旋で易損傷性を呈することが示された[17, 18]．また，椎間板性腰痛症例の椎間板造影所見において，全例で線維輪後方まで放射状断裂を認めたと報告された[15]．この病態は線維輪に回旋や側屈の複合運動による剪断力が加わって損傷した結果と考えられる．

❸ リハビリテーションのポイント

椎間板性腰痛の根源は椎間板後方脱出と変性椎間板への神経終末の侵入である．いずれの病態も髄核後方偏位を修正して腰椎生理的前弯を再建することと，力学的には椎間板に加わる屈曲や軸圧，さらに側屈と回旋の複合的な機械的ストレスをどのように減じていくかがリハビリテーションのポイントとなる．Joint by Joint Theory に基づいて腰部の安定性と隣接関節の可動性を十分に改善し[19]，競技に耐えうる身体機能を獲得することで腰痛再発予防に取り組む．

変性椎間板に侵入した神経終末の痛みは，線維輪の自然修復あるいは瘢痕化とともに神経終末が消退することで除痛が図られる．一方，椎間板の治癒期間については現在のところ詳細な報告はなく，解剖学的に血流が乏しいためか変性して病的椎間板となった場合，症状消失に数ヵ月を要することや再発が多く治療期間が長期となりやすい．そのため患者教育として，モチベーションを保って根気強くコンディションを維持させることが重要である．

❸ 椎間板性腰痛のリハビリテーションの実際

❶ 椎間板性腰痛の機械的ストレスの評価

まずは問診や圧痛で基本的疼痛評価を行う．腰痛の病期や椎間板性に過負荷となるような姿勢や運動，作業の場面を絞り込む．

疼痛誘発テストでは，立位または座位で骨盤を徒手固定して前屈およびねじり運動との複合運動を行うと腰痛を誘発しやすい（図9）．ある特定の屈曲角度や回旋角度で強い腰痛を訴え，その角度を超えると痛みが減弱する場合，強い腰痛を誘発する姿勢が最も変性部位に負荷がかかる肢位と考えられ，姿勢や動作修正のポイントとなる．

椎間板性腰痛例の前屈動作では，隣接関節が可動性低下を呈しやすく，障害椎間が屈曲過可動性となることが多い（図10A）．慢性腰痛例では腰椎後弯を避けるため腰椎前弯位を保持して代償する例も経験する（図10B）．骨盤マルアライメントを呈する例では左右寛

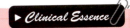

> - 椎間板への機械的ストレスは腰椎の屈曲とねじり運動（側屈と回旋）および軸圧で大きくなる．
> - 機械的ストレスの評価は，問診や圧痛，疼痛誘発および減弱テストで推定し，治療方針を定める．

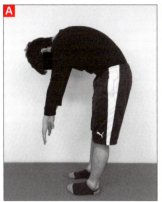 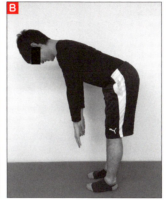 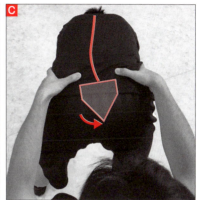

図10 前屈動作の姿勢・アライメントからみた臨床推論
(A) 椎間板性腰痛例の前屈動作：隣接関節（この例では股関節）の屈曲可動性低下により下位腰椎の屈曲過可動性を認める．
(B) 慢性腰痛例：腰椎後弯を避けるため，腰椎前弯位を保持して股関節屈曲のみによる前屈動作を認める．
(C) 骨盤マルアライメント例：左の寛骨前傾制限を認め，仙骨は左傾斜（尾骨は右偏位）して下位腰椎の側屈，回旋の複合ストレスがかかる．

図11 障害椎間の屈曲過可動性に対する疼痛減弱テスト
(A) L4-5椎間板障害の症例が腰痛を訴えた座位での前屈角度
(B) L4棘突起を徒手制動した前屈で疼痛消失と前屈可動域増加を認める．

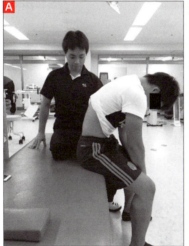 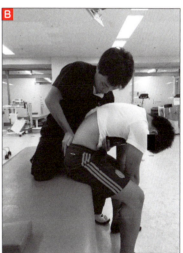

骨の前傾や仙骨の傾斜により，腰椎の代償的複合運動を伴いやすい（図10C）．屈曲過可動性による前屈痛の疼痛減弱テストとして[11]，障害椎間が屈曲しないように上位棘突起を徒手制動して前屈させると疼痛減弱と可動性の増加を確認できる（図11）．

アスリートでは，最も腰痛の発生する競技動作，あるいはそれに模した動作を評価する．腰椎と隣接関節の運動ならびに全身協調性を観察し，それぞれの可動性や安定性の不足が

3 椎間板性腰痛 ● 83

あれば代償的に腰椎への負荷が集中する可能性が高い．

❷急性期の痛みの強い時期の対応

受傷後急性期の痛みが強い時期であっても身体機能の低下を防ぐべく，安静期間を可能な限り短くするための疼痛コントロールと椎間板負荷の少ない運動療法の処方が望ましい．

疼痛コントロールとして，炎症所見を伴う場合は積極的にアイシングや電気治療を併用する．体幹装具の使用は賛否両論あるが，活動レベルを上げられるのであれば短期間の使用は許可してよいと考えている．

椎間板障害の特徴的な症状として，咳やくしゃみ，あるいは起床時の寝返りや起き上がりで瞬間的な鋭い痛みを訴える．これらの症状は障害椎間の分節的不安定性が生じているためと推察され，体幹深層筋による腰椎安定化機能の改善が求められる．腰椎安定化のためにはドローインを代表とした腹横筋エクササイズが挙げられるが，無理に腹横筋を収縮させようとして腰椎後弯を増強させ症状が悪化する場合がある．そこでわれわれは，四つ這い位でのドローインで下腹部を引き締めてから腰椎生理的前弯をつくらせて腹横筋と多裂筋を共同収縮させるエクササイズを好んで指導している（図12）．

座位および立位姿勢保持での症状悪化に対しては姿勢修正が重要となる．特に円背姿勢は，体幹深層筋の活動性低下や骨盤後傾および腰椎前弯減少を招いて腰痛増悪因子となるため，不良姿勢を自覚させて修正を図る（図13）．

❸髄核後方偏位の修正

腰椎前屈ストレスに伴う髄核後方偏位で腰痛が惹起される場合，椎間板内圧減弱を目的に髄核前方移動を狙って段階的腰椎伸展エクササイズを行う（図14A，B）．腰痛の強い場合は腹臥位での深呼吸から開始し，徐々に上

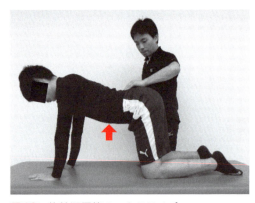

図12 体幹深層筋のエクササイズ
四つ這い位で下腹部を凹ますように引き込んで腹横筋を収縮させてから，腰椎生理的前弯を作らせて腹横筋と多裂筋の共同収縮をさせる．

肢での自動介助運動で腰椎の分節的な伸展運動を行う．

椎間板変性が進行して椎間板高が顕著に減少している場合，椎間関節への圧縮応力が強くなるため椎間関節性腰痛を併発していることが多く，腰椎伸展運動には注意を要する．また，線維輪後方に異常な神経終末が存在する場合も腰椎伸展で腰痛を認めることがある[20]．このような場合，セラピストが徒手で障害椎間を開大するように上位棘突起を固定して伸展運動を行うと椎間関節に負担なく，より効果的に椎体間の開大を図ることができる（図14C）．

❹原因因子となる身体機能の改善

(1)腰椎生理的前弯の再建

腰椎前弯の減少は腰椎全体の屈曲可動性の減少につながり，下位腰椎の屈曲過可動性を招きやすい．腰椎生理的前弯の再建のために，筋機能では仙骨のニューテーションと腰椎の分節的伸展を促す多裂筋，および腰椎前弯を促す大腰筋のエクササイズを指導する（図15）．可動性では骨盤後傾および腰椎後弯を招く股関節後面筋群のタイトネスの解消を目的としたストレッチと脊柱の協調的な前

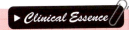

- ☑ 急性期の痛みが強い時期は，疼痛コントロールを徹底して安静期間を可能な限り短くし，可及的に身体機能低下を防ぐための運動療法を開始する．
- ☑ 髄核後方偏位による腰痛に対しては，椎間板内圧減弱を目的とした段階的腰椎伸展エクササイズが有効である．

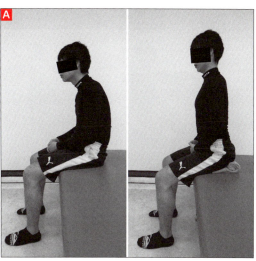
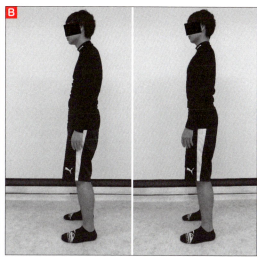

図13 座位と立位の不良姿勢の修正
（A）左：座位での不良な円背姿勢．右：タオルを用いて骨盤前傾誘導した座位姿勢．
（B）左：立位での不良な円背姿勢．右：体幹深層筋を意識させて脊柱立ち直りを誘導した立位姿勢．

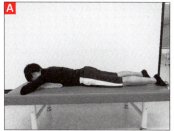
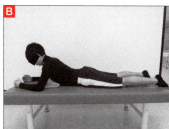
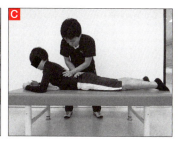

図14 椎間板内圧減弱のための段階的腰椎伸展エクササイズ
（A）腹臥位での深呼吸．タオルで軽度伸展位にしている．
（B）深呼吸をしながら段階的にon elbowやon handで脊柱伸展運動をゆっくり繰り返す．
（C）伸展痛がある場合，障害椎間の上位棘突起を固定することで，より椎体間を開大して分節的な伸展運動を行う．

弯可動性獲得を目的に四つ這い位でのドッグストレッチを指導する（図16）．

（2）腰椎安定化エクササイズ

腰椎安定化エクササイズの目的は，動作中の腰椎の生理的前弯保持である．腰椎の生理的前弯の再建と腹横筋と多裂筋の選択的収縮がなされたうえで，特に多裂筋の筋活動の多いヒップリフトやハンドニー[21]，立位では腰椎前弯を保持したまま股関節運動を促すデッドリフトなどを行う（図17）．姿勢保持を主とした静的エクササイズで持久性改善から開始し，腰椎安定化の機能獲得により段階

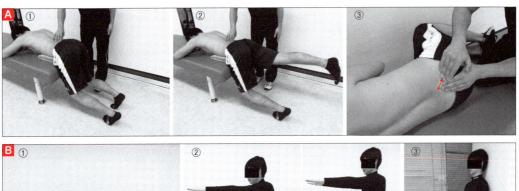

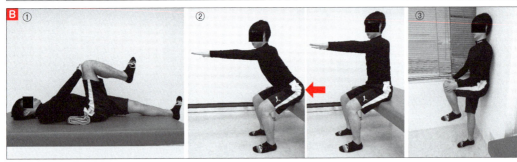

図15 腰椎生理的前弯再建のための筋機能改善エクササイズ

（A）多裂筋エクササイズ．①腹臥位股関節屈曲位（下腿は床について安定させてもよい）で，多裂筋の単独収縮エクササイズを行う．②下肢伸展挙上させて挙上側の多裂筋の活動を賦活させる．③上手く収縮ができない場合は徒手で多裂筋の伸長と短縮を誘導しながら自動収縮させる．

（B）大腰筋エクササイズ．①背臥位でタオルなどで腰椎前弯保持した状態で，股関節深屈曲位での等尺性収縮．②座位での股関節屈曲エクササイズ．腰椎生理的前弯を保持することで大腰筋起始部からの運動性を促進する．③立位でのニーアップエクササイズ．腰椎生理的前弯を保持したまま深屈曲位まで自動介助運動させ，手を放して保持させることで大腰筋の遠心性収縮を促進する．

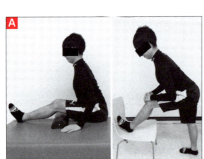
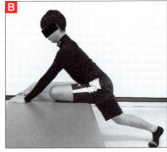
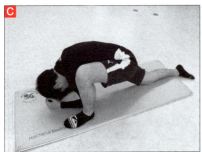
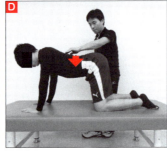

図16 股関節後面筋群のストレッチとドッグストレッチ

（A）腰椎の生理的前弯を保持したままハムストリングのストレッチ（左：座位，右：立位）．

（B）腰椎の生理的前弯を保持したまま大殿筋のストレッチ．

（C）股関節最大屈曲位獲得のためのリザードストレッチ．腰椎過後弯に注意する．

（D）ドッグストレッチ：脊柱の協調的な運動性を獲得させるため，分節的に可動する椎間を指示する．図では下位胸椎から上位腰椎の伸展を意識させている．

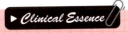

☑ 身体機能改善のポイントとして，腰椎生理的前弯を再建し，動作中に生理的前弯を保持できる腰部安定性の獲得を目指す．

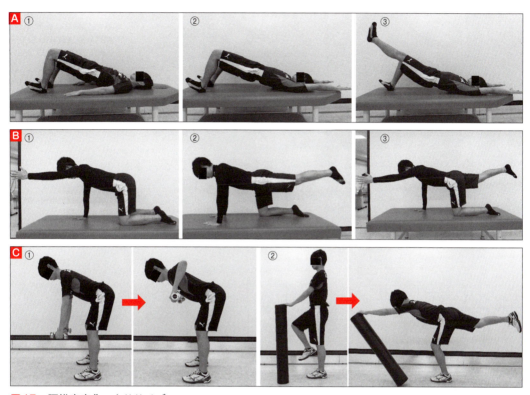

図17　腰椎安定化エクササイズ
（A）ヒップリフトの段階的負荷漸増．①通常，②上肢挙上，③上肢挙上したまま片脚挙上
（B）ハンドニーの段階的負荷漸増．①上肢挙上，②下肢挙上，③上肢・下肢挙上
（C）立位エクササイズ．①デッドリフト肢位での上肢エクササイズ，②ルーマニアンデッドリフト

的に支持面を減らしたり不安定にしたり，動的要素を加えたり，抵抗を加えたりして難度を上げていく．

　持続的な腰椎安定性獲得のため，各エクササイズは生理的前弯を保持しながら呼吸を止めないで遂行できることを目標とする．一方，コンタクト競技や重量物持ち上げが必要な競技では，強い曲げ応力や軸圧に対する腹圧コントロールが重要となる[22]．強制呼気とともに前腹壁を凹ませずに腹筋群の等尺性収縮で硬くするブレーシング（図18）が瞬間的にでき，四肢分離運動や抵抗に対抗できる程度の機能を習得する．

(3) 腰椎過後弯と過回旋の制動

　競技動作において，荷重位での股関節屈曲運動（いわゆるスクワット）や回旋運動は不可欠な身体要素である．競技復帰のためには腰椎過後弯や過回旋を制動する必要がある．

　股関節屈曲制限や大殿筋機能不全，あるいは胸椎伸展可動性低下がある場合，スクワットの股関節屈曲角度を深くするに従って骨盤後傾と腰椎後弯を認めやすい[23]（図19A）．また，股関節外転筋や外旋筋機能不全を呈する症例では，片脚スクワットでTrenderenburg

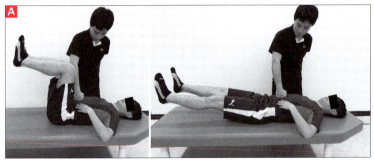

図18　ブレーシング

強制呼気とともに前腹壁を凹ませずに腹筋群を等尺性収縮で硬くする．徒手で下腹部に抵抗をかけて押し込ませないようにするとうまく入りやすい．
（A）背臥位でのブレーシング．下肢の分離運動に対抗できる体幹安定性を習得する．
（B）座位でのブレーシング．徒手抵抗に対抗できる体幹安定性を習得する．

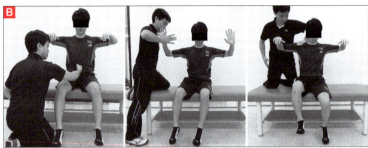

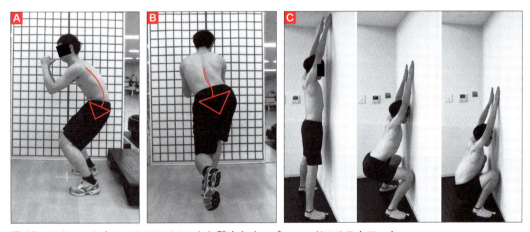

図19　スクワット中のマルアライメントと壁立ちオーバーヘッドフルスクワット
（A）両脚スクワット動作における骨盤後傾による腰椎過後弯のマルアライメント．
（B）片脚スクワット動作における遊脚側骨盤下制による腰椎側屈と回旋のマルアライメント．
（C）壁立ちオーバーヘッドフルスクワット．仙腸関節のニューテーションと十分な股関節の屈曲，胸椎の伸展により遂行される．

姿勢を生じやすく，遊脚側骨盤下制により腰椎側屈や回旋が強制される[23]（図19B）．これらの機能不全を改善し，各競技種目に必要な程度のスクワット角度の獲得が目標となり，最終的には壁立ちでのオーバーヘッドフルスクワットができるくらいの股関節・骨盤および脊柱機能の獲得が望ましい（図19C）．

腰椎における回旋運動範囲は腰椎全体で5°と非常に小さく，股関節での大腿骨の回旋は約90°，胸椎は約35°と貢献度が大きい[24]．腰椎に隣接する胸椎や股関節に回旋可動性低下が存在すれば，容易に腰椎の過回

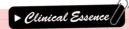

- ✓ 競技復帰の指標は，日常生活やエクササイズで腰痛がなく，持久的なエクササイズにおいても腰椎過後弯および過回旋が制動できる身体機能が獲得されることである．
- ✓ 段階的に競技復帰することと，コンディションを維持するための自己管理能力の啓発が再発を予防するために重要である．

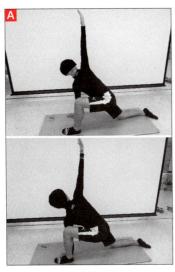
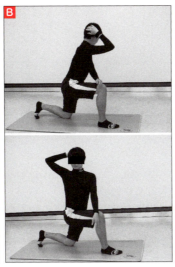
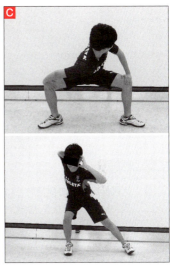

図20　回旋可動性改善のエクササイズ
いずれのエクササイズでも腰椎の回旋を制動し，股関節と胸椎の回旋を意識させる．
(A) 三脚肢位や二脚肢位での股関節および胸椎回旋エクササイズ．
(B) 膝立て肢位での股関節および胸椎回旋エクササイズ．
(C) スクワット肢位および股割り肢位での股関節および胸椎回旋エクササイズ．

旋につながる．特に胸椎と股関節の回旋可動性の改善のためのストレッチを行い，荷重位での回旋運動では腰椎部を制動しながら股関節の遠心性コントロールと胸椎部の回旋を引き出すことを目的とした動作エクササイズを行う（図20）．

❺ 競技復帰および再発予防

動作中の腰椎過後弯および過回旋が制動できる身体機能が獲得され，日常生活やエクササイズで腰痛が惹起されなくなった段階で，実際の競技特性に合わせたアジリティやパワーのためエクササイズおよびスポーツ動作を導入する．

代表的な競技の種目特性におけるチェック項目を挙げる（図21）．ストップ動作や切り返し動作での下肢安定性不良に伴う腰椎の過度な側屈や回旋の不良アライメントに注意する．ジャンプ動作では全身の反動を使っての踏み切り動作や着地動作の際に，腰椎過後弯コントロールができているかを評価する．コンタクト動作では軸圧負荷に対して，腰部安定性が十分に備わっているか，腰椎の過後弯や側屈の不良姿勢となっていないかを評価する．競泳ではストリームライン姿勢やターンを模した動作での腰部安定性の持久力と腰椎過後弯のコントロールを評価する．自転車競技では強い負荷でのペダル駆動時に腰椎過後弯を起こしやすく，骨盤アライメントコントロールにおいて注意が必要である．

競技特異的エクササイズの中で腰椎の不良

3　椎間板性腰痛　●　89

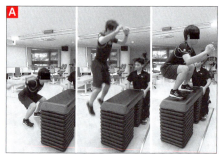
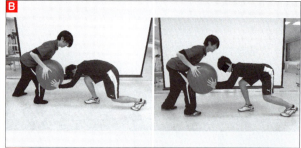
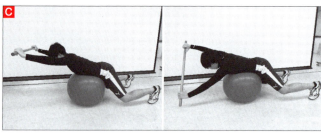
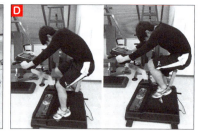

図21 代表的な競技の種目特性におけるチェック項目
（A）ジャンプ動作での踏切と着地動作で腰椎過後弯が出現しないかをチェックする．
（B）コンタクト動作を模した軸圧負荷で異常動作や安定性不良をチェックする．右で腰椎過後弯が出現している．
（C）ストリームライン姿勢での持続回旋やターン動作を模した動作で，安定性や持久性をチェックする．
（D）ハイパワーでの自転車駆動で腰椎過後弯や過度な側屈が出現しないかをチェックする．右で腰椎過後弯が出現している．

アライメントが制動されており，持久的に遂行できることを確認して競技への部分復帰を許可し，およそ1ヵ月の段階的負荷漸増で再発がないことを確認して完全復帰を許可する．

おわりに

変性椎間板が要因となる椎間板性腰痛では，リハビリテーションのみで短期間に完治することが難しい症例が多い．身体機能の改善が最も重要であることはいうまでもないが，活動制限期間が長くとれないアスリートでは，主治医やアスリート本人および関係者との連携の中で，椎間板内ブロック療法や低侵襲鏡視下手術などとの兼ね合いを模索していくことも必要と考える．

（佐藤正裕）

文献

1) McNally DS, et al：In vivo stress measurement can predict pain on discography. Spine 21：2580-2587, 1996
2) Nachemson AL：Disc pressure measurements. Spine 6：93-97, 1981
3) Freemont AJ, et al：Nerve ingrowth into diseased intervertebral disc in chronic back pain. Lancet 350：178-181, 1997
4) Yamashita T, et al：Mechanosensitive afferent units in the lumbar intervertebral disc and adjacent muscle. Spine 18：2252-2256, 1993
5) Brinjikji W, et al：MRI findings of disc degeneration are more prevalent in adults with low back pain than in asymptomatic controls：A systematic review and meta-analysis. AJNR Am J Neuroradiol 36：2394-2399, 2015
6) Ohtori S, et al：Results of surgery for discogenic low back pain：A randomized study using discography versus discoblock for diagnosis. Spine 34：1345-1348, 2009
7) 松田直樹：Discogenic pain に対する理学療法—椎間板へのストレス軽減の工夫—．臨スポーツ医 30：789-794, 2013
8) Nakamura SI, et al：The afferent pathways of discogenic low-back pain. Evaluation of L2 spinal nerve infiltration. J Bone Joint Surg Br 78：606-612, 1996
9) Pauza KJ, et al：A randomized, placebo-controlled trial of intradiscal electrothermal therapy for the treatment of discogenic low back pain. Spine J 4：

10) Jha SC, et al：Clinical significance of high-intensity zone for discogenic low back pain：A review. J Med Invest 63：1-7, 2016
11) 佐藤正裕：アスリートに発生しやすい腰痛に対する理学療法. 理学療法 34：823-832, 2017
12) 蒲田和芳：スポーツにおける腰痛予防と動作管理. PTジャーナル 50：489-497, 2016
13) Panjabi MM：The stabilizing system of the spine. Part II. Neutral zone and instability hypothesis. J Spinal Disord 5：390-396, 1992
14) Shinohara H：Lumbar disc lesion, with special reference to the histological significance of nerve endings of the lumbar discs. J Jpn Orthop Assoc 44：553-570, 1970
15) Hyodo H, et al：Discogenic pain in acute nonspecific low-back pain. Eur Spine J 14：573-577, 2005
16) Nachemson A：The load on lumber discs in different position of the body. Clin Orthop Relate Res 45：107-122, 1965
17) Schmidt H, et al：The risk of disc prolapses with complex loading in different degrees of disc degeneration―a finite element analysis. Clin Biomech 22：988-998, 2007
18) Farfan HF, et al：The effects of torsion on the lumbar intervertebral joints；the role of torsion in the production of disc degeneration. J Bone Joint Surg Am 52：468-497, 1970
19) Cook G：関節別アプローチの概念．ムーブメント，中丸宏二ほか監訳，NAP，東京，308-311, 2014
20) 金岡恒治：椎間板性腰痛に対する運動療法. 臨スポーツ医 33：974-979, 2016
21) Okubo Y, et al：Electromyographic analysis of transversus abdominis and lumbar multifidus using wire electrodes during lumbar stabilization exercises. J Orthop Sports Phys Ther 40：743-750, 2010
22) 河端将司：科学的根拠に基づいた筋力エクササイズ―体幹―．ケガをさせないエクササイズの科学，西薗秀嗣ほか編，大修館書店，東京，138-155, 2015
23) 佐藤正裕ほか：腰痛予防の運動療法―アスリートに対する私の方法―．Medical Rehabilitation 198：51-62, 2016
24) Neumann DA：体軸骨格：骨と関節構造. カラー版筋骨格系のキネシオロジー，原著第2版，嶋田智明ほか監訳，医歯薬出版，東京，341-418, 2012

profile

青木保親
Aoki Yasuchika
東千葉メディカルセンター整形外科

平成6年千葉大学医学部卒業．平成12年より千葉大学大学院医学研究院にて，平成16年より米国ラッシュ医科大学整形外科にて椎間板性腰痛に関する研究に従事．平成18年帰国後，脊椎疾患患者の手術治療に取り組みつつ，特に腰痛疾患の診療・研究に力を注いでいます．

佐藤正裕
Sato Masahiro
八王子スポーツ整形外科リハビリテーションセンター

平成15年北里大学卒業後，神奈川県厚生連相模原協同病院にて勤務．平成22年昭和大学大学院修士課程修了，平成23年より現職，理学療法士およびアスレティックトレーナーとして活動しています．アスリートの腰痛や下肢疾患に対する治療や予防のためのコンディショニングに興味があり，競技復帰のために120%の機能回復を目指したリハビリテーションを心がけています．

C | 非特異的腰痛

4 HIZによる椎間板性腰痛

高田洋一郎

はじめに

アスリートの非特異的腰痛の診療において椎間板性腰痛はまず考えるべき病態の1つである．椎間板性腰痛を疑う病態の1つとして，MRIにおける腰椎椎間板線維輪内の高輝度変化（high intensity zone：HIZ）がある．本項ではアスリートにおけるHIZを伴う椎間板性腰痛の治療戦略について概説する．

1 機能解剖

椎間板の構造と椎間板変性（図1）

腰椎椎間板は頭尾側の椎体終板に挟まれ，外周部分の線維輪と中心部の髄核の2層構造からなる．役割としては椎体間に可動性をもたせることに加え，荷重を伝達し分散することである．椎間板は基本的には加齢とともに変性するが，機械的な負荷の増大，繰り返しによっても変性が進行する．椎間板変性の過程として線維輪の亀裂，断裂が生じる．断裂した線維輪には修復機転が働き，炎症性サイトカインが誘導され，局所の炎症が生じると考えられる．

❶ HIZの定義

腰椎椎間板のHIZは，MRI画像における椎間板線維輪に認められる高輝度変化領域と定義され，1992年にAprillとBogdukらによって初めて報告された[1]．椎間板線維輪の断裂・破綻を示し，椎間板性腰痛の診断に有用であると考えられている．腰痛のあるアスリートにおいてMRI画像にてHIZが認められた場合に椎間板性腰痛が原因となっている可能性があることを示唆する所見である．

Aprillらの報告では，HIZはMRI T2強調像で椎間板線維輪後方に認められる高輝度変化領域で，周囲の線維輪の低輝度と区別され，髄核との連続性がないことと定義されている（図2）．HIZの客観的な指標としてCarrageeらは，高輝度変化が認められる線維輪と隣接する脳脊髄液（CSF）の輝度の差が10％以内であるものをHIZと定義している[2]．さらに，LiuらはHIZの輝度を定量的に評価し，症状との関連を報告している．無症状群ではHIZの輝度がCSF輝度の50％以下であったのに対して，腰痛群では50％以上を示したことから，CSF輝度の50％以上を示すものをtrue HIZと定義している[3]．

❷ HIZの頻度

腰痛患者におけるHIZの陽性率は諸家らの報告によると28〜59％とされている．しかし，腰痛のない患者でもHIZの陽性率は24〜56％で認められると報告されている．Carrageeによる代表的なstudyでは腰痛症状のある42名の内25名（59％）にHIZが認められ，症状のない54名では13名（24％）にHIZが認められたと報告している[2]．

図1 椎間板の構造と変性椎間板

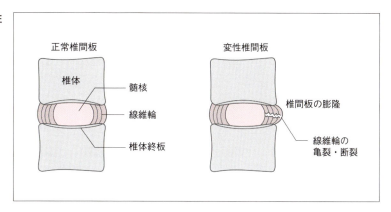

図2 HIZのMRI画像
（A）T2強調画像　矢状断像
（B）T2強調画像　横断像
椎間板後方の線維輪内に限局する高輝度変化がみられる（矢印）．

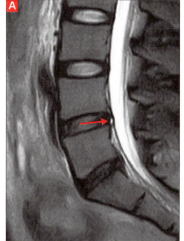 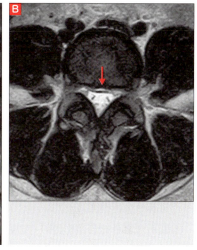

　HIZ は各腰椎レベルに認められるが，L4/5 が最多であり，続いて L5/S にみられ，全体の 75％は下位腰椎レベルに認められる．Teraguchi らは一般住民で 38％の HIZ 陽性率があったと報告しており，さらに椎間板内での HIZ の詳細な部位や形態，T1 強調画像での輝度変化も加えた分類を報告している[4]．

 診断

　HIZ による腰痛は椎間板性腰痛であり，診断方法としては身体所見，画像所見，椎間板造影が必要である．

　身体所見として，一般的に椎間板性腰痛は前屈時痛が増強することが多い．これは前屈時に椎間板内圧が高まることが原因である．しかし，後屈時に腰痛が増強する場合もあるため注意が必要である．アスリートの腰痛を診察する際には，スポーツのどのような動作，体勢で腰痛が出現するのかを詳細に問診することが非常に大切である．

　身体所見から椎間板性腰痛を疑う場合，画像診断は前述したように腰椎 MRI 撮像が必須である．MRI で HIZ が認められた場合に，椎間板造影（図3）を行い，再現性腰痛の誘発と局所麻酔薬の注入による腰痛の改善もしくは消失を証明することが必要である．椎間板造影後の CT 撮影により MRI での HIZ と同部位に造影剤の漏出が確認できる．椎間

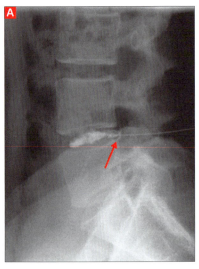
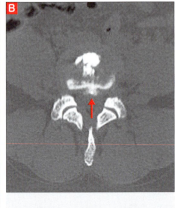

図3 椎間板造影（図2と同症例）

（A）椎間板造影後X線
（B）椎間板造影後CT
椎間板内から後方へのHIZに一致した造影剤の漏出が認められる．CT横断像にてもHIZに一致した部位に造影剤が漏出している．HIZによる腰痛の診断には造影剤注入時の腰痛の再現と局所麻酔薬の注入により腰痛の改善が得られることを確認する必要がある．

造影では椎間板線維輪の損傷形態を捉えることも可能であるが，偽陽性率が高いとする報告や，椎間板変性を助長する可能性，感染のリスクもあり，椎間板性腰痛の診断における椎間板造影・ブロックの有用性についてはいまだ議論の余地がある．

われわれは椎間板造影後のCT撮影においてHIZと同部位に造影剤の漏出が認められれば，HIZによる椎間板性腰痛と判断している（図3）．

 ## 治療

HIZによる腰痛に対する保存療法として椎間板ブロックが有効と考えられる．特にアスリートに対しては早期の競技復帰を目指す上で椎間板ブロックの有用性は高い．

HIZに対する外科的治療としては，経皮的内視鏡下線維輪焼灼術（percutaneous endoscopic thermal annuloplasty：PED-TA）の有用性が報告されている[5]．PED-TAの手技の詳細については他項に譲るが，Tsouらが行ったretrospective studyでは，113名のPED-TAを行った慢性腰痛の患者において，2年以上の経過観察で73.5％の患者で満足の得られる結果が得られたと報告している[6]．

 ## 競技復帰

HIZを伴う椎間板性腰痛のあるアスリートの競技復帰に関する明確な指標はないが，椎間板性腰痛に準じたアプローチが必要と考えられる．われわれはCookらの提唱している"Joint by Joint Theory"の概念に基づき，安定性が求められる腰椎よりも隣接部位である胸郭および骨盤，股関節の可動性を改善することを優先している．具体的な内容に関しては他項にゆずる．

競技復帰のタイミングについては，前述のPED-TAを行った場合の競技復帰はノンコンタクトスポーツでは術後6週とし，ラグビー，アメフトなどのコンタクトスポーツでは術後8週としている．

おわりに

アスリートの非特異的腰痛の原因の1つであるHIZを伴う腰痛について述べた．HIZ

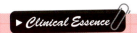

- HIZ は椎間板線維輪の断裂や破綻を表していると考えられる.
- HIZ はアスリートの非特異的腰痛の原因の1つである椎間板性腰痛を示唆する所見である.
- アスリートの非特異的腰痛の診断には，問診，身体所見，画像所見を総合的に評価することが重要である.

はあくまで画像所見であり，椎間板性腰痛の病態の一端を見ているにすぎない．正確な診断には問診，身体所見，画像所見などを総合的に評価することが重要である．

文献

1) Aprill C, et al：High-intensity zone：a diagnostic sign of painful lumbar disc on magnetic resonance imaging. Br J Radiol 65：361-369, 1992
2) Carragee EJ, et al：2000 Volvo Award winner in clinical studies：Lumbar high-intensity zone and discography in subjects without low back problems. Spine 25：2987-2992, 2000
3) Liu C, et al：Quantitative estimation of the high-intensity zone in the lumbar spine：comparison between the symptomatic and asymptomatic population. Spine J 14：391-396, 2014
4) Teraguchi M, et al：Classification of high intensity zones of the lumbar spine and their association with other spinal MRI phenotypes：The Wakayama spine study. PLoS One 11：1-15, 2016
5) Sugiura K, et al：Discoscopic findings of high signal intensity zones on magnetic resonance imaging of lumbar intervertebral discs. Case Rep Orthop 245952, 2014
6) Tsou PM, et al：Posterolateral transforaminal selective endoscopic discectomy and thermal annuloplasty for chronic lumbar discogenic pain：a minimal access visualized intradiscal surgical procedure. Spine J 4：564-573, 2004

profile

高田洋一郎
Takata Yoichiro
徳島大学大学院医歯薬学研究部脊椎関節機能再建外科学

平成13年徳島大学卒業．現在，徳島大学整形外科は西良浩一教授のもと，PEDを中心とした経皮的内視鏡下脊椎手術で各分野のトップアスリートを治療し，早期の競技復帰に導いています．

C|非特異的腰痛

5 椎体終板変性 Modic Type 1 change

大鳥精司・杉浦史郎・西川 悟

はじめに

　MRIにおける椎体終板変性変化はModic changeと呼ばれている．以前からこのModic changeは腰椎不安定性と腰痛との関連が示唆されてきた．特にMRIのT1強調画像で低輝度，T2強調画像で高輝度を呈するModic Type 1は腰椎不安定性，炎症，腰痛との相関が強いと考えられている．本項では，最近の話題も含めて，変性腰椎のModic changeについて解説する．特に，臨床的意義，病理所見，経時的変化，他の組織に与える影響について述べる．

機能解剖と意義

❶ Modic changeとは

　椎体終板変性はMRIにて日常的に観察される変化である．一般的には退行性変化として考えられているが，若年者でも過度のストレス，椎間板変性などで，椎体に過度の負担がかかり，Modic changeを呈することがある．で示すように，椎間板高が減少し，その変化が椎体終板に発生する現象である．アスリートのある程度の頻度でこのような画像を呈している．これらの腰椎の椎体終板変性はModicにより報告されたために一般的にはModic changeと呼ばれている[1]．Modicにより椎体終板はMRIのT1強調画像で低輝度，T2強調画像で高輝度を呈するModic Type 1，T1強調画像，T2強調画像で共に高輝度を呈するType 2，さらにT1，T2強調画像で低輝度を呈するType 3に分類された[1〜3]．最近のModic changeのレビューによると，腰椎にその変性を認める割合は14%であり，変性の程度は年齢に比例し，10年間で6%の増加を認めることが報告されている．Modic changeの分類では，Type 2が多く次にType 1であり，Type 3が最も少ない．多くの論文で椎間板の変性が腰痛の原因となりうることが報告されているが，椎間板の近傍に存在する椎体終板変性の病理と臨床的意義に関する論文は少ない．本稿では，現在までにわかっているModic changeの臨床的意義に関して述べたい．

❷ Modic changeの病理と臨床的意義

　Modic Type 1は何らかの微小炎症の存在，Modic Type 2は脂肪髄化，Modic Type 3は骨硬化像が示唆されてきた．そのため，腰痛に関してはModic Type 1が最も注目されている．豊根らは，組織学的検討からType 1の病理は肥厚した骨梁を取り囲む血管線維性組織，Type 2は脂肪髄化であると報告した[3]．筆者らは，Type 1，Type 2においては正常に比し，炎症性サイトカインであるTNF-αが有意に発現し，また，自由神経終末の増生像を認めた．これらの変化はType 1で顕著

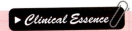

- 腰椎の椎体終板変性は Modic により報告されたために一般的には Modic change と呼ばれている.
- 椎体終板は MRI の T1 強調画像で低輝度, T2 強調画像で高輝度を呈する Modic Type 1, T1 強調画像, T2 強調画像で共に高輝度を呈する Type 2, さらに T1, T2 強調画像で低輝度を呈する Type 3 に分類される.
- 特に Modic Type 1 は臨床上の腰痛と相関する可能性がある.

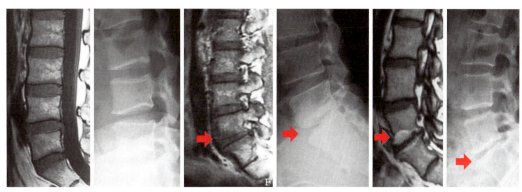

図1 外来診療で良く見かける Modic change
アスリートの MRI 所見. 左から正常(MRI と X 線), Modic Type 1 (T1 強調画像)と X 線, Modic Type 2 (T1 強調画像)と X 線. Modic Type 1 はよく見かける Modic change である.

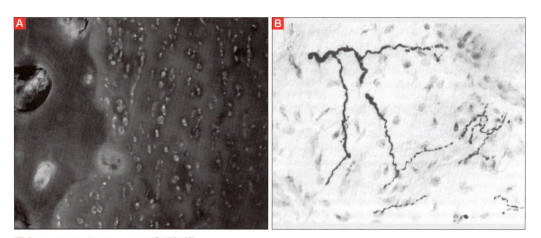

図2 ヒト Modic Type 1 の病理組織
Modic Type 1 は何らかの微小炎症があり, 炎症性サイトカインである TNF-α が有意に発現し(A), また, 自由神経終末の増生像を認めた(B).
(A:文献4, B:文献5より引用)

であった(図2)[4,5]. 以上の結果は Type 1 では増生した感覚神経や炎症性サイトカインが腰痛に関与していることが示唆された. 一方, Modic change に椎間板ヘルニアを伴ったヘルニア摘出後の腰痛の検討を行ったところ, 椎体終板の変性がない群と, Modic change を伴った群では術後腰痛に差はなく, Modic change が腰痛の直接の原因への懐疑

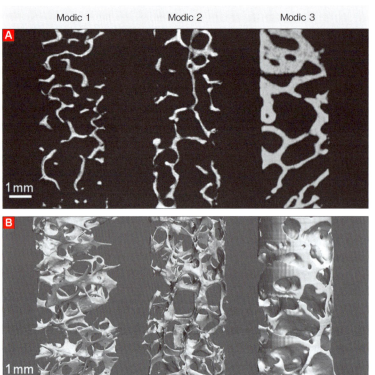

図3 Modic change の骨微細構造

Modic change を呈する椎体終板の骨微細構造．特に Modic Type 1 では骨のターンオーバーが亢進しているという．
（文献7より引用）

的な論文も報告されている[6]．しかしながら，最近の82の研究のレビューによると腰痛とModic changeの報告はさまざまであるが，特にModic Type 1と非特異的腰痛との相関は見出されている[2]．

一方で近年Modic changeと骨代謝の関係が報告されている．Modic changeを呈する椎体終板の骨微細構造を検討した結果，特にModic Type 1では骨のターンオーバーが亢進しているという（図3）[7]．近年，骨粗鬆症の破骨細胞による骨のターンオーバーの亢進状態は安静時腰痛との相関が報告されており，この椎体の骨の微細構造の破綻からみたModic Type 1も臨床上の腰痛と相関する可能性がある．つまりMRIでの輝度変化の消失，CTでの骨微細構造の回復がアスリートの腰痛改善に有効である可能性がある．

❸ アスリートの筋と Modic change

最近の研究では，Modic changeはさまざまな周辺組織に影響を与えることが示唆されている．Modic changeは椎間板変性の結果によって生じるわけであるが，このModic changeがあると有意に背筋の脂肪変性をもたらし，腰痛とADL障害に関連するとされる．その理由の詳細は不明であるが，端的な例として，Modic changeが過度に進行すると，腰椎の後弯をもたらし，その結果，背筋の緊張が高まる．このような症例の腰痛では，薬物療法に難治性であることが多く，積極的な運動療法が選択されることがある．今後は椎間板変性，Modic change，さらには背筋への影響を複合体として考えていかなくてはならない．

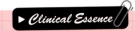

- Modic Type 1 は何らかの微小炎症があり，炎症性サイトカインである TNF-α が有意に発現し腰痛の原因となる．
- Modic Type 1 では骨のターンオーバーが亢進しており，腰痛の原因となる．
- Modic change があると有意に背筋の脂肪変性をもたらし，アスリートの腰痛と ADL 障害に関連するとされる．

2 診断

理学所見として，腰痛を呈する．椎間板性腰痛同様，前屈時の腰痛増強が判断となる．椎間板ヘルニアを合併し，下肢痛を呈することもある．

画像診断として，上述のごとく，X 線，CT，MRI での診断である（図4）．X 線では椎間板の狭小化，ときにシュモール結節を認める（椎体の陥没像や欠損像）．CT でも同様な所見を認める．MRI では前述の輝度変化を呈する．椎間板と Modic change が複合体となって腰痛を呈することが多い．最終診断として椎間板に造影剤を入れ疼痛再現を確認し（椎間板造影），さらに麻酔薬による椎間板ブロックを行い除痛が得られた場合，確定診断となる．ときに注意を要するのが感染（化膿性脊椎炎）との鑑別である．

❶ 診断のピットフォール： Modic change は感染？

通常の変化と考えられていた，Modic change に関して旋風を巻き起こした議論が 2000 年前半に起こった．2001 年 Lancet 誌に坐骨神経痛を呈する椎間板ヘルニア患者の椎間板の培養を施行した結果 53％にアクネ菌が存在し，その微小感染が，腰痛や坐骨神経痛を生じているという驚くべき論文が掲載された．一方で通常の退行性変化と思われる Modic Type 1 においても感染が存在するのではないかとの報告が散見される．Modic Type 1 で腰痛を伴っている患者は高感度

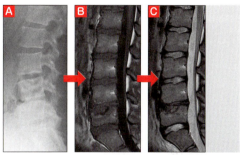
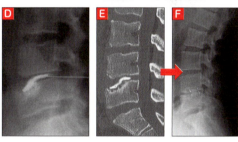

図4 Modic Type 1 に腰痛の診断

L4/5 に椎間板変性と Modic Type 1 を認める．X 線では椎間板狭小化（A）があり，MRI では T1 強調画像にて低輝度（B），T2 強調画像にて低輝度から高輝度の変性を認める（C）．診断には，椎間板造影検査での疼痛再現性があり（D，椎間板造影，E，造影後 CT）．特に CT では骨欠損像（シュモール結節）を認める．保存療法に抵抗していたため，さらに，椎間板ブロックにてほぼ腰痛が消失した．そのために，L4/5，1 椎間の椎間板と Modic Type 1 の椎体終板変性による腰痛と診断し前方固定術を試行した（F）．術後症状は軽快している．

CRP の値が上昇していることが報告され，微細なサイトカイン発現を伴った炎症状態が示唆されている．また，Modic Type 1 の中には感染を伴っており，抗生剤投与によりその変性，腰痛が改善することが報告された．通常の MRI T1，T2 強調画像にて通常の Modic Type 1 と感染の所見はともに低輝度，高輝度と類似像を呈する．採血にて感染所見が陰性，発熱などの症状がない場合，その鑑別に苦慮する．筆者らは，臨床症状，血液所

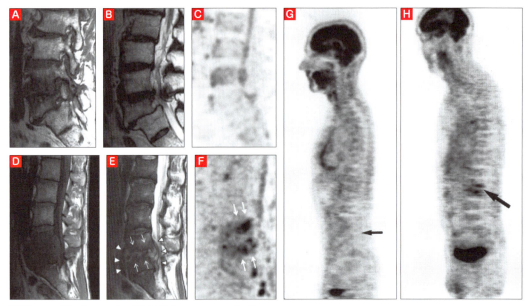

図5 Modic changeと感染は見分けられるのか？
同一患者のModic Type 1（A, B, C）．同一患者の化膿性脊椎炎（D, E, F）．拡散強調画像（MRI）（C, F）では化膿性脊椎炎の場合陽性となる．同様にFDG-PETでは通常のModic changeでは陰性であり（G），化膿性脊椎炎の場合陽性となる（H）．
（A〜F：文献9，G・H：文献8より引用）

見，MRI所見から感染を否定されたModic Type 1変化を2年間追跡調査した．その結果4％は感染であった．最近の報告では，感染を疑わせるModic changeがある場合，感染かの判定にFDG-PETや拡散強調MRIを用いると鑑別に有用であることが報告されている（図5）[8,9]．

 3 治　療

❶ 運動療法とModic changeの経時的変化

アスリートの長期間の運動休止により体力，筋力低下，最大酸素摂取量が低下するといわれている[10]．そのため，アスリートの身体能力を低下させないよう早期から運動療法を施行することは必須である．しかしながらModic Type1は腰痛と相関があるためその点を留意する必要がある．また，椎間板変性も伴うことから，腰椎の運動自体が制限されている[11]．腰椎椎間板，椎体終板にメカニカルストレスがかかる動作は，特に屈曲といわれている[12]．またアスリートの中でもゴルファーに椎体側方下端に限局したModic changeが生じることがあるため[13]，側屈動作も鍵となることがある．このため腰椎にメカニカルストレスが集中しないように腰椎の近接関節（胸椎，骨盤帯，股関節）の評価，コンディショニングも重要となる．

以上のことを考慮し運動療法処方は疼痛ステージ，競技復帰ステージに分けてエクササイズを考慮すべきである．またそれぞれの時期において腰椎へのメカニカルストレスを軽減するための患部外エクササイズに留意して行うことが肝要と考える．ここでは疼痛ステージのエクササイズについて述べる．

❶ 腰椎部へのstabilityエクササイズ

この時期は，患部である腰椎部へのストレスをかけないよう細心の注意を払う．腰椎不安定性を有している時期のため，運動療法は

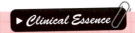

> ☑ Modic Type 1 においても感染が存在する可能性があり注意する．
> ☑ 感染かの判定に FDG-PET や拡散強調 MRI を用いると鑑別に有用であることが報告されている．

腰椎部の安定を図ることが重要である．腹横筋の収縮を模した屍体実験によると，両側の横突起に付着する腰背筋膜を左右に 20 N の張力を加えると椎間での圧縮力が 25 N の時に屈曲の stiffness が 50％程度増加したと報告している[14]．このことより体幹深部筋トレーニングは腰椎の安定性を獲得できることが期待できる．疼痛期からでも可能な体幹筋トレーニングは draw-in 動作による腹横筋収縮である．方法は，仰臥位で両膝を屈曲した状態で，臍を床に押し付けるように息を吐きながら腹部を引き込む．トレーニング中過度に腰椎の後弯が起こらないようにするために，腰部にバスタオルを入れる（図6）．また力を入れ過ぎて腹直筋，腹斜筋のアウターマッスルに過剰な収縮を入れ過ぎないように注意する．

疼痛の軽減と draw-in の体幹深部筋収縮を習得できたら，四つ這い位で片手と対側片足を挙上する hand-knee エクササイズ[15]（図7）でトレーニング負荷量を上げていく．

❷ 腰椎部へのメカニカルストレスを軽減するための患部外 mobility エクササイズ

腰椎屈曲，側屈運動は，Modic change の部分にメカニカルストレスがかかることがある．西良らは，ハムストリングスの柔軟性低下があると前屈姿勢での骨盤前傾が抑制され，腰椎屈曲運動にかかる負荷が増大すると報告している[16]．また腰椎のメカニカルストレスを緩和するには，胸椎部の柔軟性も重要といわれている．

腰椎への側屈動作を軽減するためには，脊柱運動の特徴的な動作である側屈運動と回旋運動が伴う coupling motion[17] を考慮して，

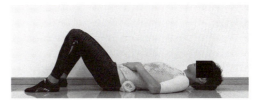

図6　draw-in エクササイズ
仰臥位で臍を引き込む．腰椎が後弯しないようタオルを腰部に入れて行う．

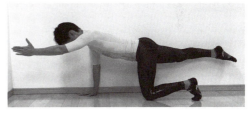

図7　hand-knee エクササイズ
四つ這い位で draw-in をしながら体幹を固定し，片手と対側片足を挙上する．

胸腰椎の回旋運動，そして股関節の内外旋可動性を向上することが重要である．

評価は，straight leg raise テスト，finger floor distance テストによりハムストリングスの柔軟性を評価し，その他に胸椎屈曲と回旋，股関節の内外旋可動域も評価する．スポーツ動作は左右非対称なこともあるため，タイトネスだけではなく左右の違いも評価する．タイトネスが確認された部分を中心に後述するストレッチで関節の可動性と筋の柔軟性を向上させる．

(1) 腰椎屈曲ストレス軽減目的のエクササイズ

(A) ハムストリングスのストレッチ

ハムストリングスのストレッチは，椅座位で一側下肢を伸展させ，骨盤の前傾位を保ったまま体幹を前傾していく．この際の代償動作で腰椎の過度な屈曲が起こらないよう注意

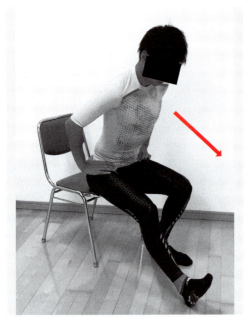

図8 ハムストリングスのストレッチ
椅座位で骨盤前傾を保ちながら体幹を前屈させる．

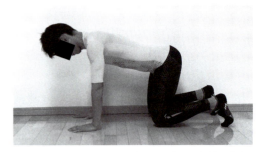
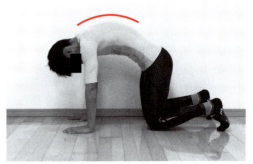

図9 キャットバック運動
四つ這い位で胸椎を意識し，脊柱の伸展と屈曲を交互に行う．

する（図8）．

(B) 胸椎のmobilityエクササイズ

胸椎部のストレッチは四つ這い位で脊柱を伸展屈曲させるキャットバック運動を行う（図9）．特に腰椎部への屈曲ストレスを軽減させるために胸椎部の屈曲運動を強調させる．

(2) 腰椎回旋，側屈ストレス軽減目的のエクササイズ

(A) 股関節外旋筋ストレッチ

仰臥位で股関節を内旋位にして外旋筋のストレッチを行う（図10）．

(B) 股関節内旋筋ストレッチ

椅座位にて，片方の足を抱え込むように股関節外旋位をとることで内旋筋のストレッチを行う．骨盤の前傾を保つことで腰椎部への屈曲ストレスの緩和を図る（図11）．

(C) 胸椎回旋ストレッチ

側臥位両股，膝90°位で下部体幹を固定し行う．回旋を入れる側の手を頭部に当て，肘を外に開くように胸椎の回旋運動を促す

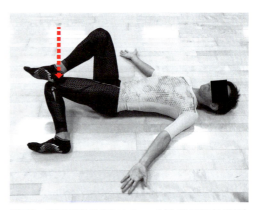

図10 股関節外旋筋ストレッチ（左股関節外旋筋）
仰臥位で左股関節を内旋位にし，対側下肢で内旋方向に誘導する．

（図12）．その後，座位にて両上肢屈曲90°位でタオルを把持して，回旋する側の手でタオルを引っ張り誘導しながら回旋運動を行う．その際，腰椎後弯位の場合，腰椎部での回旋が強調されるので，腰椎は前弯を保持しながら行う（図13）．

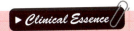

- Modic Type 1 change の運動療法は疼痛ステージと競技復帰ステージに分ける．疼痛ステージは患部にストレスをかけないエクササイズ，競技復帰ステージは競技特性に合わせた積極的トレーニングへ移行する．
- 腰椎椎間板，椎体終板にメカニカルストレスがかかる腰椎の屈曲や側屈動作を軽減するようなプログラムを考案する．

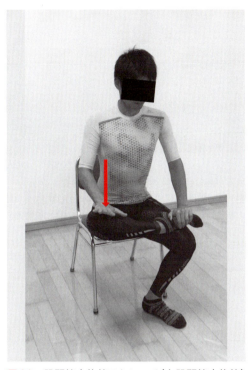

図11　股関節内旋筋ストレッチ（右股関節内旋筋）
椅座位で右股関節を外旋位にし，右上肢を使って外旋方向へ誘導する．

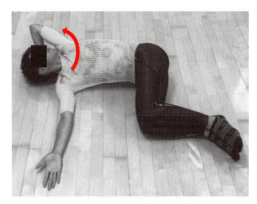

図12　胸椎回旋ストレッチ（側臥位）
側臥位両股，膝90°位で下部体幹を安定させ，回旋を入れる側の手を頭部に当て，胸椎の回旋運動を促す．

図13　胸椎回旋ストレッチ（座位）
悪例（左）：胸椎，腰椎が後弯位の場合，腰椎部の過度の回旋が生じてしまう．
好例（右）：腰椎を前弯位にし，脊柱の生理的弯曲を保ちながら回旋運動を行うと胸椎部での回旋が生じる．両手でタオルを把持し回旋方向側の手（写真は右手）でタオルを引く．

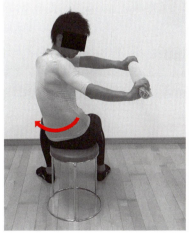
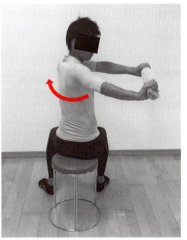

運動療法を含む保存療法では，Modicらにより Modic Type 1 は 14〜36ヵ月で Type 2 に移行したと報告された[1]．また，Type 1 は腰痛と腰椎不安定性を呈するステージであり，いずれ安定化した Type 2 に移行し腰痛が軽減することも示されている．これらの事実は強く保存療法を推奨すべきものとしている．

❷ 手術療法と Modic change の経時的変化

保存療法で軽快なく，競技に支障をきたす場合，手術療法となる（図4，14[18]）．一般的には腰椎固定術が考えられる．また保存療法でも軽快する Type 1 か Type 2 への変化は腰椎固定術によりこの効果を促進することが知られている．Vital らは Modic Type 1 変化を伴う椎間板性腰痛に対する腰椎固定術では 6ヵ月でほとんどが Type 2 に移行し，腰痛が軽快したと報告した．腰椎不安定性のある Modic change を認める 33 例に腰椎固定術を行い，手術 18ヵ月後の Modic change を検討した結果，Type 1 は固定術により Type 2 や正常に変化し，腰痛の軽減を認めた[19]．98頁で Modic Type 1 では骨のターンオーバーが亢進しているということを述べた．自験例でも，CT 上，骨の不整像が顕著な Modic Type 1 に対して固定術を行い，手術 18ヵ月後の CT を再検するとその不整像はほぼ正常化，腰痛が軽減するすることが判明した（図14）[18]．これらの事実は，Modic change が不安定性に惹起し，今後は MRI 以外に CT にて評価が必要な領域であることを示唆している．

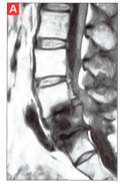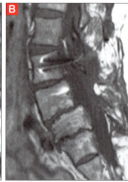
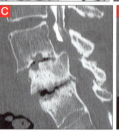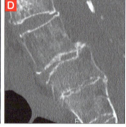

図14　固定術によるModic Type 1の変化
広範囲の Modic Type 1 の変化を伴う患者に腰椎固定術を行った．MRI にての手術前 Modic Type 1 変化(A) は手術18ヵ月後，骨融合と共にほぼ消失し正常化している(B)．CT でも術前(C) が手術18ヵ月後(D)，不整像はほぼ正常化している．
（文献18より引用）

4 競技復帰

この時期は疼痛ステージを脱しているため，トレーニングは愛護的ではなく競技復帰を見越した積極的トレーニングへ移行する．競技復帰に向け腰椎の stability と胸椎，股関節の mobility を念頭におき双方を併用したトレーニングを進めていく．Cho らは腹筋群や背筋群の等速性収縮能力が低下すると，腰痛の発生率や重症度が増加すると報告している[19]．そのため体幹筋群のダイナミックなトレーニングも必要である．また競技別特性に合わせたトレーニングも必要であるため理学療法士やアスレティックトレーナーと連携をとることが望ましい．

5 stability & mobility トレーニング

❶ バランスボールでの腹筋運動

バランスボールを用いて，腰椎部の stabil-

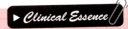

> ☑ 競技復帰ステージはスポーツ動作時に患部へのメカニカルストレスの軽減を目指すため，種目別に考慮したトレーニングが必要である．
> ☑ 腰椎の stability と胸椎，股関節の mobility を考えつつ競技復帰ステージはよりダイナミックなトレーニングへ移行する．

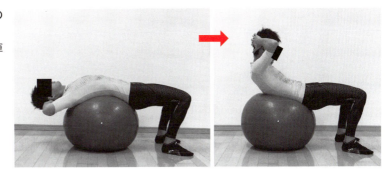

図15 バランスボールでの胸椎の屈曲運動
バランスボール上で胸椎の屈曲運動を行う．

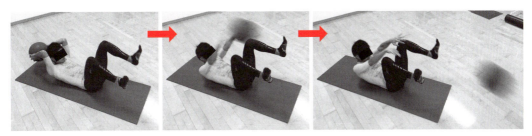

図16 メディシンボールスロー（腹直筋）
メディシンボールを使用（写真は3kgのメディシンボール）．頭上でボールキャッチしてから両手を振り下ろしてボールを投げる．10回繰り返す．

ity を保ちつつ胸椎の屈伸運動を繰り返す（図15）．

❷ 動的トレーニング（腹直筋，腹斜筋）

腹直筋や腹斜筋に対して，メディシンボール（TOGU社製）を用いて，伸長刺激を入れてから収縮させるトレーニングを行う．腹直筋のエクササイズとして，頭上でボールをキャッチしてから両手を振り下ろす（図16）．腹斜筋のエクササイズとしてフロントランジの肢位で，体幹側方でボールキャッチしてから両手を回転させてボールを投げる（図17）．これらを実施し，体幹筋群の瞬発的能力を高める．

❸ スライディングボード

スライディングボードを用いて，腰椎の中間位を保持した状態で側方への切り返し動作を繰り返す．腰椎部のstabilityを意識しながら，上下肢のダイナミックな動作を加えていく（図18）．

以上，アスリートの腰椎のModic changeについて記載した．感染の存在との鑑別，臨床的意義，病理所見，経時的変化，他の組織に与える影響について述べた．しかしながら未解決なさまざまな問題点があり，更なる検討が必要な領域と考えられる．

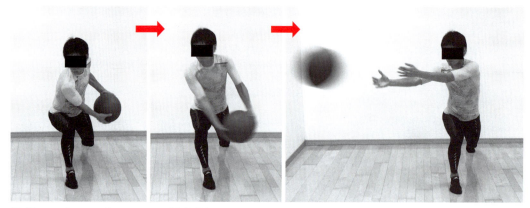

図17 メディシンボールスロー（腹斜筋）
メディシンボールを使用（写真は3kgのメディシンボール）．体幹側方でボールキャッチしてから両手を回転させてボールを投げる．左右10回繰り返す．

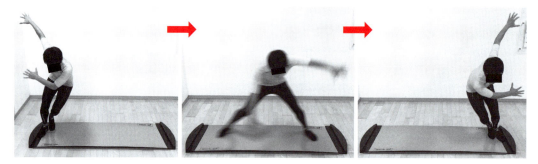

図18 スライディングボード（Reebok社製）
骨盤の真上に頭部がくるポジションを保ちながら，側方移動動作を行う．

文献

1) Modic MT, et al：Degenerative disk disease：assessment of changes in vertebral body marrow with MR imaging. Radiology 166：193-199, 1988
2) Rahme R, et al：The modic vertebral endplate and marrow changes：pathologic changeificance and relation to low back pain and segmental instability of the lumbar spine. AJNR Am J Neuroradiol 29：838-842, 2008
3) Toyone T, et al：Vertebral bone-marrow changes in degenerative lumbar disc disease. An MRI study of 74 patients with low back pain. J Bone Joint Surg Br 76：757-764, 1994
4) Ohtori S, et al：Tumor necrosis factor-immunoreactive cells and PGP 9.5-immunoreactive sensory nerve fibers in vertebral endplates of patients with discogenic low back pain and Modic type 1 or type 2 changes on MRI. Spine 31：1026-1031, 2006
5) Brown MF, et al：Sensory and sympathetic innervation of the vertebral endplate in patients with degenerative disc disease. J Bone Joint Surg Br 79：147-153, 1997
6) Ohtori S, et al：Low back pain after lumbar discectomy in patients showing endplate modic type 1 change. Spine 35：E596-600, 2010
7) Perilli E, et al：Modic (endplate) changes in the lumbar spine：bone micro-architecture and remodelling. Eur Spine J 24：1926-1934, 2015
8) Stumpe KD, et al：FDG positron emission tomography for differentiation of degenerative and infectious endplate abnormalities in the lumbar spine detected on MR imaging. AJR Am J Roentgenol 179：1151-1157, 2002
9) Eguchi Y, et al：Diffusion magnetic resonance imaging to differentiate degenerative from infectious endplate abnormalities in the lumbar spine. Spine 36：E198-202, 2011
10) Hortobagyi T, et al：The effects of detraining on power athletes. Med Sci Sports Exerc 25：929-935, 1993
11) Fujiwara A, et al：The effect of disc degeneration and facet joint osteoarthritis on the segmental flexibility of the lumbar spine. Spine (Phila Pa 1976) 25：3036-3044, 2000

12) Popovich JM, Jr. et al：Lumbar facet joint and intervertebral disc loading during simulated pelvic obliquity. Spine J 13：1581-1589, 2013
13) Mefford J, et al：Modic type I changes of the lumbar spine in golfers. Skeletal Radiol 40：467-473, 2011
14) Barker PJ, et al：Effects of tensioning the lumbar fasciae on segmental stiffness during flexion and extension：Young Investigator Award winner. Spine (Phila Pa 1976) 31：397-405, 2006
15) Okubo Y, S, et al：Electromyographic analysis of transversus abdominis and lumbar multifidus using wire electrodes during lumbar stabilization exercises. J Orthop Sports Phys Ther 40：743-750, 2010
16) 西良浩一：アスリートにもみられる腰椎終板炎と，腰痛予防のジャックナイフストレッチについて．スポーツメディスン 23：2-10, 2011
17) Panjabi MM, et al：Mechanical properties of the human thoracic spine as shown by three-dimensional load-displacement curves. J Bone Joint Surg Am 58：642-652, 1976
18) Ohtori S, et al：Existence of pyogenic spondylitis in Modic type 1 change without other changes of infection：2-year follow-up. Eur Spine J 19：1200-1205, 2010
19) Cho KH, et al：Trunk muscles strength as a risk factor for nonspecific low back pain：a pilot study. Ann Rehabil Med 38：234-240, 2014

profile

大鳥精司
Ohtori Seiji
千葉大学大学院医学研究院・整形外科学

平成6年千葉大学医学部卒業．平成28年度より現職．専門は腰痛の機序の解明など．特に椎間板性腰痛の解明には，特に興味があります．

杉浦史郎
Sugiura Shiro
西川整形外科
千葉大学大学院医学研究院整形外科学

理学療法士，医科学修士で現在，千葉大学大学院整形外科学にて博士課程に在学中．臨床は，整形外科疾患のリハビリテーションに日々携わっております．発育期腰椎分離症を中心とした腰部疾患の評価，理学療法に興味をもっています．

西川 悟
Nishikawa Satoru
西川整形外科

C│非特異的腰痛

6 椎間関節性腰痛

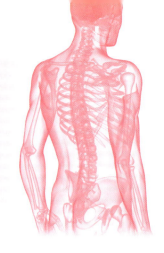

加藤欽志・石垣直輝

椎間関節性腰痛の歴史

椎間関節性腰痛とは，椎間関節の構造（骨，関節包線維，滑膜，硝子軟骨）および機能変化を起因とする痛みと定義される[1]．1911年のGoldthwaitによる報告を嚆矢とする[2]．その後，1933年にGhormleyが椎間関節による神経根の圧迫が腰痛や坐骨神経痛の原因となっていた症例を集積して報告し，"facet syndrome"という概念を提唱した[3]．しかしながら，その翌年にMixterとBarrら[4]により腰椎椎間板ヘルニアが腰痛と坐骨神経痛の主要な原因であると報告されてからは，椎間板が腰痛の主因としてクローズアップされることとなり，椎間関節はあまり注目されなくなった．しかし，その後の椎間板に対する手術症例のなかには，成績不良例も認められるようになり，再度，腰痛の原因として，椎間関節が注目されることとなった．1963年にHirschらが椎間関節に高張食塩水を注入することによって腰痛が再現されることを報告した[5]．1976年にMooneyらが，世界で初めて，透視下の椎間関節ブロックにより椎間関節性腰痛の有病割合を推定したが，腰痛全体の約20％と報告した[6]．

1 機能解剖[7]

椎間関節は，1つの椎骨の下関節突起とその1つ下位の椎骨の上関節突起からなり，脊柱の後方支持機構を構成している（図1A）[7]．関節腔の容量は約1〜2mlで，関節面は硝子軟骨である．関節内に滑膜が存在し，その外側を関節包が包んでいる．関節の上極および下極では，関節包は骨軟骨接合部よりさらに外側に付着し，上下関節突起の上下縁を覆うように関節包下ポケットを形成しており，内部は脂肪組織で満たされている（図1B）[7]．また，椎間関節外の脂肪組織の一部が，関節包を貫通して関節包内の脂肪組織と連続し，脂肪性のヒダを形成する．椎間関節の上極と下極にはfibro-adipose meniscoidと呼ばれる組織が認められる．meniscoidは，関節軟骨で絞扼されても，それ自体では疼痛を生じないが，meniscoidの基部と連続している関節包が牽引されると疼痛が生じる．このmeniscoidの嵌頓という現象は急性腰痛の一因となると推察されており，椎間関節性腰痛に対する徒手療法の理論的根拠とされている．

❶ 椎間関節のバイオメカニクス

椎間関節の機能は，椎体間の動きの制動と，軸方向の荷重伝達である．椎間関節は，約16％程度の軸方向の荷重を伝達し，残りの84％は椎体および椎間板が担う[8]．Yangらは腰椎伸展屈曲時の動態を調査し，腰椎伸展時には，下関節突起下端部が下位椎弓に接触するため，軸方向への負荷は，下関節突起を通して椎弓へと伝達されると報告している．

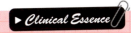

- ☑ 椎間関節性腰痛とは，椎間関節の構造（骨，関節包線維，滑膜，硝子軟骨）および機能変化を起因とする痛みである．
- ☑ 椎間関節周囲への応力は，腰椎の伸展と回旋の複合運動時に回旋方向と反対側の椎間関節に集中し，仙骨の側屈が加わると接触圧がより増大する．

図1 腰椎椎間関節の解剖
（A）右L3/4椎間関節（矢印）
（B）椎間関節の関節包下ポケット
（文献7より引用改変）

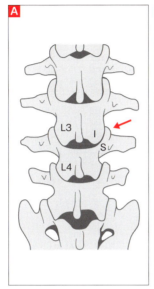
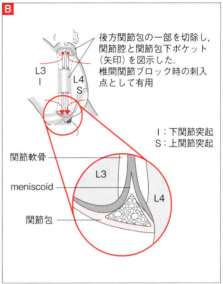

また，関節包上部への張力は腰椎屈曲時よりも腰椎伸展時に増加すると述べている[9]．

腰椎の椎間関節の関節面は，胸椎よりも矢状面に近いため，屈曲伸展運動に比較的有利である一方，回旋運動は制限されている[10]．生体力学的検討によれば，椎間関節周囲への応力は，腰椎の伸展と回旋の複合運動時に増大し，特に回旋方向と反対側の椎間関節にストレスが集中することが明らかとなっている[11,12]．さらに，腰椎の伸展と回旋運動の比較では，回旋運動の方が椎間関節の接触圧が大きく，仙骨の側屈が加わると圧力がより増大する（図2）[13]．このことから，腰椎回旋を伴う競技動作においては，仙骨の側方傾斜により椎間関節への負荷が上昇する可能性が示唆される．したがって，椎間関節性腰痛のアスリートを評価する場合，腰部だけではなく，動作や骨盤周囲筋群の影響など，仙骨・骨盤を含めた隣接関節のマルアライメントにも注意を払う必要がある．

❷ 椎間関節の支配神経

椎間関節の支配神経は，腰神経後枝の内側枝である（図3）[14]．腰神経後枝は，前枝に比較して著しく細く，神経根から分岐して椎間孔を出た後に，上関節突起の外側面に沿って，斜めに後下方へと走る．内側枝は，まず隣接する椎間関節包の下部に分枝する．次に筋枝を分枝し（棘間靱帯，棘間筋，および多裂筋を支配），最後に1つ下位の椎間関節包の上部に分枝する．例えば，L3腰神経後枝内側枝は，L3/4とL4/5の2つの椎間関節を支配する．L3/4の椎間関節からみれば，L2とL3の腰神経後枝内側枝より支配を受けている（L3とL4の腰神経ではないことに注意）．

6 椎間関節性腰痛 ● 109

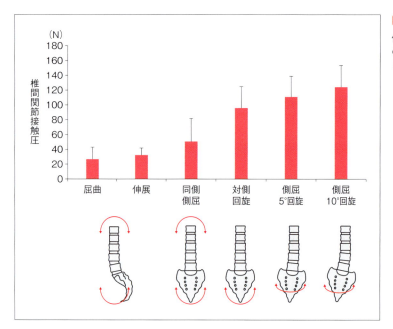

図2 腰椎椎間関節の接触圧
側屈が加わると回旋時の椎間関節の接触圧は上昇する．
(文献13より引用，筆者訳)

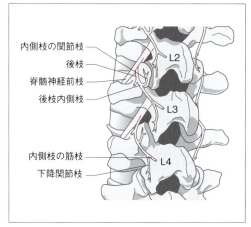

図3 腰椎椎間関節の支配神経
(文献14より引用，筆者訳)

❸ 椎間関節性腰痛の病態

　椎間関節に病態が存在する場合の疼痛惹起経路としては，① 椎間関節由来の侵害受容性疼痛，② 同一高位の棘間筋，多裂筋の筋攣縮および筋伸張制限・滑走性低下による筋膜性疼痛，そして③ 隣接する神経根の後根神経節への炎症波及による神経障害性疼痛，などが想定される．椎間関節とその周囲組織には，豊富な侵害受容器が分布しており，特に関節包の内尾側部や辺縁部，関節突起の筋付着部に多く分布している[15]．侵害受容器の存在は，椎間関節そのものが，力学的ストレスにより，疼痛の発生源となり得ることを示している．一方，椎間関節の支配神経である腰神経後枝内側枝は，椎間関節の他に，棘間筋，多裂筋を支配しており，椎間関節に生じる侵害刺激は，同筋群への反射性攣縮，筋緊張を引き起こす可能性がある[16]．したがって，椎間関節性腰痛は筋・筋膜性腰痛とも密接に関連している可能性がある．また，椎間関節に炎症が発生すると，その腹側に存在する神経根に炎症が波及し，神経障害性疼痛をきたす可能性が指摘されている[17]．すなわち，椎間関節に起こった炎症が，腰痛のみならず下肢痛を惹起する可能性がある．このように，椎間関節性腰痛は，それ自体を独立した病態として捉えるよりは，常にオーバーラップした病態を含む腰痛として，捉えるほうが臨床的には，より実際的である．

2 診断

❶ 身体所見

　椎間関節性腰痛の一般的な身体所見とし
て，腰椎の伸展や回旋による片側，または両
側の疼痛誘発，椎間関節部の圧痛や関節近傍
の多裂筋の硬結，および神経脱落症状が存在
しないこと，などが用いられている．しかし
ながら，近年のシステマティック・レビュー
によれば，椎間関節性腰痛の診断に十分な特
異度をもった身体所見や病歴は少ないことが
報告されている[18]．Jackson らの大規模な診
断学的研究によれば，神経脱落症状がない腰
痛患者で，椎間関節ブロックが有効な患者の
特徴は，高齢者，腰痛の既往，立位での体幹
を屈曲から最大伸展したときの疼痛，下肢痛
や筋攣縮がないこと，および Valsalva 操作
によっても疼痛の増強がない，という結果で
あった[19]．また，本邦で，田口らが行った
検討では，片側性の腰痛で，患者自身が腰痛
の最強部位を限局的に示すことができるとい
う項目が，椎間関節性腰痛患者の特徴であ
り，そのほかには臨床上の特徴は特定できな
かったとしている[20]．椎間関節性腰痛の診
断によく用いられる Kemp テスト（腰椎を伸
展・側屈させて症状の誘発を確認する）に関
しても，除外診断には有用な可能性がある一
方で，特異度は低いことが明らかとなってい
る（Kemp テストで腰痛が誘発されても椎間
関節性腰痛とは言い切れない）[21]．

　上記の椎間関節性腰痛の診断精度を検討し
たエビデンスを総合し，著者は**表1**のよう
な基準を作成した．この基準に基づき，椎間
関節性腰痛を疑った場合は，画像診断および
診断的ブロックを含めた疼痛分析を行うべき
と考えている．

表1　椎間関節性腰痛を疑うべき身体所見

> ➤ 棘突起正中より1横指以上外側の片側性/両側性の腰痛
> ➤ 伸展・回旋時の痛み
> ➤ 椎間関節部の圧痛がある
> ➤ Kemp手技で腰痛誘発がない場合は除外
> ➤ 棘突起正中より1横指以内の腰痛は除外

❷ 画像診断

　病歴や身体所見から，椎間関節性腰痛を
疑った場合には，CT や MRI 検査により，
椎間関節の変性所見を確認する．MRI では，
ときに関節内に水腫を認めることがある．一
方で，これらの椎間関節の変性所見と疼痛と
は関連がないとする報告もあり，画像所見は，
あくまで補助診断とすべきである[22]．投球
や投擲などの一方向性の体幹の伸展・回旋ス
トレスを伴うスポーツ種目のアスリートでは，
利き手と反対側の片側性の腰痛を呈し，同側
の椎間関節の変性所見が認められる選手が多
い（**図4**）[23]．Pitfall としては，成人発症の腰
椎分離症（腰椎疲労骨折），仙骨疲労骨折，
および外側ヘルニア（特にL5/S高位）など
でも，腰椎の伸展や回旋による片側の腰殿部
痛が誘発されるため，画像検査（特にMRI-
STIR が有用である）において除外しておく
必要がある[23]．

❸ 診断的ブロック

　前述のように，椎間関節性腰痛の診断にお
いて，身体所見と画像所見だけで診断を確定
することは不可能であり，神経学的異常所見
のない腰痛は，すべて鑑別の対象となる．し
たがって，椎間関節性腰痛の確定診断には，
椎間関節ブロックあるいは腰神経後枝内側枝
ブロックによる疼痛改善の確認が必須となる．
診断的な椎間関節ブロックでは，ダブルブ

6　椎間関節性腰痛　● 111

ロック（2種類の局所麻酔薬を用いる）法が，推奨されている[24]．1％のリドカイン0.5〜1.0mlを注入し15分後，さらに別の日に0.25％のブピバカイン0.5〜1.0mlを注入して30分後に，それぞれ症状の変化を確認する．ブロック1〜2時間後の観察に加えて，ブロック後翌日までの痛みの変化を数時間おきに患者に記録を依頼するとより診断精度が高まる．ブロックにより症状が消失すれば，腰痛の原因を椎間関節性と推定可能であるが，痛みが完全消失せず，軽減した場合には，その度合いにより椎間関節性腰痛の関与の程度を推測する．診断的ブロックの問題点としては，①プラセボ効果による偽陽性の可能性，②1.0mlの椎間関節内注入では，薬液が腹側硬膜外腔に浸潤して硬膜外ブロックとなってしまう可能性，③0.5mlの椎間関節内注入ではブロック効果が十分でなく，偽陰性となってしまう可能性，④1.0mlを越える腰神経後枝内側枝ブロックでは，後枝外側枝もブロックされることにより，最長筋，腸肋筋を含めた周囲組織由来の疼痛もブロックされてしまう可能性，などが指摘されている．椎間関節性腰痛の確定診断には，診断的ブロックの限界を理解したうえで，病歴，身体所見，画像所見もあわせて総合的に判断する必要がある．

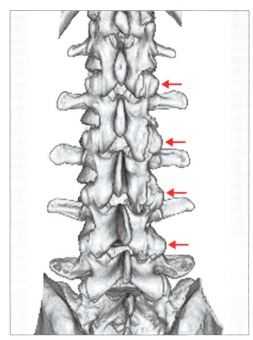

図4　野球選手における片側性の腰椎椎間関節症
20歳代後半，社会人投手，左投げ．
投手は投球側の対側の椎間関節症が多い．
（文献23より引用）

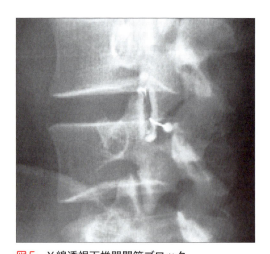

図5　X線透視下椎間関節ブロック

3 治療

❶ 椎間関節ブロック

　椎間関節ブロックは，診断的ブロックとしての意義のみならず，治療効果も期待できる．ブロック効果は，数時間から，症例によっては，1年以上の長期間にわたって持続する場合がある．椎間関節ブロックのブロック高位は，本人によるone fingerでの疼痛部位の指示と，触診による圧痛部位から選択する．腹臥位で，X線透視下の斜位像で椎間関節面を確認して，ブロック針を椎間関節内に到達させる（図5）．診断的ブロックの場合には，局所麻酔は皮膚表面のみにとどめて，基本的には1回の刺入で，椎間関節内に到達させる．

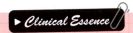

- 棘突起正中より1横指以上外側の片側性/両側性の伸展・回旋時に誘発される腰痛では椎間関節性腰痛を疑う．
- 腰椎疲労骨折（腰椎分離症），外側型の椎間板ヘルニア，および仙骨疲労骨折などでも，伸展・回旋時に片側の腰殿部痛が誘発されるため，画像検査時に除外しておく必要がある．
- 椎間関節ブロックには，診断だけでなく治療効果も期待できる．

椎間関節ブロックでは，必ずしも関節裂隙そのものに深く針を刺入する必要はない．関節の上極と下極に存在する関節包下ポケットを目標にすれば穿刺も容易であり，関節軟骨を損傷する危険性も少ない．造影剤を0.3〜0.5ml注入して，ブロック針が確実に関節内に入っていることを確認する．次に，リドカイン1.0mlを注入してブロックを行う．運動選手の場合は，ブロック当日は完全休養とし，翌日のみ練習量の調整を行うが，翌々日からは制限を加えていない．

❷ 手術治療

椎間関節性腰痛に対する手術治療としては，理論上，脊椎固定術が考えられるが，椎間関節性腰痛単独の病態に対して，固定術が考慮される症例は極めてまれである．慢性の椎間関節性腰痛に対しては，経皮的電気焼灼術の適応が考慮される．適応は，3ヵ月以上継続する腰痛がある，神経学的な脱落症状がない，外傷の既往がない，および腰神経後内側枝ブロックが一時的にでも有効である症例に限定される．しかしながら，近年のシステマティック・レビュー[25]と最新の多施設RCTの結果[26]から，その有効性は疑問視されている．

（加藤欽志）

4 リハビリテーションと競技復帰

腰痛のうち神経脱落症状がなく，局所症状のみを呈する椎間関節由来の腰痛は多く，全体の70〜80％を占めるともいわれている[27]．接触圧や圧迫荷重などの椎間関節に加わる負荷が増大する動作として，腰椎の伸展動作や回旋動作があり[13,28]，このような動作を繰り返すアスリートは，椎間関節性腰痛を発症する頻度が少なくない．本項では椎間関節への力学的負荷軽減に対する運動療法と，競技復帰に向けた段階的アプローチを紹介する．

❶ 臨床症状

一般的には神経脱落症状がなく，片側または両側の腰痛で椎間関節に圧痛があり，腰椎伸展制限と伸展時の疼痛増強がみられた場合に椎間関節性腰痛と診断される．その痛みは座位よりも立位，上位腰椎よりも下位腰椎で多く発生することが特徴である．

❷ リハビリテーションのポイント

椎間関節への力学的負荷は腰椎の伸展動作と回旋動作で増大する．椎間関節性腰痛に対するリハビリテーションはこの力学的負荷を軽減させることがポイントとなる．これらに関与する骨盤前傾角度や腰椎前弯角度を減少させるために胸椎や股関節可動域を改善させ，障害椎間関節の安定化を図る[29]．

治療を組み立てるうえで重要なのが病期に合わせたリハビリテーションの立案であり，その病期は急性期から競技復帰期までの4期に分類することができる（表2）[30]．安全で効率的に競技復帰を目指すための負荷設定は，表3を指標として段階的に進めていく[31]．

表2　椎間関節性腰痛に対するリハビリテーションの流れ

	急性期	亜急性期	回復期	競技復帰期
目標	安静時痛なし	動作時痛なし 日常生活で痛みなし	ジャンプで痛みなし ランニングで痛みなし	競技で痛みなし
目的	安静時痛軽減	動作時痛軽減 胸椎可動性改善 股関節可動性改善 静的安定性向上	動的安定性向上 体幹・下肢の筋力強化 体幹・下肢の協調性向上	競技特性に合わせた筋力強化と動作の再獲得 再発予防のためのコンディショニング方法の習得
リハビリ	RICE 固定装具 物理療法 徒手療法	胸椎ストレッチ 股関節ストレッチ 腹部引き込み法 体幹安定性運動 骨盤安定性運動	コアエクササイズ スクワット ランジ ジャンプトレーニング	不安定下でのトレーニング 競技の専門的トレーニング セルフコンディショニング
全身持久性		エアロバイク 水中歩行	トレッドミル ウォーキング ジョギング	ランニング

（文献30より作表）

❶ 急性期

　腰痛が急性に発症し，体動が強く障害される時期である．この時期は疼痛コントロールが中心となるため，炎症症状の軽減を目的とした寒冷療法やテーピングなどによる固定を行い，必要に応じて徒手療法による筋緊張軽減を図る．

❷ 亜急性期

　疼痛が軽減して日常生活動作は可能となるが，疼痛が残存している時期である．この時期は胸椎と股関節の伸展および回旋可動性改善と静的安定性向上を目的とした運動療法を行う．活動量減少に伴う心肺機能低下を防止するため，エアロバイクなどによる持久性トレーニングも開始する．

（1）関節可動域の改善

（A）胸椎伸展可動域の改善（図6）

　胸椎伸展可動性が低下すると，代償性に下位腰椎が過伸展する．胸椎伸展ストレッチはバルーン上に背部を乗せた重力除去位とし，以下の項で述べる下部体幹深部筋の収縮を保持し，下位腰椎の過剰運動を抑制しながら吸気に合わせて股関節を屈曲させる．股関節と骨盤の分離が促され，下位胸郭が拡張するこ

表3　段階的負荷設定

- 関節運動⇒多関節運動
- 非荷重運動⇒荷重運動
- 筋の収縮様式　短縮性⇒伸張性
- 負荷の位置　近位⇒遠位
- 運動スピード　遅いもの⇒速いもの
- 運動の距離（走行，投げる，打つ）　短い⇒遠い
- 運動の距離（減速の場合）　遠い⇒短い
- プレー　ノンコンタクト⇒コンタクト

（文献31より作表）

とで胸椎が伸展しやすくなる．支持基底面が広いバルーンの使用を推奨するが，バスタオルやストレッチポールなども代用できる．prayer stretch では，四つ這い位（やや広め）から剣状突起部を床面につけるように胸椎伸展と股関節屈曲を行う．また側屈位から胸椎を伸展させることで対側の下位胸郭が拡張されることにより，さらに可動域を広げることが可能となる．続いて抗重力位となる puppy position から上肢の負荷を用いた胸椎伸展回旋運動へと進めていく．

（B）胸椎回旋可動域の改善（図7）

　腹直筋や外腹斜筋など上位腹筋群の過緊張やタイトネスが強いケースでは，膝立て背臥位で当該筋をセルフリリースしながら骨盤回

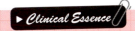

- 腰椎の伸展や回旋動作は，椎間関節に対する力学的負荷を増大させる．
- 椎間関節性腰痛のリハビリテーションは，胸椎と股関節に対する伸展および回旋可動域の改善と障害椎間関節の動的安定化がポイントとなる．

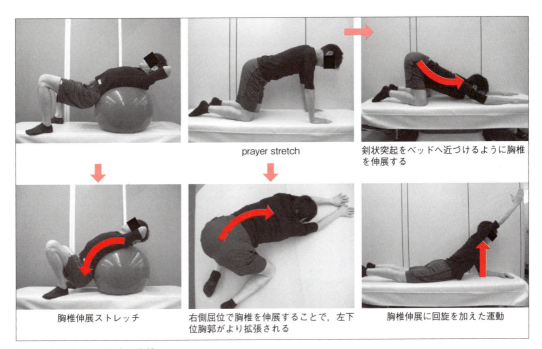

図6　胸椎伸展可動域の改善

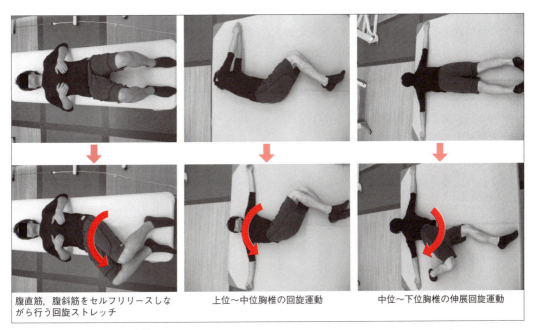

図7　胸椎回旋可動域の改善

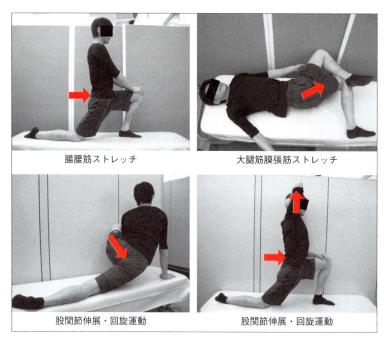

図8 股関節伸展・回旋可動域の改善

腸腰筋ストレッチ　　大腿筋膜張筋ストレッチ

股関節伸展・回旋運動　　股関節伸展・回旋運動

旋運動を行う．胸椎回旋運動の大半は中位胸椎が担うため[32]，この点を考慮した胸椎回旋運動を行う．上位〜中位回旋運動は両膝屈曲位の側臥位から上側上肢を水平外転させながら，胸椎回旋運動を行う．両膝が床面から離れたりしないように注意する．中位〜下位回旋運動は両上肢を広げた腹臥位からつま先を対側上肢へ近づけるように胸椎伸展回旋と股関節伸展を行わせる．回旋時前胸部が床面から離れないように注意する．このように胸椎回旋運動に加え，股関節と連動させた複合的な運動へとレベルを上げていく．

(C) 股関節伸展・回旋可動域の改善 (図8)

腸腰筋，大腿筋膜張筋のタイトネスが股関節の伸展・回旋制限を生じ，骨盤前傾や腰椎前弯を増強させ，椎間関節へのストレスを増強させる．これらの関節可動域の拡大は静的アライメントの正常化に大きく貢献する．最初に単関節のストレッチから開始し，徐々に胸腰椎と連動した抗重力位の複合的な運動へと進める．運動を行う際，過度な骨盤前傾位や腰椎前弯位にならないよう注意する．

(2) 体幹安定化運動

椎間関節に加わる力学的負荷を減少させ，骨盤前傾や腰椎前弯を減少させるための体幹深部筋による体幹安定化運動は運動療法の中でも極めて重要である．Takakiら[33]によると腹横筋は骨盤後傾作用をもつと報告していることから腹横筋は椎間関節の安定化に加えて，椎間関節性腰痛の原因となる骨盤前傾や腰椎前弯を調整できる可能性がある．ここでは体幹を安定させるため腹横筋を中心とした体幹深部筋に対する再教育を行い，腰椎骨盤のニュートラルポジションの習得を目指す．

―体幹安定化運動―

この目的は，①引き込み法による腹横筋収縮とそのタイミングの運動感覚を再教育すること，②脊椎ニュートラルポジションを維持しつつ，四肢の負荷を用いた運動へと段階的にレベルを上げることで，体幹の静的安定性を獲得することである．Reeveら[34]は腰椎骨盤のニュートラルポジションはsway-

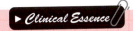

- 腰椎椎間関節に加わる力学的負荷の軽減には，体幹安定化運動が重要である．
- 体幹安定化運動獲得のカギは，腹横筋を中心とした体幹深部筋の再教育と腰椎骨盤のニュートラルポジションの習得である．

図9 体幹安定化運動（背臥位）

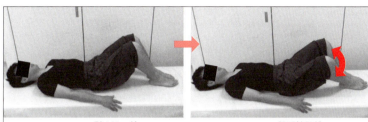

レベル1　引き込み法
腰椎や骨盤を動かさず脊椎中間位を維持させたまま，ゆっくり呼吸を行いながら臍を脊椎に向かって引き込ませる．

レベル2　股関節開排
水平面の回旋負荷に対して体幹を安定化させる運動は，体幹深部筋を確実に活性化し，骨盤と股関節の分離運動を促すことができる．

back姿勢や前かがみ姿勢よりも腹横筋が活性化され，脊椎安定性に好影響を与えると報告していることから，腹横筋を効率的に再教育するうえで，課題遂行中におけるニュートラルポジション維持は常に念頭に置いておかなければならない．最初に獲得すべき課題はレベル1の腹横筋による腹部の引き込みである．腰椎や骨盤を動かさず脊椎ニュートラルポジションを維持させ，ゆっくり呼吸しながら臍を脊椎に向かって引き込ませる．レベル2の股関節開排は，対側下肢でサポートしながら水平面の回旋負荷に対して体幹を安定化させる運動で，体幹深部筋を確実に活性化し，骨盤と股関節の分離運動を促すことができる（図9）．引き込み法による腹横筋活性化の習得が確認できた後，ポジションによって運動レベルを高めながら四肢によって運動負荷を変えていく．四肢の負荷は，A：屈曲した脚を股関節90°まで持ち上げる，B：ベッド上で踵をスライドさせる，C：膝関節伸展位の脚を45°まで挙上させる，の3段階に分かれており，AとBまたはCのどちらかができた場合に次のステップへと進む．レベル3は膝立て背臥位で対側の下肢により安定性をサポートし，レベル4は股関節90°で対側の脚を上肢で保持している．レベル5では股関節90°で対側脚を自動挙上で保持することで難易度を高めている（図10）．四つ這い位も同様に脊椎ニュートラルポジション位で引き込み法を習得させた後，四肢を負荷として課題を進めていく．この方法を支持する内容としてわれわれは，腰部多裂筋の選択的収縮にはブリッジ動作よりも四つ這い位で行う運動の方が有効であることを報告していた[35]．以下の方法で段階的に運動課題を高めていく．A：片側上肢を挙上，B：片側下肢をベッド上でスライドさせ伸展，C：片側下肢を伸展挙上，D：片側下肢を伸展挙上しながら対側上肢を挙上，の順で難易度を高めていく（図11）．同側の反復運動から開始し，次に四肢の交互運動へと進めていく[36]．背部の後頭隆起，胸椎部，仙骨部の3点を接点としたガイド棒を用いることで脊椎ニュートラルポジションが理解されやすい．これら背臥位や四つ這い位での運動は視覚的に問題ないと判断しても実は正確にできていない場合がある．実際には①四肢の運動開始前に腹横筋が収縮しているか，②運動中に体幹深部筋

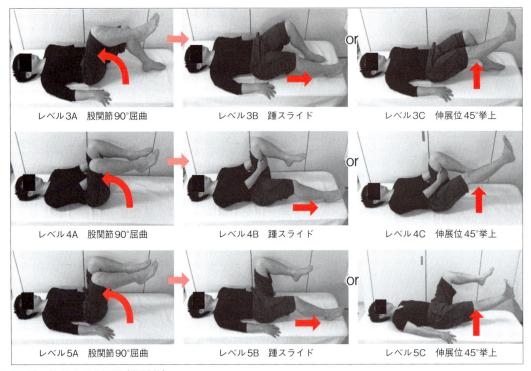

図10 体幹安定化運動（背臥位）

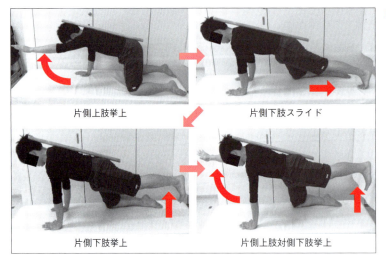

図11 体幹安定化運動（四つ這い位）

の収縮が持続できているか，③運動切り替え時に体幹深部筋の収縮が抜けていないかを注意深く触知し，観察することが課題獲得のポイントとなる．これらの方法により腹横筋と多裂筋の共同収縮とグローバル筋との協調性を習得することが可能となる．

❸ 回復期

日常生活での痛みが改善され，亜急性期の機能が獲得された時期である．スポーツ復帰に向けた体幹下肢の筋力強化や体幹の動的安定性の獲得が重要となる[37]．持久性トレーニングもウォーキングやジョギングを開始し

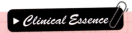

> - ガイド棒を用いた脊椎ニュートラルポジションのフィードバックは，動作獲得に有用である．
> - 四肢の負荷による体幹安定化運動は，運動開始前に腹横筋が収縮しているか，運動中や運動切り替え時に腹横筋の収縮が持続できているかを触知することが重要である．

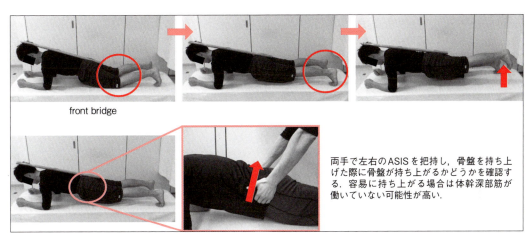

両手で左右のASISを把持し，骨盤を持ち上げた際に骨盤が持ち上がるかどうかを確認する．容易に持ち上がる場合は体幹深部筋が働いていない可能性が高い．

図12　コアスタビリティーエクササイズ①

ていくが，この時も脊椎ニュートラルポジションと腹部引き込みを確認しながら行うと症状が誘発されにくい．

(1) コアスタビリティーエクササイズ

　腹横筋収縮を習得し，亜急性期の課題がクリアした段階で，さらに強度を高めたエクササイズを行う．フロントブリッジはエルボー・ニーから開始し，体幹深部筋を賦活させてから徐々にレベルをあげていく．背部の後頭隆起，胸椎部，仙骨部の3点を接点としたガイド棒を用いることで脊椎のニュートラルポジションを意識しやすい．フロントブリッジは視覚的に良好でも体幹深部筋が機能していない場合がよくある．これを確認する手段として検査者が両手で左右のASIS（上前腸骨棘）を把持し，骨盤を天井方向へ持ち上げる方法を用いている．その際に骨盤がそのままニュートラルポジションを保持できていれば問題ないが，骨盤が容易に持ち上がるようであれば，腹直筋や脊柱起立筋で姿勢を維持し，体幹深部筋が十分に機能していない可能性が高い（図12）．サイドブリッジも同様に頭部から下肢まで一直線の状態を保持させ，エルボー・ニーから段階的に負荷を高めていく．このほか体幹の動的安定性強化としてゆりかご運動がある．これは腰椎の過剰な屈曲運動を起こさずに腰椎前弯や骨盤前傾を減少させた状態で体幹深部筋を強化できる有用な方法である．以前われわれは，下肢柔軟性改善や体幹安定化によるバランス改善にはクランチ運動よりもゆりかご運動の方が有効であることを報告した[38]．ゆりかご運動は，両膝上で両手首（両手）をしっかり把持した姿勢から後方へ転がるように体重を後ろへ移動させ，元に戻るローリング運動を行う．この時に肘関節の角度と前胸部と大腿前面の距離は変えずに，一定となるよう注意する．柔軟性が高い場合には，腹部と大腿部を密着させ，両手でつま先を把持した姿勢で行ってもよい．30秒程度から開始し，スピードに規定はないた

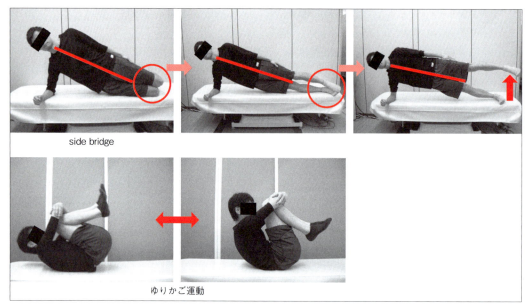

図13 コアスタビリティーエクササイズ②

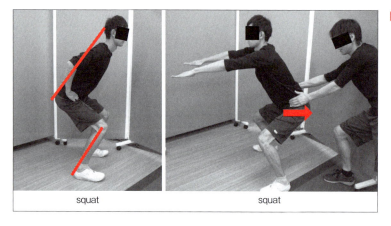

図14 抗重力位の運動

め自分に合ったリズムで行う（図13）．

(2)抗重力位の運動

　脊椎のニュートラルポジションを保持しながらスクワット動作やランジ動作を行うことで体幹と股関節，膝関節の協調性を高めていく．スクワット動作では頭部，胸椎部，仙骨部が一直線上にあり，その線と下腿前傾角度が並行になるよう指導する．スクワット動作も視覚的に良好でも体幹深部筋が機能せずに不安定な場合がある．検査者が後方から両手で左右のASISを把持し，骨盤を後方に引いて確認する．この時にポジションを維持でき

ず，後方へ動揺する場合は，脊柱起立筋優位の姿勢で，体幹深部筋が十分に機能していない可能性が高い（図14）．

❹ 競技復帰期

　ジャンプやランニングで痛みがなく，部分的に競技へ参加する時期で，競技動作に即した実践的リハビリテーションの段階である．競技中に痛みが出ないこと，筋持久力や全身持久力向上と並行して，再発予防のためのセルフコンディショニング方法を習得することが目標となる．痛みが消失しても競技中に体幹深部筋が十分機能しないと症状を再発する

図15 不安定下での運動

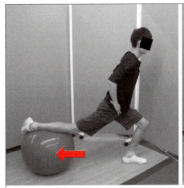
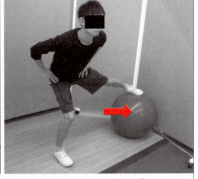

back lunge with ball　　　lateral lunge with ball

可能性があるため，より不安定下でのスクワット動作やランジ動作を行うことでさらなる動的安定化を図る（図15）．また競技動作に直結する課題を取り入れていく時期であるため，競技特性を考慮した筋力強化や専門的なトレーニングを導入していく[37]．

おわりに

椎間関節性腰痛を抱えたアスリートの競技復帰で重要なことは，腰椎椎間関節に加わる伸展・回旋ストレスを減らすために競技中の体幹動的安定性を向上させ，腰部に負担のかからない基本フォームや競技動作を習得させることである．同時に完全復帰へ向け，再発予防のためのセルフマネジメントを獲得させることも重要である．そのためには病期に応じたリハビリテーションを展開し，段階的な機能改善を図ることが，アスリートを安全かつ効率的に競技復帰へ導くと考える．

（石垣直輝）

文献

1) 菊地臣一：腰痛の発現部位．椎間関節性腰痛．腰痛，医学書院，東京，110-111, 2003
2) Goldthwait JE：The lumbo-sacral articulation：an explanation of many cases of "lumbago", "sciatica" and paraplegia. Boston Med Surg J 164：365-372, 1911
3) Ghormley RK：Low back pain with special reference to the articular facets, with presentation of an operative procedure. JAMA 101：1773-1777, 1933
4) Mixter WJ, et al：Rupture of the intervertebral disc with involvement of the spinal canal. New Engl J Med 211：210-215, 1934
5) Hirsch C, et al：The anatomical basis for low back pain. Studies on the presence of sensory nerve endings in ligamentous, capsular and intervertebral disc structures in the human lumbar spine. Acta Orthop Scand 33：1-17, 1963
6) Mooney V, et al：The facet syndrome. Clin Orthop Relat Res 115：149-156, 1976
7) Bogduk N, et al：Chapter 3：The zygapophysial joints-detailed structure. Clinical Anatomy of the Lumbar Spine, 2nd ed., Churchill Livingstone, London, 29-38, 1991
8) Adams MA, et al：The effect of posture on the role of the apophyseal joints in resisting intervertebral compressive forces. J Bone Joint Surg 62B：358-362, 1980
9) Yang KH, et al：Mechanism of facet load transmission as a hypothesis for low-back pain. Spine 9：557-565, 1984
10) Masharawi Y, et al：Facet orientation in the thoracolumbar spine：three-dimensional anatomic and biomechanical analysis. Spine 29：1755-1763, 2004
11) Farfan HF, et al：The effects of torsion on the lumbar intervertebral joints：the role of torsion in the production of disc degeneration. J Bone Joint Surg Am 52：468-497, 1970
12) Sairyo K, et al：Three-dimensional finite element analysis of the pediatric lumbar spine. Part I：pathomechanism of apophyseal bony ring fracture. Eur Spine J 15：923-929, 2006
13) Popovich JM, et al：Lumbar facet joint and intervertebral disc loading during simulated pelvic obliquity. Spine J 13：1581-1589, 2013
14) van Kleef M, et al：Pain originating from the lumbar facet joints. Pain Pract 10：459-469, 2010
15) Yamashita T, et al：Mechanosensitive afferent units in the lumbar facet joint. J Bone Joint Surg Am 72：865-870, 1990
16) Wakai K, et al：Primary sensory neurons with dichotomizing axons projecting to the facet joint and

the low back muscle in rats. J Orthop Sci 15 : 402-406, 2010
17) Igarashi A, et al : Inflammatory cytokines released from the facet joint tissue in degenerative lumbar spinal disorders. Spine 29 : 2091-2095, 2004
18) Hancock MJ, et al : Systematic review of tests to identify the disc, SIJ or facet joint as the source of low back pain. Eur Spine J 16 : 1539-1550 2007
19) Jackson RP, et al : Facet joint injection in low back pain — A prospective statistical study. Spine 13 : 966-971, 1988
20) 田口敏彦ほか：腰椎椎間関節性疼痛に対するブロック治療の検討．整・災外 38 : 121-126, 1995
21) Stuber K, et al : The diagnostic accuracy of the Kemp's test : a systematic review. J Can Chiropr Assoc 58 : 258-267, 2014
22) Cohen SP, et al : Pathogenesis, diagnosis, and treatment of lumbar zygapophysial (facet) joint pain. Anesthesiology 106 : 591-614, 2007
23) 加藤欽志ほか：アスリートの腰下肢痛に対する画像診断―注意が必要な画像所見．脊椎脊髄 31 : 189-197, 2018
24) Bogduk N ed : Practice Guidelines for Spinal Diagnostic and Treatment Procedures. International Spine Intervention Society, San Francisco, 2004
25) Maas E, et al : Radiofrequency denervation for chronic low back pain. Cochrane Database Systematic Review 23 : CD008572, 2015
26) Juch JNS, et al : Effect of radiofrequency denervation on pain intensity among patients with chronic low back pain : The MINT randomized clinical trials. JAMA 318 : 68-81, 2017
27) 大浦好一郎ほか：腰椎椎間関節症の鑑別診断．関節外科 18 : 65-70, 1999
28) Lorenz M, et al : Load-bearing characteristics of lumbar facets in normal and surgically altered spinal segments. Spine 8 : 122-130, 1983
29) 小林 只ほか：fascia の概念からみた腰背部痛．無刀流整形外科，柏口新二編，日本医事新報社，東京，52-132, 2017
30) 石垣直輝ほか：実践腰痛リハビリテーション―スポーツ復帰―．MB Med Reha 64 : 74-83, 2006
31) 佃 文子ほか：腰部障害のアスレティックリハビリテーションの実際．実践すぐに役立つアスレティックリハビリテーションマニュアル，福林 徹編，全日本病院出版会，東京，86-96, 2006
32) Fujimori T et al : Kinematics of the thoracic spine in trunk rotation : in vivo 3-dimensional analysis. Spine 37 : 1318-1328, 2012
33) Takaki S, et al : Analysis of the muscle activity during active pelvic tilting motion. Abstracts of 37th International society for the study of the lumbar spine, Auckland, 37, 2010
34) Reeve A, et al : Effect of posture on the thickness of transversus abdominis in pain-free subject. Man Ther 14 : 679-684, 2009
35) Ishigaki N, et al : Measurement of low back muscle activities during lumbar stabilization exercises. Abstracts of 39th International society for the study of the lumbar spine, Amsterdam, 329, 2012
36) Kisner C, et al : The spine : exercise and manipulation interventions. Therapeutic Exercise, 6th ed., F. A. Davis, Philadelphia, 485-538, 2012
37) 佐藤謙次ほか：腰椎捻挫の理学療法．理学療法 23 : 1020-1035, 2006
38) Ishigaki N, et al : Effect of the rocker exercise on the flexibility of the leg and trunk, and on the static balance at standing. Abstracts of 41th International society for the study of the lumbar spine, Seoul, 115, 2014

profile

加藤欽志
Kato Kinshi
福島県立医科大学医学部整形外科学講座

2003年福島県立医科大学医学部卒．日本整形外科学会専門医・認定スポーツ医，日本脊椎脊髄病学会指導医，日本スポーツ協会公認スポーツドクター，IOC Diploma Sports Physician.
現在は発育期のジュニア・アスリートからプロ・スポーツ選手まで，脊椎・体幹部障害を中心に診療に従事している．

石垣直輝
Ishigaki Naoki
船橋整形外科クリニック理学診療部

平成13年船橋整形外科に入職．当院は一般整形外科に加えてスポーツリハビリテーションに注力し，中高生からプロスポーツまで幅広く選手の競技復帰をサポートしています．私は腰痛に対する機能評価法や体幹の運動療法に関する研究を中心に行っており，最近ではスポーツクライミングのチームに関わりながら，選手の障害予防や競技力向上に向けて活動しています．

C│非特異的腰痛

7 仙腸関節障害

金岡恒治・大久保 雄・成田崇矢

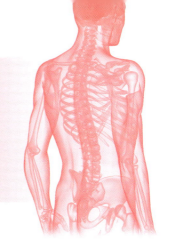

1 機能解剖

　腸骨と両側の仙骨を結合する仙腸関節は前方凸に弯曲した耳介様の形態をした軟骨性関節部と腸骨結節と仙骨結節が後仙腸関節靱帯によって強固に結合された靱帯部によって構成される（図1）．また仙骨と寛骨は仙結節靱帯や長後仙腸靱帯などで結合しており，骨盤を3次元的に安定させている（図2）[1]．このように靱帯性に強固に結合しているため，その可動性は乏しいが軟骨性関節面は滑膜で裏打ちされ，侵害受容器が豊富に存在する滑膜関節である[2]．

　仙腸関節の可動性についての研究は健常人や屍体を用いて行われ，systematic reviewも行われており，その結果としては仙腸関節の各6軸方向に数度，数mmの可動性を有することが明らかとされている[3]．しかしその可動性には個体差が大きく，ある仙腸関節障害を有する被験者においては6～8°の回転可動性を有したことが報告されている[4,5]．前述のように仙腸関節は軟骨性関節部の周囲を靱帯部分によって支えているため，靱帯部分の伸張性によって可動性が定まってくると推察され，女性であることや妊娠出産期であることが可動性を高めると考えられる．

　仙腸関節の軟骨性関節面の形状は前方凸に弯曲しているため，関節面の後方に回転軸

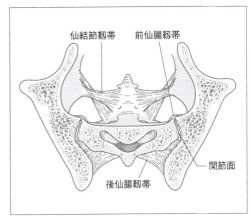

図1 仙腸関節の構造
仙腸関節軟骨性関節面の前方は前仙腸靱帯，後方は後仙腸靱帯によって強固に結合している．後仙腸靱帯内へのブロック注射の有効例が多いことから同靱帯部の障害が疼痛の原因であるとも考えられている．

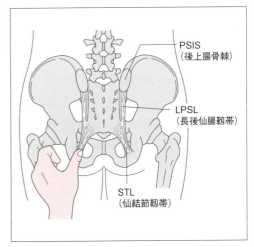

図2 仙骨と寛骨の靱帯性結合
これらの靱帯部分の骨との結合部には仙腸関節障害が生じている際には圧痛を呈するため診断に用いられる．
（文献1より引用）

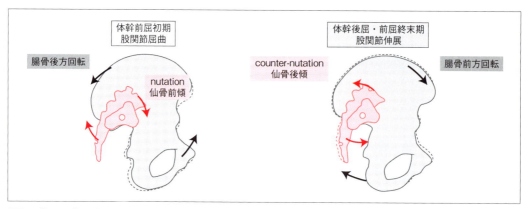

図3　仙腸関節の挙動
体幹前屈初期あるいは股関節屈曲時には腸骨に対して仙骨が前傾するnutation，体幹後屈あるいは股関節伸展時には腸骨に対して仙骨が後傾するcounter-nutationが起こる．その可動域は2°程度と報告されている．
（文献3より引用，筆者訳）

を有する前後傾運動を行う（図3）[3]．この仙腸関節の挙動において，腸骨に対する前傾運動はnutation，後傾運動はcounter-nutationと呼ばれ，その可動性はおよそ2°と報告している研究が多い[3]．仙骨─腸骨間を直接結ぶ筋はないため，これらの仙腸関節運動は腰椎や股関節の動きに伴って生じる．

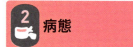
病態

仙腸関節に外力が加わることによって滑膜関節としての軟骨性関節部位に負荷が加わり関節障害が発生するとことが考えられる．しかし，Kurosawaらの報告によると[1]，仙腸関節障害を呈する患者に後仙腸関節靱帯部分に局所麻酔薬によるブロック注射を行うことで症状が軽減消失する例が多いことから，軟骨性関節部分のみの障害ではなく靱帯部分にも障害が生じていることが疑われる．このような観点から受傷機序を考えると，緩みの肢位や変性を有した仙腸関節で不自然なnutationが繰り返されることで関節の不適合が生じ，靱帯の過緊張が引き起こされ靱帯内の自由神経終末が興奮して痛み刺激となることが推測される（図4）．これを椎間板の損傷と対比して考えると，仙腸関節の軟骨部分が椎間板の髄核，前後仙腸関節靱帯が線維輪に相当する．腰椎椎間板に回旋力が加わると線維輪に損傷が生じ，同部位への侵害受容器の侵入によって椎間板性腰痛を呈すると考えられているが，同様に仙腸関節の回旋力によって仙腸関節靱帯に損傷が生じると考えるとその発生機序が理解しやすい．

また仙腸関節の関節面は矢状面に近いため，荷重による剪断力に対する安定性は仙腸靱帯によって支持されることになり，図5に示す仙腸関節の座標軸において各軸方向や軸周りの回転方向の負荷が加わる際にも同様の機序で仙腸関節周囲靱帯の損傷が生じ，仙腸関節痛が発生することが推察される．このような外力によって発生する傷害は仙腸関節の捻挫とも捉えられるが，繰り返される外力によって靱帯の微細損傷や，靱帯付着部障害と同様の病態として発症することも推察される．また何らかの腰部障害に対して腰椎固定手術を行うことによって，その隣接椎間障害として仙腸関節への負荷が増し，障害を発生することが報告されている[6]．

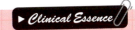

- 仙腸関節障害は6軸方向にわずかな可動性を有する可動関節である．
- 仙腸関節の間に単関節筋はないため，関節の安定性は主に靱帯が担っている．
- 仙腸関節障害は，微小な関節の不適合によって仙腸関節まわりの靱帯の過緊張から生じる靱帯の微細損傷や靱帯付着部障害と捉えることができる．
- 仙腸関節障害の診断に最も有用なものはone finger testである．

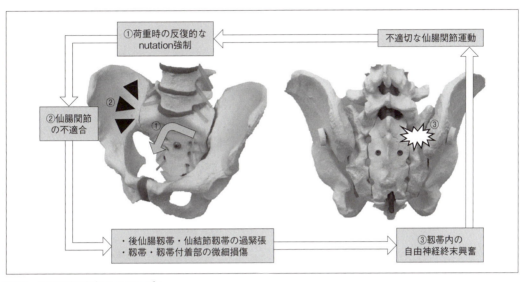

図4 仙腸関節障害のメカニズム
不適切な仙腸関節運動により関節の不適合が生じ，靱帯の過緊張や微細損傷によって靱帯内の自由神経終末が興奮することが仙腸関節障害の病態と考えられる．

3 診断

器質的変化が乏しい機能的腰痛を呈する病態には椎間関節障害，椎間板障害，筋性腰痛と仙腸関節障害があげられる．その頻度は腰臀部痛患者の15％程度を示すといわれている[7]．画像検査所見に乏しいためこれらの診断には機能的な評価が用いられる．われわれが仙腸関節障害の評価で用いている臨床所見や評価法を以下に紹介する．

❶ one finger test[8,9]

患者に疼痛部位を示指1本で示させる簡便なものであるが，これで上後腸骨棘を指す場合には同障害を疑う．圧痛点を詳細に調査したKurosawaらの報告[1]によると図2[1]に示す上後腸骨棘，長後仙腸靱帯，仙結節靱帯に圧痛を認めることも診断に役立つとしている．

❷ 疼痛誘発テスト

仙腸関節障害の脊柱所見としては図3[3]の通り，nutation型であれば前屈位で疼痛が誘発され，counter-nutation型であれば後屈や股関節伸展にて疼痛が誘発されるが，しばしばこの両者において疼痛が誘発される例もみる．疼痛誘発動作としては背もたれを用いない座位での疼痛誘発[1]，片脚立位，靴下履き動作などがあげられ，疼痛が再現された時には仙腸関節障害を疑う．

仙腸関節障害に対する整形外科的テストにはさまざまなものが考案，報告されており，

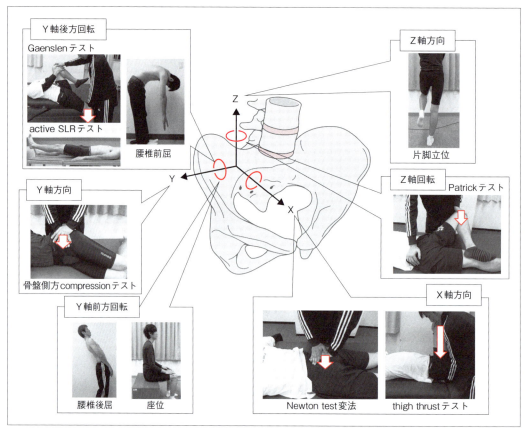

図5 仙骨に加わる負荷の方向による疼痛誘発テストと肢位（矢印は検査者が力を加える方向）

Y軸前方回転（nutation）：腰椎前屈負荷，座位での疼痛誘発
Y軸後方回転（counter-nutation）：腰椎伸展負荷，Gaenslenテスト（股関節伸展強制），actvie SLRテスト
Y軸方向：骨盤側方compressionテスト
X軸方向：背臥位での疼痛誘発，Newtonテスト変法（腹臥位で仙骨前方押し込み）
　　　　　thigh thrustテスト（背臥位股関節90°屈曲で大腿骨軸方向に押し込み）
Z軸方向：片脚立位負荷テスト
Z軸回転：Patrickテスト（股関節開排位強制）

仙腸関節に加える負荷の方向は図5に示すように提唱されている．しかしその感度や特異度はあまり高くなく，診断的価値は乏しい．その理由としては前述のように同障害にはさまざまなタイプがあり，そのタイプごとに疼痛誘発手法が異なることが理由と考える．もし患者が前屈時痛と前屈制限を呈し，SLRテスト陽性であれば椎間板ヘルニアが疑われるため同障害との鑑別が重要となる．他動的に下肢を伸展挙上させる本来のSLRテストでは疼痛が誘発されないため鑑別されるが，

仙腸関節障害によって下肢痛やしびれなどの症状が出現することも経験されているため両者の鑑別には慎重を要する．これらの理学的所見から同障害を疑う際には疼痛の程度に応じて仙腸関節ブロック注射を検討する．前述のように靱帯性部分への注入によって効果が得られることが報告されており[1]，疼痛の軽減をもって同障害と判断する．

❸ 疼痛除去テスト

われわれは仙腸関節への徒手療法を応用し

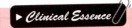

- ☑ 各疼痛誘発テストによって，仙腸関節まわりの各運動軸に対するストレスを理解することができる．
- ☑ 疼痛除去テストは仙腸関節障害の診断かつ治療の両者に有用である．

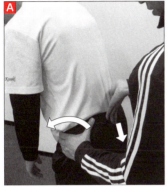 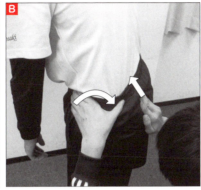 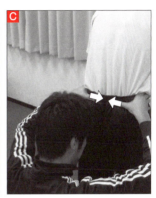

図6　仙腸関節障害の疼痛除去テスト（⇨検査者の力を加える向き）
（A）nutation type：一方の手で仙骨を下方に，もう一方の手で腸骨を前方回旋方向に操作する．
（B）counter-nutation type：一方の手で仙骨を上方に，もう一方の手で腸骨を後方回旋方向に操作する．
（C）instability type：両側から腸骨を圧迫する．

て，仙腸関節障害を評価している[10]．最も仙腸関節に痛みが出現する動作において，徒手的な制動を仙腸関節に施し，動作時の疼痛の消失（あるいは軽減）を確認する（疼痛除去テスト）．制動方法は以下の3種類である．

❶ nutation type（図6A）

一側の手を上方から仙骨を押し下げるように力を加え，反対側の手で患側の腸骨を前方回旋させるように誘導する．本手技にて痛みが軽減した場合，仙骨の nutation（前傾偏位）で疼痛が出ていると考えられる．

❷ counter-nutation type（図6B）

一側の手を下方から仙骨を押し上げるように力を加え，反対側の手で患側の腸骨を後方回旋させるように誘導する．本手技にて痛みが軽減した場合，仙骨の counter-nutation（後傾偏位）で疼痛が出ていると考えられる．

❸ instability type（図6C）

左右の腸骨を両側から圧迫し，仙腸関節の安定性を高める．本手技にて痛みが軽減した場合，仙腸関節の不安定性で疼痛が出ていると考えられる．

いずれかの手技において疼痛が消失あるいは軽減すれば，仙腸関節障害の可能性を疑い，痛みのメカニズムの解釈にも役立てることができる．

4　治療

症状が軽度であれば多くの症例で自然寛解が期待できるため，患者には疼痛の発生している病態を説明し理解させ，疼痛誘発肢位を避けた日常生活動作を指導して消炎鎮痛薬を適宜使用させて経過をみる．疼痛が強く軽減しない場合には骨盤帯を固定するコルセット装着や，仙腸関節靱帯部へのブロック注射を行う．本邦では頻度は低いが，仙腸関節固定術による良好な成績も海外を中心に報告されている[11]．

（金岡恒治・大久保 雄）

5 リハビリテーション

仙腸関節障害は，病態に関しては不明な点が多い．しかしながら，仙腸関節障害においても疼痛の病態，発生要因を可能な限り明らかにし，それに関連する機能不全を改善することがリハビリテーションの基本であることは，他部位の腰痛と同様である．アスリートの仙腸関節障害の発生機序として，転倒などで骨盤部を強打し発生する一度の外力によるものと，アスリートの行うスポーツ動作の繰り返しによるものとに大別される．動作による仙腸関節へのメカニカルストレスは，機能障害や他部位および以前の怪我の影響で動作が変容し，そのことが仙腸関節障害に至っていることも多く，仙腸関節周囲の機能評価，改善だけでなく，原因動作や他部位の影響も考えるとリハビリテーションが成功する可能性が高い（図7）．

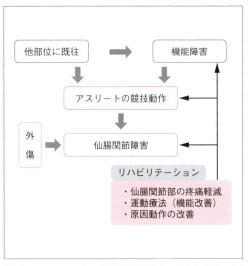

図7 アスリートの仙腸関節障害に対するリハビリテーション

❶ 仙腸関節部の疼痛軽減

❶ 症状と疼痛発生メカニズム

仙腸関節部痛の有訴者は，「腰痛」を主訴に医療機関を受診することが多く，痛みの部位はPSIS（上後腸骨棘）付近の局所であることが多い．疼痛増悪因子は，体幹の前屈や後屈，股関節の屈曲や伸展時のように動作に伴い疼痛が誘発される者と，座位や立位のような姿勢を長時間行うことにより，疼痛が誘発されるものとに大別される[10]．村上は，仙腸関節障害の多くの者は，仙腸関節腔内に炎症がない外力による関節の微小なズレ（位置異常）が痛みの原因である[12]としている．われわれの経験でも仙腸関節をニューテーション方向（仙骨が腸骨に対し前傾）に力を加え痛みが改善する者，カウンターニューテーション方向（仙骨が腸骨に対し後傾）に力を加え痛みが改善する者，腸骨を両側方より圧迫を加え痛みが改善する者（不安定型）それぞれ1/3程度であることが明らかになっている[10, 13]．また，仙腸関節の侵害受容器ユニットの機械刺激の平均閾値は70g，腰椎椎間関節は7g，腰椎椎間板前方は241gと報告[14～16]されており，この侵害受容器にストレスが加わると痛みとして認知する．正常の身体挙動，身体機能であれば，この侵害受容器へのストレスは閾値を超えないが，仙腸関節の位置異常や不安定という機能不全を有し，スポーツ活動を行うことにより，仙腸関節周囲の靱帯などの侵害受容器にメカニカルストレスが加わり疼痛が発生していると推測する．

❷ 疼痛軽減

仙腸関節由来の痛みに対する整形外科的治療に，ブロック療法がある[12, 17]．このブロック療法には，仙腸関節腔内ブロックと関節後方の靱帯領域へのブロックがあり，関節腔内よりも靱帯領域へのブロックが有効と報告[18]され，多く行われている．このブロック療法や薬物療法と併用し，リハビリテーションを行うと効果的である．

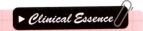

- ☑ 仙腸関節の機能評価は，触診では困難である．
- ☑ 疼痛をアウトカムとして，タイプ分類（疼痛除去テスト）を行う．

図8 位置異常に対する疼痛除去テスト
（A）カウンターニューテーション方向に力を加えている．
（B）ニューテーション方向に力を加えている．

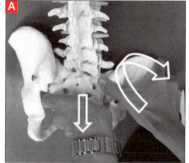
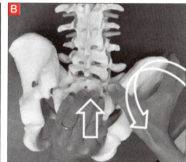
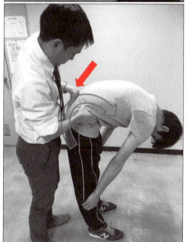
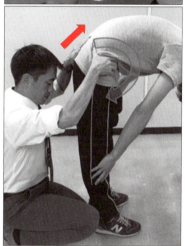

　仙骨のニューテーションにより，骨間仙腸靱帯，仙棘靱帯，仙結節靱帯は緊張し，カウンターニューテーションにより，長後仙腸靱帯は緊張する[19]．これらの靱帯への過度のストレスが疼痛原因と考えられることから，徒手的にこれらの靱帯へメカニカルストレスが加わらないようにし，疼痛軽減を図る．われわれはこの疼痛軽減メカニズムを「疼痛除去テスト」とし，評価にも用いている[10, 13]．この疼痛軽減，評価手技を図8に示す．

　徒手的な介入により，どの方向で疼痛が軽減するか評価する．カウンターニューテーション方向に力を加え疼痛が軽減した場合，ニューテーション型．ニューテーション方向に力を加え疼痛が軽減した場合，カウンターニューテーション型と判断する．

　評価により仙腸関節の位置異常が原因で疼痛が生じていると判断した場合，疼痛が生じる側の腸骨を前方または後方に回旋させ，疼痛の出る動きを行うセルフエクササイズを選手に指導する[10]（図9）．一見難しくみえるが痛みによってフィードバックされるので，選手は自ら覚え行ってくれる場合が多い．この方法は痛みが生じる時のみ行ってもらい疼痛軽減を図る．位置異常が改善し，疼痛が軽

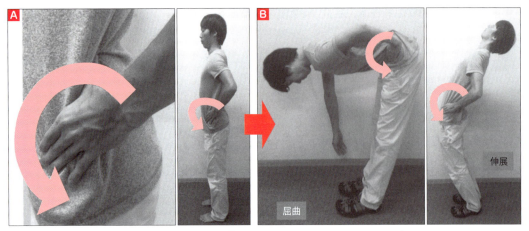

図9 ニューテーション方向に制動し，疼痛が改善した場合のセルフエクササイズ
カウンターニューテーション方向に制動し，疼痛が軽減した場合は，反対方向に腸骨を回旋させ，疼痛が出現する動作を数回行ってもらう．
（A）腸骨を前方回旋
（B）痛みの出る動作を行う

減した後は，その位置で仙腸関節を安定化させる必要がある．方法は，次の仙腸関節部の機能改善のところで詳しく述べる．

❷ 運動療法（仙腸関節部の機能改善）

仙腸関節をまたぐ筋の安静時の緊張や筋の収縮による安定化機構は「force closure」と呼ばれる[20]．Richardson らは「お腹をひっこめる」という指示（draw-in）により，仙腸関節の剛性が高まることを報告[21]している．また，Pool-Goudzwarrd らは骨盤底筋群の共同収縮が仙腸関節の剛性を高め，中殿筋，小殿筋，梨状筋は寛骨と仙骨をまたいでいるにもかかわらず，仙腸関節の剪断ストレスを減じる作用がないことを報告[22]している．また，van Wingerden らは，大殿筋は仙結節靱帯に付着しており，大殿筋の活動が仙腸関節の剛性に影響を及ぼす[23]と報告している．これらを根拠にわれわれは臨床上，腹横筋の単独収縮，大殿筋下部内側部の収縮により，仙腸関節痛が軽減することを経験している[10]．前述した位置異常の修正後や不安定型と判断した場合，腹横筋の単独収縮，大殿筋下部内側部の収縮の評価指導を行っている．

❶ 腹横筋の単独収縮（プチドローイン）

draw-in は仙腸関節安定化に有効である[21]が，動作方法が重要である．draw-in を強制的に行うと腹斜筋群の活動が高まり，仙腸関節付近の疼痛が強くなることを臨床上経験する．我々は，draw-in を腹横筋が単独収縮で行える程度の強さプチドローインを指導している．指導の際，視診ではわからないので腹横筋を直接触れる必要がある．内腹斜筋の収縮が起こり，筋厚が厚くなると腹横筋を触れることができないため，深部に指を入れ，腹横筋の収縮を確認する（図10）．その際，腹斜筋群や腹横筋の緊張状態も同時に評価する．仙腸関節障害の選手は，腹斜筋群が高緊張であり，内腹斜筋の収縮タイミングも速くなっている場合が多いため，これらの改善のために腹斜筋群の緊張を低下させるアプローチを先に行う．

❷ 大殿筋下部内側部の収縮

仙結節靱帯と連結がある大殿筋深部線維を

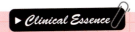

- 仙腸関節の筋の収縮による安定化機構を「force closure」という．
- 仙腸関節の安定性に重要なのは，腹横筋と大殿筋である．

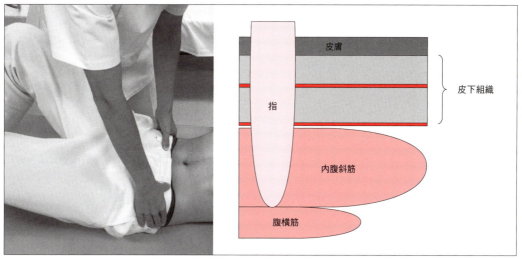

図10　プチドローインの評価と指導
プチドローインを行う際に，肩関節や骨盤が回旋するような動きになる場合，腹斜筋群の活動が強い可能性があるため注意する．

図11　股関節伸展運動

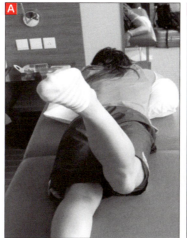
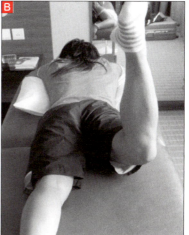

賦活化し，仙腸関節の安定化することを目的に大殿筋下部内側部を意識した股関節伸展運動を指導する（図11）．

　大殿筋下部内側部を意識するため，1. 殿筋収縮⇒2. 股関節内転⇒3. 股関節伸展の順に運動を行う（図11A）．股関節外転運動が伴う場合，大殿筋外側上部が収縮しやすい（図11B）．

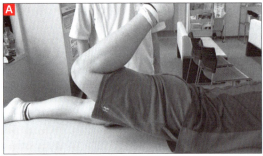 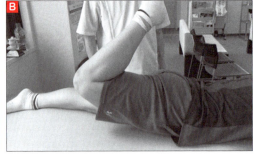

図12 股関節伸展時に仙腸関節部に疼痛が生じていた症例
(A)：股関節伸展に伴い骨盤の前傾動作が起こり，仙腸関節部に疼痛が出現．
(B)：股関節前面筋のタイトネスを改善し，骨盤と股関節伸展運動が分離した運動ができ，仙腸関節痛が改善した．

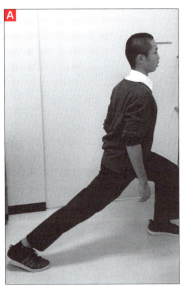 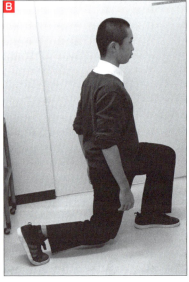

図13 動作改善により疼痛改善した症例

❸ 隣接関節（股関節・体幹）の機能改善

　股関節最大伸展時には，寛骨前方回旋（カウンターニューテーション）約1.2°[24]，股関節最大屈曲時には寛骨後方回旋（ニューテーション）約2°[25]とされ，股関節の可動域以上の動きを要求されると仙腸関節へのストレスが増加する．このため，股関節の十分な可動性は重要であり，評価により機能低下があれば改善する（図12）．

競技復帰

　リハビリテーションにて，機能不全の改善を図っても，スポーツ活動への復帰は不十分である．仙腸関節痛が出現する動作の改善が必要となる．そのためにまず，選手個々に仙腸関節痛が発生する動作やタイミングが異なるため，問診にてどの動作の，どのフェーズに仙腸関節痛が出現するか確認する．次にその動作を確認し，仙腸関節への負担がかかる

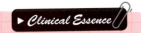

- ☑ アスリートの腰痛の5人に1人は仙腸関節障害である．
- ☑ 仙腸関節障害は，機能不全だけでなく原因動作の修正が大切である．

メカニズムを推測し，その負担を減らすような動作を指導する（図13）．

ランジのウエイトトレーニングを行ってから右仙腸関節に痛みが出現した症例．図13Aのランジ動作の際に右PSIS付近に疼痛が再現する．右仙腸関節をニューテーションさせる疼痛除去テストにて疼痛が0になることから，ランジ動作の股関節伸展に伴い，腸骨が前方回旋しカウンターニューテーション強制されることで疼痛が出現すると推測する．図13Bのように，股関節が伸展しないランジ動作の指導により疼痛は改善した．

おわりに

アスリートの腰痛の5人に1人は，仙腸関節が起因である[13]ことを意識し，アスリートを診る必要がある．特にアスリートは動作が起因で仙腸関節障害につながっている症例が多いため，機能不全のみならず，病態に応じた動作の変容まで指導する必要があると考える．

（成田崇矢）

文献

1) Kurosawa D, et al：A diagnostic scoring system for sacroiliac joint pain originating from the posterior ligament. Pain Med 18：228-238, 2017
2) Sakamoto N, et al：An electrophysiologic study of mechanoreceptors in the sacroiliac joint and adjacent tissues. Spine (Phila Pa 1976) 26：E468-E471, 2001
3) Goode A, et al.：Three-dimensional movements of the sacroiliac joint：A systematic review of the literature and assessment of clinical utility. J Manual Manipulative Therapy 16：25-38, 2008
4) Jacob HAC, et al：The mobility of the sacroiliac joints in healthy volunteers between 20 and 50 years of age. Clinical Biomechanics 10：352-361, 1995
5) Hungarford B, et al：Altered patterns of pelvic bone motion determined in subjects with posterior pelvic pain using skin markers. Clin Biomech 19：456-464, 2004
6) Maigne JY, et al：Sacroiliac joint pain after lumbar fusion. A study with anesthetic blocks. Eur Spine J 14：654-658, 2005
7) Dreyfuss P, et al：Sacroiliac Joint Pain. J Amer Acad Orthopaed Surg 12：255-265, 2004
8) 村上栄一：仙腸関節由来の腰痛．日本腰痛会誌 13：40-47, 2007
9) 村上栄一：仙腸関節障害による腰痛．整・災外 51：1239-1244, 2008
10) 成田崇矢：腰痛に対する徒手療法の応用と機能的障害に特異的な運動療法とは？ 腰痛の病態別運動療法，金岡恒治編，文光堂，東京，61-81, 2016
11) Lingutla KK, et al：Sacroiliac joint fusion for low back pain：a systematic review and meta-analysis. Eur Spine J 25：1924-1931, 2016
12) 村上栄一：仙腸関節由来の腰痛．日本腰痛会誌 13：40-47, 2007
13) 成田崇矢ほか：徒手療法を用いた腰痛の病態評価の試み．日整外スポーツ医会誌 37：22-26, 2017
14) Yamashita T, et al：Mechanosensitive afferent units in the lumbar facet joint. J Bone Joint Surg 72：865-870, 1990
15) Yamashita T, et al：Mechanosensitive afferent units in the lumbar intervertebral disc and adjacent muscle. Spine 18：2252-2256, 1993
16) Minaki Y, et al：An electrophysiological study on the mechanoreceptors in the lumbar spine and adjacent tissues. Neurol Orthop 20：23-35, 1996
17) 金岡恒治：仙腸関節の診療．MP Orthop 29 (10)：103-108, 2016
18) Murakami E, et al：Effect of peri-articular and intra-articular injections for sacroiliac joint pain：a prospective comparative study. J Orthopaedic Science 12：274-280, 2007
19) Vleeming A：The function of the long dorsal sacroiliac ligament：its implication for understanding low back pain. Spine 21：556-562, 1996
20) Lee D：The Pelvic Girdle, 4th ed., Churchill Livingstone, London, 2010
21) Richardson C, et al：The relationship between the transversely oriented abdominal muscles, sacroiliac joint mechanics and low back pain. Spine 27：399-405, 2002
22) Pool-Goudzwaard A, et al：Contribution of pelvic floor muscles to stiffness of the pelvic ring. Clin Biomech 19：564-571, 2004
23) van Wingerden JP, et al：Stabilization of the sacroiliac joint in vivo：verification of muscular contribution to force closure of the pelvis. Eur Spine J 13：199-205, 2004
24) Bengt S, et al：Movements of the sacroiliac joints a

roentgen stereophotogrammetric analysis. Spine 14：162-165, 1989

25) 竹井　仁ほか：MRIによる股関節屈曲運動の解析. 理学療法学 29(4)：113-118, 2002

profile

金岡恒治
Kaneoka Koji
早稲田大学スポーツ科学学術院

1988年筑波大学を卒業した脊椎専門の整形外科医師．筑波大学整形外科講師を務めた後，2007年から早稲田大学スポーツ科学学術院准教授，2012年より同教授．シドニー，アテネ，北京五輪の水泳チームドクターを務め，ロンドン五輪にはJOC本部ドクターとして帯同．委員等：日本水泳連盟理事・医事委員長，JSPOアスレティックトレーナー部会員，JOC情報医科学専門部会員，Tokyo2020組織委員会アドバイザーほか．
著書：「腰痛の病態別運動療法」（文光堂）など．

大久保　雄
Okubo Yu
埼玉医科大学保健医療学部理学療法学科

2010年筑波大学大学院修了．体幹筋深部機能を筋電図などバイオメカニクス的観点から明らかにする研究を行っています．近年は腰椎だけでなく，隣接する胸椎，股関節の機能にも着目して研究しています．

成田崇矢
Narita Takaya
健康科学大学健康科学部理学療法学科

2014年早稲田大学大学院修了（博士：スポーツ科学）．多くの医師と協力し，運動器疾患とくに腰痛の運動療法の効果を広める活動をしています．臨床や研究で得られた知見は，トレーナーとしてスポーツ現場に還元させて頂いています．

PART

IV

100％を超えるための
運動療法

1 Joint by Joint Theory に基づく Mobilization と Stabilization

本橋恵美

はじめに

　運動療法において，最も大切なことは動作を全体からみることである．動作には関与する神経系，筋，関節が大きくかかわり，さらに筋膜，靱帯，骨も関与する．それらの総合的な関係性を定義することは非常に難しい．しかし，動作の一部の機能に固執せず，動作パターン全体をみることで機能不全の原因を探り，解決へと導くことができるのではないだろうか．つまり動きを単独でみることや，画像で疼痛部位のみを観察するのではなく，包括的に動作を観察し，身体の各部位それぞれの相互作用や質的な側面に目を向ける必要がある．本項では，その一つの方法である関節を包括的にみるための理論 Joint by Joint Theory（ジョイント・バイ・ジョイントセオリー，以下 JBJT）について言及する．

1 動作の質を測るための観察・評価・コレクティブ

　アスリートのリハビリテーションやトレーニングにおいて必要なことは，動作パターンを観察し，動作の質を評価（assessment）することである．患者やクライアントの動作を評価しないまま治療やトレーニング指導をしているならば，それはさらに深刻な問題を引き起こす要因となる．特に腰痛という問題を抱えるアスリートの場合，正確な動作評価を行う必要がある．なぜなら腰痛の多くは間違った動作の繰り返しによって起こることが多い疾患だからである．この観察と評価とは，筋の量や質，動作の量ではなく，「動作の質」を測ることである．もしも質が良くない動作パターンを繰り返せば，動作機能不全や筋骨格系の問題が起きるのは当然であり，反対に良い質へと変化させれば障害の予測が可能となり，障害リスクは減るだろう．質を測るというと，難しく捉えられがちであるが，決して複雑な動作ではなく，基礎的な動作の質を測ることである．ここでは実にシンプルな観察方法および評価方法とコレクティブエクササイズを紹介したい．

　まず観察は，アスリートに動作機能不全が生じている場合，可能な限りフィットネスやパフォーマンスと切り離し，筋や関節の「可動性」と「安定性」の問題点の有無を見出すことが先決である．そこからマルアライメントが起きている動作を解決していくことが重要である．そうすれば，目標とする運動療法を行っても痛みによる悪影響を受けないことから，動作機能不全を軽減することができる．そして，この動作の基礎を最優先することにより，代償や障害リスクを回避し，運動の質を高めることや，パフォーマンスを向上することにつながるだろう．では基礎的な動きの評価はどのように行うのか？本項では，この評価に役立つ関節の可動性と安定性に関する理論「JBJT」について解説することを主な

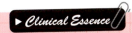

- ☑ 運動療法において最も必要なことは動作を全体から見ることである．
- ☑ 動作パターンを観察し，動作の質を評価するスキルが必要である．
- ☑ 動作機能不全が起きている場合，関節の「可動性」と「安定性」の問題点を見出す．
- ☑ 動作は「筋系」「神経系」「関節系」の3つの機能から構成される．

目的とする．さらに，筆者がJBJTに基づいて考案し実践しているAthlete Pilates AP™（ピラティス）とCore Power Yoga CPY®（ヨガ）からコレクティブエクササイズを紹介する．この両メソッドは腰痛改善に非常に有効なエクササイズである．

動作機能不全

❶ motion is life

「動作は人生そのものである．」ヒポクラテスが述べたこの言葉通り，動作に機能不全があるとすれば，大きなリスクを抱えながら生きていくことになる．たとえパフォーマンスやスキルが許容できるレベルにあったとしても，機能不全がある上に構築されたものは完成とはいえず，傷害発症リスクを抱えたままになるだろう．つまり，基礎となる部分の改善を成さぬまま，リハビリテーションやトレーニングを重ね，基本的なパフォーマンスや特異的スキルを向上させようとしても，その効果を十分に得ることは不可能である．それどころか，常に外傷・障害と隣り合わせの状態となり，結果として積み上げてきたものは一瞬にして崩れ落ちる危険がつきまとうことになる．しかし，基礎的な動作がきちんと管理されれば，筋力や持久力，協調性，スキルの習得などのその他の要因も，傷害を予防するように働くものである．これは，筆者が過去担当してきたアスリートやクライアントの動作観察で実感することが多い．例えば，

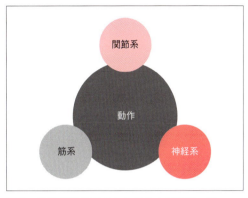

図1　身体の動作のかかわる3つの機能・系

プロ野球で投手として活躍し成績を上げてきた選手だったが，脊柱の生理的彎曲が欠如し，誤魔化し誤魔化しで投げ続け，気づけば脊柱全体に可動性がほぼなく，酷い腰痛に悩まされる状態となっていた．この代償動作が連続した結果，期待されていた成績が出ず，引退間際まで追い込まれたことがある．しかし問題解決はそう難しいことではなく，トレーニング方法を見直し，このJBJTに基づきトレーニングした結果，基礎的動作が改善し，脊柱の生理的彎曲が生まれただけでなく，コンディション全体が良くなり，元のレベルに復帰し40歳代を超えてから結果を出すことができたケースである．もちろんこのトレーニングだけで結果を出せたとはいえず，他の努力があったからこその結果といえる．

❷ 動作機能不全

動作は「筋系」「神経系」「関節系」という3つの機能から構成される（図1）．しかし，こ

の機能のうち，1つでも機能不全に陥った状態となれば，これは動作機能不全といえる．ここで述べる動作機能不全とは，モビリティ障害2つ，スタビリティ障害1つを指す．なお，症状を判断するためには，自動・他動運動，荷重位・非荷重位，多関節・単関節による機能評価，一側・両側による動作から評価をする．もしも他動運動が制限されていれば，可動性の問題が高いといえるだろう．反対に他動運動が制限されていなければ，可動性の問題は低い．そして他動運動が正常で，荷重位あるいは非荷重位での自動運動に制限がある場合には，安定性に問題がある可能性が高いだろう．

❶ モビリティ機能障害

(1) tissue extensibility dysfunction (TED)

筋と腱などの組織の伸張性機能障害による柔軟性低下と定義される．TED は特に多関節にまたがる筋腱組織で認められ，隣接する関節に影響を及ぼす．例えば，自動・他動運動における筋機能低下，神経・筋膜の緊張，筋の短縮，筋肥大，トリガーポイント，瘢痕化，線維化などが惹起される．解決策はストレッチ，ヨガやピラティスなどのコンディショニング系メソッド，またはマッサージが有効となる．

(2) joint mobility dysfunction (JMD)

関節の可動性機能障害（関節包，関節軟骨に由来する可動域制限）である．関節構成組織に由来する機能不全・モビリティの欠如が認められた場合は JMD と定義される．JMD は可動性の低下した関節に認められる．例えば，骨関節炎，変形性関節症，単関節筋のスパズムと防御性筋収縮，亜脱臼，癒着性関節包炎，亜脱臼や脱臼に伴う関節唇損傷などがあげられる．アプローチ法としては徒手やテニスボールを使用する．理学療法士やアスレティックトレーナーが実施する場合が多い．

またヨガは適切な可動域を確保するために秀逸なメソッドである．

❷ スタビリティ機能障害 stability/motor control dysfunction (SMCD)

スタビリティ/モーターコントロール機能障害である．運動制御に由来する機能不全の欠如が認められた場合は SMCD と定義される．他動的には動作を遂行できるが，自動ではできない．非荷重では遂行できるが，荷重ではできない．部分的では遂行できるが，全体としてはできないことを指す．SMCD は動作パターンにおける安定性の問題をより正確に表すものである．従来，安定性が低下している場合には，スタビライザー（安定筋）といわれる筋群を強化することが行われてきた．しかし安定性とは，固有感覚による反射性のもので，全体的な筋力よりもタイミングが重要である[1]．例えば，立位体前屈（荷重位）では全然下に手がつかないが，座位体前屈（非荷重）ではできる人がいる．これは立位でモーターコントロールができていないことを指す．また，氷上で深い前屈はできないが，地面の上ではできるのは，身体が不安定性を回避するために，緊張度を高めているからである．この例は SMCD への理解の助けとなるかもしれない．この不安定要素を取り除くには，コアがアクティベートされ，モーターコントロールされれば，股関節はリラックスした状態で前屈が可能となるだろう．ここでいうモーターコントロール（運動制御）とは，中枢神経が姿勢と動作を反射的に制御することである[1]．

3 Joint by Joint Theory

前述した3つの機能から，特に関節系の機能を考える上で非常に重要なコンセプトが JBJT である．直訳すると「関節別の理論」と

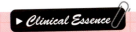

- 動作機能不全はTED，JMD，SMCDに分類される．
- JBJTとは，関節はそれぞれ可動性と安定性のいずれかの一つを主要な機能として持ち，それが交互に積み重なっているという理論である．
- 正しい動作とは，協調的に作用する関節の可動性と安定性を意図的に組み合わせたものである．

なる．理学療法士のGray CookやストレングスコーチのMike Boyleといった，アメリカで90年台後半からファンクショナルトレーニングというアプローチを牽引してきた二人の考え方である．従来多くのケースでは，可動性，安定性，筋力，もしくは神経筋のコントロール不均衡は評価されてこなかったが，彼らの理論とは，関節はそれぞれ，可動性（モビリティ）と，安定性（スタビリティ）のいずれかの一つを主要な機能として持ち，それが交互に積み重なっているというものである（**表1**）．ただし，逆の機能が全く不必要というわけではなく，慢性障害との関連で考えた時に，これらの主要な機能が失われた際に問題が起こりやすいということである．例えば，可動性が主要な機能とされる股関節であるが，安定性が不必要なわけではない．股関節の可動域制限がある場合は，上下に位置する膝関節や腰椎が，股関節の代わりに代償性に動き，結果として障害や疼痛を引き起こすことなどである．このように，関節には特有の可動性や安定性が必要であり，これらの関節の動作不全によるものが原因で，隣接する部位に問題を引き起こす可能性がある．このJBJTは，重度障害のリハビリテーションから競技パフォーマンスを高めることまで，さまざまな動作不全に対する包括的アプローチと考えられている．動作を精査したり，評価したりするうえで必要な理論である．正しい動作とは，効率的かつ効果的な動きの連続性を生むために，協調的に作用する関節の可動性と安定性を意図的に組み合わせたものなのである．こ

表1 各関節は，可動性と安定性が交互に下から積み上がっている

関節	主な機能
肩関節	可動性
肩甲骨	安定性
上位頚椎	可動性
中・下位頚椎	安定性
胸椎	可動性
腰椎・仙腸関節	安定性
股関節	可動性
膝関節	安定性
距腿関節	可動性
距骨下関節	安定性

の連動性によって動作や姿勢がコントロールされている．

可動性と安定性

❶ 可動性 mobility

　可動性とは，英語でmobilityといわれ，「動作時における動きの自由度のこと」と定義する．関節の可動域だけでなく，筋腱の伸張性，神経系の緊張度（剛性）も含み，さらに，単関節だけでなく多関節，そして筋の緊張度などのコンセプトを加えていることから，筋肉の柔らかさを表す「柔軟性」に対して，「可動性」と定義している．コアおよび，肩甲帯・肩関節へのアプローチの一環として，胸椎・胸郭の可動性の獲得は必須といえるだろう．

❷ 安定性 stability

　安定性とは，「筋力，張力，重力，慣性・モーメンタムや関節・肢位を適切な状態に保持する能力」と定義する．また，安定性は，静的安定性（static stability）と動的安定性（dynamic stability）の 2 種類に分類される[1]．静的安定性は，3 つの運動面上で動作が起こらない，すなわち静止している状態で，筋肉のアイソメトリックなコントロールと靱帯などの静的安定性機構によって安定している状態に対して，動的安定性は，動作は起こっているが，肢位などは筋力，神経筋制御のバランスが適切に制御されている状態を示す．さらに，ひとつの運動面や方向に対して動作が起こっている一方，別の運動面や方向に対する関節のアライメントなどがコントロールされている状態などもあげられる．例えば，シングルレッグスクワット時には，前額面と水平面の安定性を保持しながら矢状面の動作が起こる，といった場合がある．さらに，病的に筋の緊張が高まった状態は正常な安定性とは異なるという点や，安定性を崩す外乱に対して予想的（feed-forward），反射的に安定性を高めるという要素（reflexive stability）も重要な要素となるだろう．

各関節の主要な機能

　可動性と安定性を確認したところで，身体の下から関節の主要な機能を確認していく．足関節は可動性，膝関節は安定性，股関節は可動性，腰椎は安定性，胸椎は可動性，肩甲骨は安定性，肩関節は可動性である[1]．足関節については，距骨下関節を安定性，距腿関節を可動性の関節とすることもできる．また，中・下位頚椎（C3〜7）を安定性，上位頚椎（環軸関節）を可動性，上肢では，肘関節を

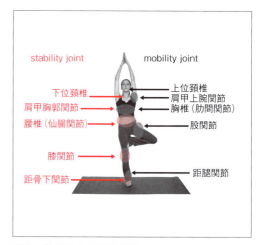

図2　各関節の主要な機能

安定性，手関節を可動性の関節とすることもできる（表1）．次に各関節の主な機能による役割と，その機能が失われた場合に何が起こるか例を挙げて分析する（図2）．ただし，肘関節と手関節は省略するものとする．

❶ 距骨下関節

　距骨・踵骨から構成される距骨下関節は静止した立位においても，歩行時においても安定性が求められる．プロプリオセプター（固有受容感覚器）が多数存在する足底から伝わる（受け取る）感覚が，コアの機能と連動して，初めて身体のスタビリティ，姿勢制御が適正化される．この感覚を養うことが，モビリティジョイント（例：股関節や胸椎）の可動性を発揮させることにつながり，全身のファンクショナルな動きになるのではないだろうか．つまり，距骨下関節が不安定で床をしっかり捉えられなければ，正常な筋活動が行われないだけでなく，正しい感覚情報を受け取れないことになる．よって，シューズを履いたトレーニング以外にも裸足でのエクササイズ（ヨガやピラティスなど）でプロプリオセプターを刺激し，常に感覚を研ぎ澄ませるこ

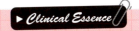

- ✓ 可動性（mobility）とは，動作時における動きの自由度である．
- ✓ 安定性（stability）とは，関節，肢位を適切な状態に保持する能力である．
- ✓ 各関節の機能と慢性障害との関係性に注意する．

とをお薦めしたい．特に距骨下関節は，内がえし 22.6°と，外がえし 12.5°と狭い可動域である[2]．しかし，安定性が失われれば，この可動域を越えて回外捻挫や内転捻挫が生じやすく，外傷・障害へ繋がるだろう．

 距腿関節

距腿関節（足関節）は矢状面の可動性（底屈と背屈）が重要となる関節である．特に，背屈に制限がある場合，底屈捻挫を起こしやすい．これは，矢状面の可動域が制限されたとき，身体は前額面と水平面での代償動作で，可動域を増やそうとするからであり，底屈捻挫という結果を招くのである．再頻発するリスクの高い急性外傷である．また慢性障害も起こりやすい．足関節不安定症がそのひとつである．アスリートが潜在的に背屈制限をもつケースは比較的多く，膝関節など近位の関節障害の遠因となっている場合がある．というのも，下肢の loading（＝力の吸収）は，脚の3つの関節（距腿関節，膝関節，股関節）が屈曲することで行われるが，距腿関節の背屈制限は，その他の2つの関節の可動域も低下させる．結果として下肢全体がごく限られた可動域の中で同じ衝撃を吸収しなければならない状況を作り出してしまう．より具体的にいえば，背屈制限が伴った状態で，膝関節や股関節を通常どおりの深さまで屈曲しようとすると，バランスを崩さざるを得ない．また，背屈制限は，特に膝関節に負担が集中し，膝関節前方の症状であるジャンパー膝，膝蓋大腿関節痛，MCL（内側側副靭帯）やACL（前十字靭帯）といった問題につながる

ケースが多い[3]．

❸ 膝関節

膝関節は安定性が求められる．膝関節に求められているのは，矢状面上での屈曲・伸展動作であり，適切な可動域であれば障害は起きにくい（バレエや新体操など過伸展が求められる競技は十分注意が必要）．この可動性が獲得できたのならば，安定性が必要となる．もしも膝関節の前額面上および水平面上の安定性が失われている場合，膝関節の外反がACL 損傷を起こし，膝蓋骨の下で大腿骨の遠位端が内旋を繰り返せば，膝蓋大腿関節痛の原因となるだろう．これが膝関節は安定性の関節とされている理由である．そして，ここには距腿関節の可動性の低下が大きく関連する．着地のストレスは距腿関節の上位の膝関節に伝わる．また，膝蓋大腿関節症候群の発生率は，スポーツ選手のシューズの剛性，テーピングやブレースの使用量との相関が認められており[3]，これらが直接関連していることがわかる．不安定な距腿関節を保護することは，膝関節が大きな代償を受けることになるのである．距腿関節の可動性の改善をしない限り，膝関節は負担がかかり続けるだろう．

❹ 股関節

股関節は，球関節に分類され，矢状面，前額面，水平面の3つの関節自由度を有することから，基本的に可動性が重要となる．特に水平面の可動性は回旋を伴うスポーツにとって非常に重要である．また，股関節の屈曲筋

と伸展筋のどちらが低下しても，腰椎に代償が生じる．十分な可動性が求められるのが股関節である．一方で，lumbo-pelvic-hip complex（腰椎−骨盤−股関節複合体）などといわれることから，腰椎や骨盤とセットで考えられることが多く，この部位の安定性が重要であることも忘れてはならない．さらに股関節外転の筋力低下がある場合，股関節内転・内旋を抑制できなくなり，膝にストレスが生じる．ほかには，腸腰筋の筋力低下は，股関節屈曲の代償動作として腰椎が屈曲し，殿筋群の筋力低下は腰椎が伸展するという代償動作が起こるのである．これら筋力低下による疼痛は安定性の欠如によって発生するといえるだろう．こうして股関節の筋力・可動性低下の代償として脊柱（特に骨盤・腰椎）が必要以上に可動することで，股関節の可動性はさらに低下するという，まさに負のスパイラルが起きるのである．このように，可動性低下によって腰痛が起こりやすく，不安定性によって膝に疼痛が起こることから，股関節は可動性が主な機能であるべき関節であるが，安定性も同じように求められる．

❺ 腰椎・仙腸関節

腰椎・仙腸関節は明らかに安定性が求められる．数年前まで腰椎回旋の可動性を拡大させようと腰椎の回旋エクササイズが自動・他動で行われていた．しかし，特に水平面では，腰椎と胸椎の可動域の合計約45°のうち，5〜7°しか腰椎で起こらないことから，安定性の関節に分類され，回旋には適さないと，この数年でようやく認識されるようになった．ただし，決して固めた方が良いという意味ではない．適切な動きが出るだけの可動性を兼ね備えたうえで，いかに安定させて，コアにアクティベートさせるかが大事なのである．腰椎・仙腸関節という領域は力学的ストレス

がかかりやすい．故にモーターコントロール（運動制御）が低下すれば，人間の生存本能として硬くするという防衛反応が起きてしまう．

❻ 胸椎

胸椎は可動性の関節に分類される．しかし，胸郭周囲の筋または筋膜によって硬くなりやすく，可動性が低下しやすいという特徴がある．よって胸椎のみならず胸郭全体の可動性向上が必要である．これら低下の原因は現代人の生活習慣（ゲーム，パソコン，スマホなどの使用）も大きく関係しているだろう．胸椎の過剰後弯曲とそれに伴って発生する肩甲骨の外転で，肋間筋群の過緊張が起きやすい．この胸椎の可動性低下が腰痛を引き起こす原因であることも多い．問題なのは腰痛を訴える人の多くは，胸郭を動かす必要性に気づいていないことである．また医療従事者や運動指導者が，胸郭の可動性を高めることに難しさを感じていることも事実である．原因がわかっていても問題解決にまで至らないのがこの胸郭可動域改善だろう．また回旋動作を伴うスポーツにおいては，股関節と胸椎の可動性は腰椎の安定性と並んで障害予防やパフォーマンス発揮の観点からも非常に重要である．例えば，ゴルフプレーヤーの胸椎の可動性が低い場合，スイング時に十分胸椎が回旋できないために，代償動作として両肩を必要以上に前後に動かす．しかしボールを捉えるために頚椎は無理に固定されてしまう．これらからみてもわかるように，胸椎は股関節と並び，主要な回旋運動が起こる関節であるゆえに，アスリート指導では特にモビリティ向上のためのエクササイズを取り入れる必要があるといえるだろう．

❼ 頚椎（上位），頚椎（中・下位）

上位頚椎は可動性に，中・下位頚椎は安定

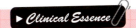

- 安定性よりも優先すべきは可動性である．
- 適切な関節可動域・適切な筋の長さに配慮したエクササイズを運動療法として提供すべきである．
- 関節は主な機能を優先させることにより障害予防となり，全身のモーターコントロールが可能となる．

性に分類される．腰椎に続き退行変性が多い中位頸椎はより安定性が求められるのである．前述した現代の特有な生活習慣によって，頭蓋底からC2までの過緊張が問題となっている．正常な可動性が備わっていれば顎を引いたときに上位頸椎の周囲につっぱり感はなく，閉口したまま顎が胸部に届くはずである．また理想的な45°回旋が可能であれば，中・下位頸椎に大きな代償を与えることはないだろう．しかし，上位頸椎の低可動性により，特にC5の上下の椎間に代償が起きやすい．例えば頸部脊椎症は，特に加齢が原因といわれているが，これは筋力低下によって頭部の重量が過負荷となり，頸椎椎間板の変性と，骨棘形成を主とする頸椎の退行変性が多く見られる．

❽ 肩甲胸郭関節

肩甲胸郭関節は安定性が求められている．1990年代以降，KiblerやWilkらの貢献によって肩甲帯の安定性がオーバーヘッドスポーツなどの障害予防において重視され始めた[4]．基本的な考えとしては，通常のインピンジメントやインターナルインピンジメントなどの肩関節の障害の多くは，肩甲骨周囲筋の機能不全によって引き起こされている．この状態はしばしば"scapular dyskinesia"などと呼ばれる（scapular＝「肩甲骨の」dys＝「悪い」の意を持つ接頭語 kine＝「動作の」sia＝「状態」）．肩甲骨周囲筋の機能低下・筋力低下などが生じた際に，ローテーターカフのように本来は出力発揮に適していない深層部の小さな筋群に過剰な負担がかかり，緊張し，肩関節の可動性が失われる．結果として肩関節の正常な関節運動学的な動きが失われることになる．これらの要因が重なり，肩甲骨と上腕骨が適切な位置関係に保たれず，関連する組織に負担がかかり，損傷が起こる．

❾ 肩甲上腕関節

肩甲上腕関節には可動性が求められるが，大きな機械的負荷が加わり脱臼などが多いため，安定性も求められる．それは構造上，上腕骨頭の半径は37〜55mm程度あり，それに対して関節窩は約2mmの深さしかない[5]．よって，骨による安定性が低いため，靱帯や関節包に安定性が求められるのだろう．例えば，バランスボールを使用したプッシュアップなどは肩甲上腕関節の安定性が必要である．しかし，可動性の低下による障害がより多く起こることから可動性が優先される．

6 モビリティファースト・スタビリティネクスト

❶ 可動性は安定性に先んずる

「可動性は安定性に先んずる」（mobility-precedes stability）という考え方に基づき，可動性の獲得は，（コアの）安定性の獲得に用いられるエクササイズと表裏一体となり，プログラムをデザインする上では優先的に取り組まれるべき事項である．可動性に欠けた動作，つまり適切な関節の可動域や，適切な筋の伸張（筋の長さ）がないなかでの安定性

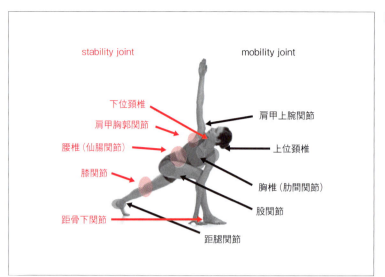

図3 ヨガのランジツイストのポーズ

は必ず代償動作が加わり，本来目的としている主働筋が出力できず，協働筋に過負荷がかかることになる．代償動作によって得られた安定性は不適当な動作である．これは誤魔化しの安定性であり，スティフネスと過緊張によって，単に固めていることが多い．発育発達の過程で考えてみよう．乳児は可動性を生まれ持っている．寝返りや腹這い，膝立ち，歩行という過程にはまず可動性があり，器用に身体を動かしながら瞬時のバランス感覚などを少しずつ習得し，安定性とモーターコントロールの術を得ていくのである．

❷ 理想的なエクササイズ

JBJTに沿ったエクササイズは，安全かつトレーニング効果を最大に引き出すために有効だろう．例えば，ヨガにはあらゆるポーズがありJBJTを当てはめてみる．ただし，ここでいうヨガは適切な関節可動域や，適切な筋の長さに配慮したものであり，過可動性を美徳としたヨガではない．ランジツイストを例に挙げる（図3）．右脚の距骨下関節は床をしっかりと捉え安定している．左脚の距腿関節は十分に背屈し可動している．右脚の膝関節はニーインを起こさず安定性に優れた肢位を保っている．股関節は理想的に屈曲・伸展が行われ可動している．また，胸椎は十分な回旋によって可動し，腰椎および仙腸関節は代償を受けず安定している．同様に環軸関節は正しい範囲内で回旋が行われ可動することによって，頚椎の中・下部は安定している．床と垂直に挙上された腕は肩関節の可動性を高め，肩甲上腕リズムに沿った挙上により，肩甲骨は安定性が高められている．このように下から積み上げられた関節は主な機能を優先させることによって，障害予防となり，代償動作を起こさずして全身がモーターコントロールされるのである．機能不全を修正したうえで，次のステップである大きな負荷や反動・スピードなどが加わった動作が正しく的確に行われるようになるのではないだろうか．

JBJTに沿った肢位でエクササイズを行うことで安全性と効果が得られる．もしも機能がひとつでも逆転したならば，さまざまな障害に繋がるだろう．

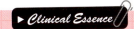

- ☑ 可動性と安定性には質の良い呼吸が不可欠である．
- ☑ 呼吸は運動療法のための燃料である．
- ☑ 呼吸は動作の土台である．

❸ 代償と原因

　主な機能を分類したが，それらが逆の状態になった場合は，機能不全の状態に陥る可能性が高い．これは代償動作が起きてしまうからである．つまり，それぞれの機能が失われた場合には，上下に隣接する関節はその失われた機能を補完しなければならなくなる．例えば，安定性の仙腸関節・腰椎を中心に考えた場合，その仙腸関節・腰椎の安定性低下が原因で，上下の可動性の胸椎と股関節は安定性を供給するために，可動性を低下させなければならないという代償を受ける．また，因果関係が逆転したケースでは，上下の可動性の低下は，中心の安定性の関節が代償的に可動性を供給しなければならない（図4）．

　具体的な例を挙げると，脊柱の回旋を行う際，本来回旋可動域が30～35°（片側）あるべき胸椎の可動性が足りず，20°しか可動しなかったとする．そこで5～7°（片側）しかない腰椎は可動域を増やして，胸椎の代償動作が起きる．これは腰椎が安定するどころか無理に可動域が広がり，腰部の障害に繋がるだろう．また，胸椎のみならず胸郭の可動性を改善することが腰部の安定性を高めるトレーニングとなることを認識しておくべきだろう．

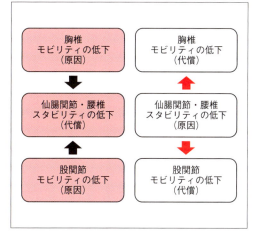

図4　代償と原因

呼吸

❶ 呼吸は動作の土台のひとつ

　実は関節の可動性と安定性には呼吸が大きくかかわっていることを忘れてはならない．しかし，現状では臨床や一般的なトレーニングでは呼吸をあまり重要視せず，むしろ呼吸の能力やリズムは効率の悪いものになっているように感じる．西洋医学の呼吸に関する研究は，呼吸メカニズムの評価や$\dot{V}O_2 max$の内容が多く，呼吸の質についてはほとんど言及されていない．こうした背景もあり，腰痛を抱えたアスリートは長引く疼痛とストレスにより，定期性に欠けた特殊な呼吸が習慣化されてしまっていることが多い．しかし，呼吸は運動療法のためのいわば燃料であり，非常にフォーカスすべきものではないだろうか．「呼吸が適正化されなければ，その他の動作パターンを適正化することはできない」(if breathing is not normalized, no other movement pattern can be) と著名な臨床家 Dr. Karel Lewit が述べたとされているが，呼吸は動作の土台となるのである．まずは呼吸を

1　Joint by Joint Theory に基づく Mobilization と Stabilization ● 145

見直して，動作の修正をすることを強く勧めたい．適切に呼吸機構を回復させれば，腰仙部の安定性を改善し，モーターコントロールがスムーズとなり，腰痛を軽減することができるかもしれない．

ヨガは呼吸が最も重要視されている．ピラティスも呼吸を意識するが，もともとピラティスはヨガのエッセンスが入っているためヨガの呼吸については後述したい．

8 コレクティブエクササイズ

医療の現場では疼痛部位や，組織の損傷部位に焦点が当てられていることが多い．しかし，JBJTが考慮されるならば，疼痛部位から離れた領域で問題が起きていることが多いことに気づき，そこを改善することで機能の回復や全身の協調性を高めることが可能になるだろう．ここでリハビリテーションとしても有効なメソッドを紹介する．

Athlete Pilates AP™ と Core Power Yoga CPY®

筆者が専門とするヨガやピラティスは，体力やパフォーマンスよりも，可動性，安定性，基礎的なモーターコントロール，全体的な動作パターンを修正することに焦点を当てたエクササイズである．ゆえに機能不全を改善するためのメソッドといえるだろう．機能不全の原因追究や身体評価がしやすく，反動やスピードがないエクササイズであり安全といえる．それだけに，評価能力やエクササイズをコレクティブする能力が指導者に求められる．しかし，現在フィットネス・コンディショニングの分野ではパッケージ化されたヨガやピラティスのエクササイズが行われている場合が多い．これは機能不全が起きていない相手を対象としているのであれば問題がない．しかし一部位でも問題を抱えるクライアントや

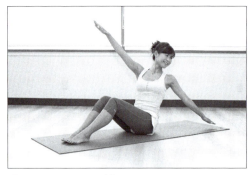

図5　AP：ヘリコプター
殿部と足底を床に降ろし，下肢の支持基底面を安定させる．吸気とともに上体を45°後方に倒し，体幹に負荷をかける．呼気に合わせ，脊柱は主に胸椎を回旋させ，さらに上肢を遠位に伸ばす．

患者が対象となる場合，正確な身体評価が行われず修正のためのコレクティブエクササイズではなく，パッケージ化されたプログラムが繰り返し実施されれば，その代償はさらに大きなものになり，問題解決にならないばかりか，悪化してしまうだろう．よって指導者は対象者の状態を見極めアセスメントし，個々に合ったエクササイズをコレクティブする高い能力が求められる．ここで紹介するAthlete Pilates AP™（以下，AP）と Core Power Yoga CPY®（以下，CPY）は，JBJTに基づき，問題となっている部位，または代償となっている部位を探り，機能不全を改善することを目的として筆者が考案したプログラムである．一般的にヨガというと，瞑想や哲学，宗教的思想が含まれることが多いが，CPYはこれらを省略しており，またハイパーモビリティなエクササイズが多く見受けられるが，CPYはスポーツ医学に基づいた適切な関節可動域内でのエクササイズで構成されている．まずはJBJTの観点で腰痛の原因を探るとすれば，胸椎と股関節の可動性の低下である．ここでは胸椎の可動性と腰椎の安定性の向上に焦点を当てたエクササイズをAPとCPYから紹介する（図5〜7）．

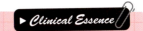

- ☑ 疼痛部位から離れた領域で問題が起きていることが多い．
- ☑ ヨガ，ピラティスは可動性，安定性，モーターコントロール，動作パターンを修正することに焦点を当てたエクササイズである．
- ☑ 正確な身体評価が行える高い能力を持たなくては機能不全は改善されない．
- ☑ JBJTの観点で腰痛の原因を探るとすれば，胸椎と股関節の可動性の低下であることが多い．
- ☑ 胸椎の可動性と，腰椎の安定性を向上させるエクササイズを紹介．

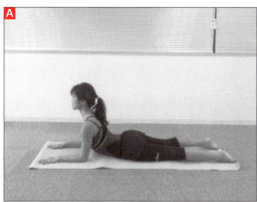
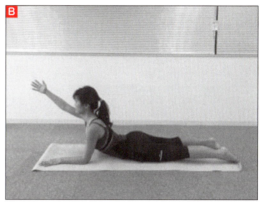
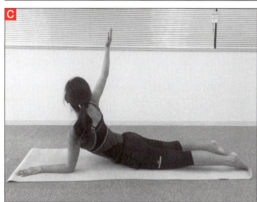
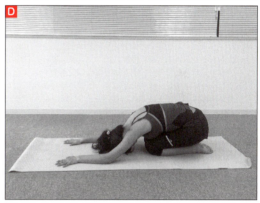

図6　AP：スフィンクス＋リーチ
（A）：肩関節の下に肘関節が位置し，前鋸筋を使いしっかりと床を押す．骨盤は床に降ろし，腰椎の過伸展が起きないように腹横筋を意識し注意する．
（B）：前方に伸ばした手の指先に目線を向ける．
（C）：呼気とともにゆっくりと脊柱の伸展と回旋動作に入る．骨盤の位置をできるだけ動かさないよう意識する．吸気に合わせ戻り，8セット繰り返す（通常は胸郭を広げる際に吸気を行うが，ここでは下後鋸筋の収縮に焦点を当てるため通常の呼吸パターンと逆にする）．
（D）：終了時は脊柱屈曲でストレッチを行う．これを左右実施する．

❶ AP：ヘリコプター

殿部と足底を床につけ，下肢の支持基底面を安定させる．吸気とともに上体を45°後方に倒し，体幹に負荷をかける．距骨下関節，骨盤・腰椎を安定性の関節とし，下肢の支持基底面を安定させる．骨盤・腰椎の安定性を保つために，腹横筋の下部を姿勢筋として持続的に緊張させ，同時に腹横筋上部を呼吸筋

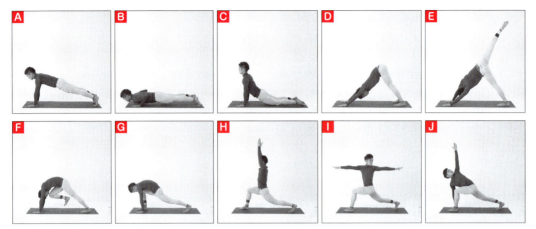

図7　CPY：プランク〜ランジツイストのポーズ

（A）プランク．肩の下に手首がくるようにセットし，踵から頭部まで斜め一直線をキープする．吸気に合わせ腹部を重力に逆らい上方に引き上げ，翼状肩甲を起こさず床を押す．
（B）プローンダウン．呼気に合わせ，プランクのポーズから，脇をしめながら肩関節を伸展，肘関節を屈曲させ，床に胸を下ろす．
（C）アップドック．吸気に合わせ，脇をしめたまま肘関節を伸展し胸郭を広げる．十分に前鋸筋を意識する．肩甲骨は内転させる．腰椎の過伸展を起こさないよう肋骨は引き入れておく．
（D）ダウンドック．呼気に合わせ，坐骨を斜め上に引き上げ，背中が一直線になるポジションにする．腕に体重をかけすぎないように，両手両脚均等に体重をかける．
（E）ペルビックオープン．吸気に合わせ，ダウンドックから片脚を真上に伸ばし，骨盤は挙げている脚の方へ傾ける．挙げた脚の膝関節を屈曲することでさらに大腿四頭筋をストレッチすることができる．腰椎の過伸展を起こさないよう肋骨は引き入れておく．
（F）ニーアップ．呼気に合わせ，脊柱の屈曲と腸腰筋の収縮を意識する．
（G）ランジ．前脚は両手の間に踏み込み，後脚はつま先立ちになり床を蹴り出す．踵の上に膝がくるようポジショニングする．
（H）ランジアップ．吸気に合わせ，ランジから両腕を挙上し，脊柱アライメントを意識し，床と垂直になる．平衡性を意識する．
（I）ランジツイスト1．呼気に合わせ，ランジのポーズから主に胸椎を回旋し，両腕を床と並行に開く．肩関節の理想的な水平伸展を守るためにも，鎖骨の延長線上に上肢を伸ばすとよい．
（J）ランジツイスト2．呼気に合わせ，上肢は床と垂直になるように上下に伸ばす．目線は上の手の指先を見て，頚椎の回旋角度も意識する．

として使い，呼吸を連続的に行うことで，腹腔内圧（intra-abdominal pressure：IAP）を適切に保つ．呼気に合わせ，脊柱は主に胸椎を回旋させ，さらに上肢を遠位に伸ばすことでより胸郭の可動性を向上させることができるだろう．肩関節の過剰な水平伸展とならないよう，上肢を鎖骨の延長線上に保つことも，より胸椎の回旋を向上させるためによい．また頚部の筋に過緊張が起こらないためにも肩甲骨を下制させることが大事である．胸郭の可動性を補完させるために，骨盤・腰椎が無理に回旋し片側の坐骨が床より浮いてしまう，またはつま先の位置にズレが生じてしまうこともある．これは関節の機能が逆転して代償動作が起きていると評価できる．その場合，コレクティブエクササイズとして，同じヘリコプターのリグレッションパターン（軽減法）を応用する．まず肘関節を屈曲し，指先を胸部前方で合わせ，体幹への負荷を軽減し，代償動作を起こさず正しい動作を習得するとよいだろう．

❷AP：スフィンクス＋リーチ

特に腹部の深層筋を働かせ，呼吸を円滑にするためにも，胸郭の可動性が重要である．筆者はAPを指導し気づいた点として，下位胸郭の対称な拡張がある．外肋間筋・内肋間筋・横隔膜という骨格筋は呼吸に深くかかわっており，胸郭の可動性を考えた際に，伸

張性を十分に発揮しなければならない。しかし，それを達成するには，一般的に注目が集まりがちな腹部だけでなく背部にも着目しなくてはならない。それに含まれるのが下後鋸筋である。下後鋸筋を特異的に鍛えつつ，腹部の筋が互いに十分滑走する必要があるのではないだろうか。ここでは，その胸郭の対称的な可動性が高まる AP を紹介する。下後鋸筋は，下位4肋骨（第9〜12肋骨）を下制して呼気を助ける。下位肋骨には，横隔膜が内側に付着しており，肋骨を下制したり，挙上したりすることで，肺拡張を補助し，肺活量を向上させる。反対に下後鋸筋の収縮が弱く，また可動性の欠如のために伸展されにくいと，下位肋骨の可動域制限がかかるためにうまく呼吸ができなくなることもある。よって，この下後鋸筋の機能不全が原因となってアスリートのなかには試合中の呼吸の乱れによって後半には過剰な息切れをする人もいる。これは十分に下後鋸筋が発達していても，胸郭に可動性が足りないために起きていると考えられるだろう。注意点として，こうした脊柱を伸展・回旋をさせるエクササイズは，胸椎下部から腰椎への負荷が大きいため，特に腰椎のハイパーモビリティのクライアントへの指導は，腰椎過伸展を起こさないよう十分配慮したい。またエクササイズのあと，腰椎を屈曲するストレッチを忘れてはならない。繰り返しになるが，呼吸にかかわる筋は肋骨の背部にも着目することにより，最終的に下位肋骨を下制し，胸郭のムーブメントが生まれ肺活量が向上し，呼吸を安定させることができる。こうして下位肋骨の内側に付着する横隔膜や，腹横筋の収縮が適正化され意識しやすくなり，IAP が適度に高まり，体幹全体の強化にも繋がるのではないだろうか。胸郭の可動性は体幹部に大きな影響を及ぼすといえる。トレーニング前に胸郭の可動性を作り出すことで，結果として横隔膜や腹横筋といった体幹の深層筋の活動を促すことができるだろう。

❸ CPY：シークエンス

ヨガでは連続してポーズをとることをシークエンスという。呼吸を合わせながら動き，1ポーズごとに15〜30秒のキープをする。キープ中は自然な呼吸を繰り返す。ここでは，ポーズごとに主にどうモビリティを高めるかを解説する。まずプランクでは肩甲胸郭関節のスタビリティを高め，アイソメトリックコントロールを意識する。体幹を十分に意識し，プローンダウンではエキセントリックコントロールを意識し，肩関節のモビリティを高める。アップドックでは肩甲骨を内転・下制させることで，胸椎の伸展を促す。肩甲骨のポジションは内転位であるが，筋発揮的には内転しすぎないように前鋸筋・小胸筋を働かせたい。また股関節を伸展させることで股関節のモビリティも獲得できる。ダウンドックでは肩関節の屈曲・外旋，前腕回内，肩甲骨を外転・下制させることで，背部のモビリティを高める。腸腰筋をコントロールし骨盤を前傾させることで殿部・ハムストリングスは伸長され，足関節の背屈制限はかなり改善されるだろう。ペルビックオープンでは，ダウンドックから開脚することで股関節の屈曲から伸展に移行することにより股関節のモビリティと，骨盤のモーターコントロールが求められる。これらはすべてスタビリティも求められる。ニーアップでは滑らかなカーブを描くことで脊柱全体の屈曲を促したい。ランジからランジアップでは，股関節モビリティと下肢のスタビリティ，さらに内転筋群の強化を図る。バランスを崩さないよう体幹を意識し，骨盤のモーターコントロールも必要となる。ランジツイスト1では，下肢を安定させたまま脊柱を回旋させ，モビリティを高めながら

も体幹の正中化をキープしスタビリティも必要となるだろう．ランジツイスト2では，下肢を安定させたまま脊柱を回旋させることで，肩関節・股関節のモビリティを獲得する．主に胸椎を回旋することで腹斜筋群を，脊柱を伸展することで脊柱起立筋群が働き，体幹の前後左右のバランスを整えたい．

おわりに

　正しい動作とは身体のさまざまなシステムが協調して働き，制限や機能不全なくあらゆる動作を行える状態である．そのためにはJBJTのアプローチを活用し，「モビリティファースト，スタビリティネクスト」に沿って可動性を優先し，動くべき関節が適切な可動域まで動くように改善する．こうして身体の自由度が獲得されてから，安定性やモーターコントロールが行われることを念頭に置くとよい．可動性がないために代償を受けた安定性の関節は，負のスパイラルを引き起こし，スティフネスやタイトネスといった問題を起こしてしまうことを忘れてはならないのである．このように各関節は相互に強い関係を持っていることから，総合的なアプローチが重要といえる．問題のある部位のみだけでなく，必ず上下の関節の状態も確認し，評価することがJBJTの意図するところである．また，エクササイズをプログラムする際にはJBJTに基づいて考案することが障害の予防となる．これはリハビリテーションやトレーニングに大きな影響を与えることになるだろう．非特異的腰痛を攻略するため，情熱と覚悟をもって指導にあたりたい．

文献

1) Cook G：SFMAブレイクアウトの詳細とフローチャート．ムーブメント，中丸宏二ほか監訳，ナップ，東京，118-119，2014
2) Neumann DA：足部と関連する関節の構造と機能．カラー版 筋骨格系のキネシオロジー，原著第2版，嶋田智明ほか監訳，医歯薬出版，東京，641-662，2012
3) Cook G：関節別アプローチの概念．ムーブメント，中丸宏二ほか監訳，ナップ，東京，308-317，2014
4) Kibler WB：The role of the scapula in athletic shoulder function. Am J Sports Med 26：324-337, 1998
5) Morrey BF, el al：Biomechanics of the shoulder. The Shoulder, vol.1, Rockwood CA, et al eds., WB Saunders, Philadelphia, 208-243, 1990

参考文献
本橋恵美：Joint by Joint Theory．臨スポーツ医 33：908-916, 2016

profile

本橋恵美
Motohashi Emi

一般社団法人Educate Movement Institute 代表理事
株式会社E. M. I 代表取締役
コンディショニングトレーナー

ヨガ・ピラティスメソッドを専門に，オリンピックメダリスト，ゴルフ，プロ野球・ラグビー日本代表などの指導において，アスリートの障害予防および，機能改善を目的に指導しています．また，オリジナルプログラムのCore Power Yoga CPY®・Athlete Pilates AP™・アロマフットセラピーなど指導者育成コースに注力しています．今後はスポーツ整形外科医や理学療法士の皆様と運動療法についてともに研究していきたいと考えております．

2 動作評価に基づく段階的コンディショニングトレーニング

鈴木　岳

はじめに

　昨今におけるアスリートサポートの中で着目すべきポイントは，コンディショニングであろう．受傷および再受傷の予防のために多角的な視点からアプローチを行い，常に良いコンディションを維持することはアスリートにとって必須である．

　メディカルサポートの観点において，受傷後における患部への適切な治療は必須であるが，それと同様に，受傷した根本的原因を機能評価から導き出し，再受傷防止のために機能改善のための運動療法が必要である．

　トレーニングサポートの観点においても，パフォーマンス向上のためのストレングス・スピード・パワートレーニングは必要であるが，その前に，各関節を適切に機能させ，正しい動作獲得が必要である．つまり，パフォーマンス向上のためのトレーニング同様に，傷害予防のための機能改善トレーニングはアスリートにとって必須である．

　上記のメディカルとトレーニングの両サポート側において，再受傷防止および予防のための機能改善のアプローチが必須であり，これこそまさしく「コンディショニング」といえる．コンディショニングとは，アスリートのコンディションを常に良い状態を維持するためのアクションのことを意味するので，生理学的，睡眠，栄養などさまざまな視点でアプローチが必要である．今回は，その中の

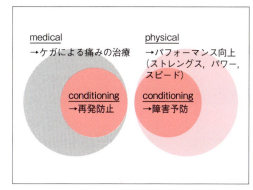

図1　コンディショニングの役割

フィジカルコンディショニングに着目し，非特異的腰痛へのアプローチを述べる（図1）．

1 非特異的腰痛へのアプローチ手順

　非特異的腰痛へのアプローチにおいて，腰部への治療は必須である．しかし，腰部に痛みを引き起こしている根本的原因は，腰部とは別の部位の機能不全によって引き起こされていることが多い．

　また，機能不全を起こしている部位が，どこに存在しているかはアスリート個々によって異なるため，全身の機能評価が必須となる．腰痛を引き起こした原因を見出した後に，その部位をアプローチをすることによって，根本的な腰痛の改善へとつながる．

　SFMA（selective functional movement assessment）は，Gray Cook によってつくられ

た全身の機能評価法であるが，その中で，関節の機能を4つに分類している（図2）.

FNはfunctional non-painful, つまり，痛みなく全可動域の動作が可能．FPはfunctional painful, 全可動域の動作は可能であるが，動作の過程で痛みが伴う．DPはdysfunctional painful, 痛みにより可動域の制限がある．DNはdysfunctional non-painful, 痛みがないが可動域の制限がある．FNは，正常な状態なので通常な動作が可能である．FP, DPはアスリート本人にP（pain）の自覚があることから，診察へのプロセスが容易である．しかし，DNは，痛みを伴っていないことから，アスリート本人が自覚していないことが多い．そのことから，根本的痛みの改善において，「DN探し」のための機能評価は必須である．

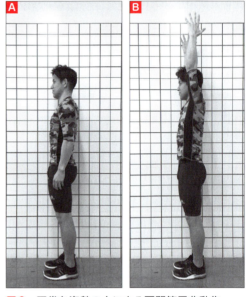

図2　strategy of SFMA

介入の実際

❶「DN探し」のための機能評価

伸展型腰痛を例にして説明する．

立位時の姿勢において，肩甲骨外転，肩関節内旋による胸椎後弯，つまり猫背の姿勢の人が，肩関節屈曲動作を行うとする．肩関節屈曲の全可動域は170°であるが（図3），上記姿勢によって肩関節の可動域も制限される．このような姿勢のバレーボール選手やテニス選手がアタックやサーブのようなオーバーヘッド動作をする場合には，アタック，サーブというタスクを完了するために，過剰な腰椎伸展という代償動作を行う（図4）．この代償動作によって腰痛が発生したとすると，この場合の行うべきアプローチは，①腰部への治療と，②肩甲骨の動きを伴う肩関節の動きの改善である．つまり，P（pain）は腰部であるが，DNは肩関節であったということであ

図3　正常な姿勢の人による肩関節屈曲動作
（A）正常な姿勢
（B）正常な姿勢での肩関節屈曲動作

る．上にも述べたように，DNはどこに存在するかはわからないので，腰痛のアスリートに対し，腰部への診察，評価は必要であるが，DN探しのための，全身の機能評価も必須である．

❷ dysfunctional non-painful jointへの介入

次に，DNを発見した後に行う「DNの改善」への介入である．痛みがないが可動域制

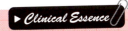

> ☑ 非特異的腰痛へのアプローチには，腰部への治療と共に全身の機能評価を行い，腰痛を引き起こしている原因部位である dysfunctional non-painful joint への介入が必要である．

図4 猫背の姿勢の人による肩関節屈曲動作
(A) 肩甲骨外転，肩関節内旋による胸椎後弯，つまり猫背の姿勢
(B) 姿勢不良での肩関節屈曲動作
(C) 腰椎伸展の代償動作によるオーバーヘッド動作

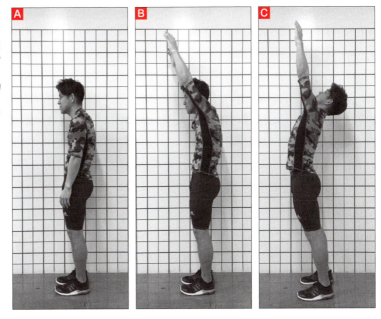

限は，関節の滑走不全や筋のタイトネス（MD：mobility dysfunction）から起こることがあるが，近年では，モーターコントロールの不全による可動域の制限（SMCD：stability/motor control dysfunction）が多いといわれている（図2）．MD に関しては，現存する徒手療法によって改善可能なことが多い．しかし，SMCD へのアプローチは，徒手療法でもストレッチでも改善することが困難であることは容易に想像できるであろう．モーターコントロール不全へのアプローチは，運動による介入が必要となる．

SMCD についてさらに述べると，モーターコントロールの不全による可動域制限も2つに分けることができる．立位による頚椎の回旋を例にあげてみる．立位にて回旋制限がある場合，そのアスリートを仰臥位にして同じ動作（頚椎回旋）をさせてみる（図5）．その

時に以下があるかをみる．
(1) 立位にて可動域制限があったが，仰臥位では全可動域に可動
(2) 仰臥位においても可動域制限があるが，他動的に可動域を検査すると全可動域に可動
(3) 他動的可動域検査においても，可動域制限がある

上記3つに分けられる．まずはじめに，この(1)〜(3)の症状において(3)の症状があった時が MD の可能性が高いので，筋のタイトネスや関節そのものへのアプローチが必要である．しかし，(1)，(2)は立位において可動域制限はあるが，ポジションを変えたり他動で行ったりすれば全可動域があるということは，頚椎の関節や周囲の筋のタイトネスによって可動域制限があるとは考えにくい．つまり，この症状こそモーターコントロールの

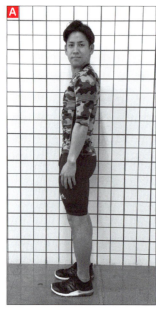
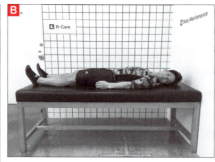
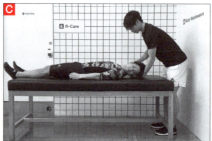

図5 異なるポジションおよび自動/他動での頚椎回旋

（A）立位での自動で行う頚椎回旋
（B）仰臥位での自動で行う頚椎回旋
（C）仰臥位での他動で行う頚椎回旋

頚椎回旋の参考可動域は80°：あごと鼻先が鎖骨の中点を肩側に越える．

不全，SMCDといえるので運動療法によるアプローチが必要である．また，SMCDにおいても(1)と(2)には違いがあり，(1)においては，頚椎そのものの単関節自体では，正常な機能をもっているが，重力に対する体全体の姿勢制御との連動が伴うと可動域制限が生じるケースである．(2)においては，(1)のような他の関節との協調動作や姿勢の制御を取り除いても，頚椎自体にモーターコントロールの不全が生じるケースである．

冒頭にて取り上げた，肩関節の可動域制限による，腰椎伸展の代償動作のケースに関しても全く同じことがいえる．肩関節の可動域制限がモーターコントロールに起因しているのであれば，①肩関節のみの運動療法の介入か，②立位にて重力負荷に対する姿勢制御と同時に，他の関節との連動をさせながら肩関節屈曲動作の介入を行うか，どちらかを判断し運動療法を介入する必要がある．

このように，モーターコントロールの改善のための運動療法においては，段階的なアプローチが必要である．また，MDのように関節や筋のモビリティに問題があった場合，まずはそこにアプローチをするべきであるが，「すべての関節には，モビリティとスタビリティが必要である（Gary Gray）」とあるように，モビリティに問題あった場合においても，モビリティへの介入のあとに，必ずスタビリティへの介入が必要である．

また，非特異型腰痛は，継続的な不良動作によって生じることが多く，その不良動作は，腰部とは別の関節の機能不全（DN）による代償動作によって発生することが多い．このことから，腰痛を誘発させた原因である部位を探し出すために，腰部の評価以外に，腰痛の原因探しの動作評価を行う必要がある．また，その原因は，どの部位に存在するかわからないので，必ず主要な関節すべて（主に，頚椎，胸椎，腰椎，肩関節，肩甲胸郭関節，胸郭，股関節，膝関節，足関節など）を動作評価するべきである．

まとめると，腰部に対する評価および治療の後に

(1) 腰部以外のDN探しのための機能評価

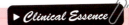

> - ✓ DNには，mobilityとstabilityの両機能の改善が必須である．
> - ✓ stabilityの向上には，重力下の動作と重力を負荷した状態でのエクササイズがある．
> - ✓ 非特異的腰痛の改善のためには，患部の治療，DNの改善の後に，動作パターンを習得するための全身運動が必要である．

(2) DNにMDがある場合は，モビリティ改善のためのアプローチ

(3) 立位の姿勢制御のための機能を使わず，DNである部位に集中した，スタビリティ改善のためのアプローチ

(4) 立位にて，DNである関節と腰部を含む他の関節との連動をさせた腰部の正しい動かし方の教育

(5) 正しい動作パターンを用いたストレングストレーニング

が必要となる．(1)の評価の後に，(2)，(3)の介入は医療従事者は比較的実施しているように思われる．しかし，(2)，(3)は腰痛を引き起こしたDN関節の改善というparts（パーツ）への介入をしただけで，正しい動き，つまり動作pattern（パターン）を習得したわけではない．partsの改善の後にpatternの習得なしには，根本的な腰痛の改善とはいえないので，(4)，(5)の実施は必須である．

❸ 評価に基づく段階的エクササイズ

上記の内容を踏まえて，評価に基づく，段階的エクササイズを紹介する．非特異的腰痛を引き起こした原因探しのために全身の動作評価を行うが，今回は腰椎伸展によって腰痛が発生する場合の例をあげ，それに基づく評価とエクササイズを紹介する．

伸展型腰痛においても，他の傷害と同様に，腰痛を引き起こした他の部位（DN）の関節を探さなければならない．DN関節はどこに存在しているかわからないので，全身の評価が必要となる．まずはfunctional movement screen（FMS）やselective functional move-

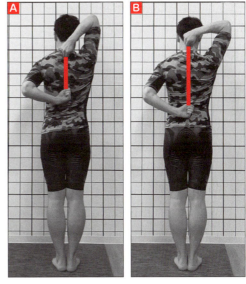

図6 shoulder mobility
(A) 動作パターン正常
(B) 動作パターン不良
両こぶしを脊柱上にのせて，できるだけ近づける．こぶしを強引に手繰り寄せることはしない．両こぶし間の距離が，自分の手のひらの1.5倍以内であれば正常，1.5倍以上であれば動作パターン不良．

ment assessment（SFMA）による動作パターンの評価を行い，その後，必要に応じて個々の関節（パーツ）の評価へと移行していく．

動作パターンの評価の中で，図6にあるshoulder mobilityのスクリーニングにて不良動作がみられた場合，そこには立位時おける肩関節，肩甲胸郭関節，胸椎など複数関節によるパターン動作の不良が考えられる．また，そのなかの一つの関節にDNが存在するとも考えれる．今回は，胸椎伸展制限がみられた場合の段階的アプローチを紹介する（図7〜10）．

また，図11にあるmulti-segmental ex-

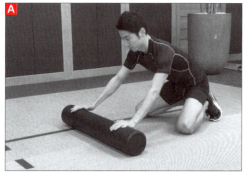
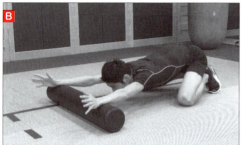

図7　4 point thoracic extension
胸椎伸展のモビリティエクササイズ
四つ這いになり，殿部をかかとに最大限まで近づける．その距離を変えずに，腕を前方にリーチする．骨盤を後傾位，腰椎後弯を保ちながら，胸椎の伸展動作を行う．

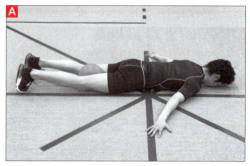
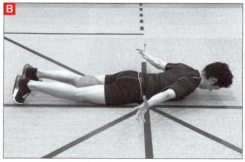

図8　cobra
胸椎伸展のスタビリティエクササイズ（うつ伏せ）
姿勢制御の機能を免除するためにうつ伏せになり，肩関節外旋，肩甲骨内転動作を用いた胸椎の伸展動作．腰椎の伸展動作はほとんど用いず，肩関節，肩甲骨の動作から自然に生まれる胸椎伸展によって胸を床から数cm離す．

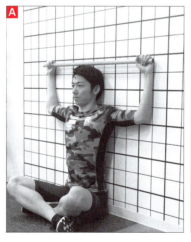
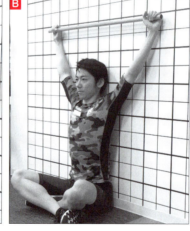

図9　wall sit reach
胸椎伸展のスタビリティエクササイズ（座位）
座位にて上半身の姿勢制御の機能を作動させながら，同時に胸椎伸展動作を行う．仙骨，腰椎，胸椎，後頭部を壁に接地させたまま，肩関節外転を行いながら手の挙上を行う．挙上時に，腰椎伸展の代償動作が起きないようにする．

tensionのスクリーニングにて不良動作がみられた場合，立位時における股関節，脊柱，肩甲胸郭関節，肩関節など複数関節のパターン動作の不良が考えられる．また，shoulder mobility同様に，その中の一つの関節にDN が存在すると考える．そのなかで，股関節伸展制限がみられた場合の段階的アプローチを紹介する（図12〜15）．

示した例でもわかるように，伸展型腰痛だけに焦点を当てても，その腰痛を誘発した部

図10 front squat

胸椎伸展を伴う協調動作のストレングストレーニング

肘を前方に突き出しバーベルを保持した状態を維持したまま，フルスクワット動作を行う．フロントフルスクワットのポジションは，姿勢制御を行いながら，骨盤を後傾，腰椎後弯動作と共に，肘のポジションを前方に維持することで胸椎の伸展動作が行われる．

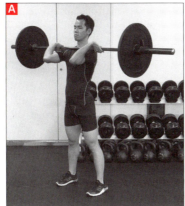
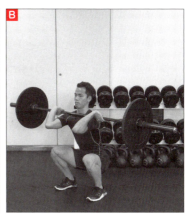

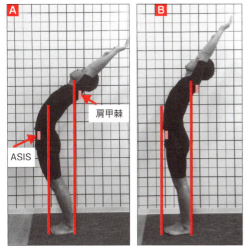

図11 multi-segmental extension

手を挙上して，体を反らす動作を行う．その時に，ASISはつま先の垂線上より前方に，肩甲棘はかかとの垂線上より後方に位置する．脊柱全体で自然なカーブを描いていること．肩関節最大可動域を保ちながら，手の挙上によって耳が腕で隠れていること．上記のことが一つでもクリアしていない場合は動作パターン不良．
（A）動作パターン正常
（B）動作パターン不良
ASISがつま先の垂線上より前方に移動しない場合，股関節の伸展制限の可能性が考えられる．

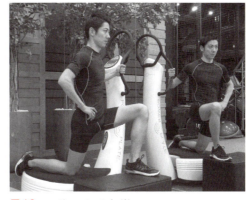

図12 active stretch iliopsoas

股関節伸展のモビリティエクササイズ

片足の膝立ちのポジションになり，前方に体重をシフトする．前足に体重をかけて，後ろ足の股関節を伸展させストレッチさせる．同時に後ろ足の殿筋を収縮させて股関節屈曲筋を相反抑制させる．この時に腰椎伸展の代償動作を避ける．

位は異なるといえる．腰痛を根本的に改善するために，全身の動作評価が必要であり，その評価に基づく段階的アプローチが必要といえる．

おわりに

以上のような考え方こそコンディショニングの概念であるといえる．同時に，傷害予防のための運動療法であるフィジカルコンディショニングは，メディカルサポートであれ，トレーニングサポートであれ，具体的実施内

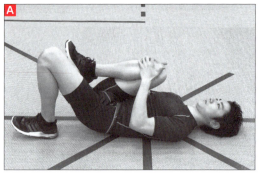 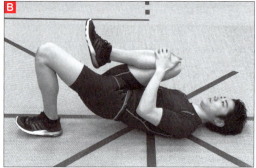

図13 single leg bridge knee hug position
股関節伸展のスタビリティエクササイズ（仰臥位）
仰臥位になり，片足の膝を抱えてそのポジションを維持したまま，殿部を上げる．膝を抱えることで殿部を上げた時に起きやすい腰椎伸展の代償動作を避けて，股関節伸展動作を行う．着地している脛骨は床と垂直にし，ハムストリングスの過剰な収縮を避ける．

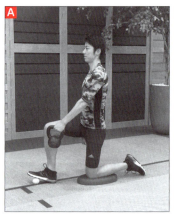 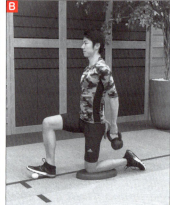 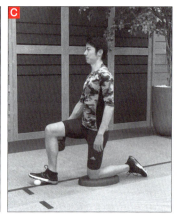

図14 halo half kneeling position
股関節全体のスタビリティエクササイズ（片膝立ち）
片膝立ちになり，後ろ足に全体重を荷重する．その時に股関節中間位にて姿勢を保持する．その姿勢が維持できたら，ケトルベル（重り）を動かし重心位置を移動させながら，股関節中間位を維持することで股関節全体のスタビリティを向上させる．

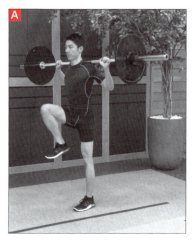 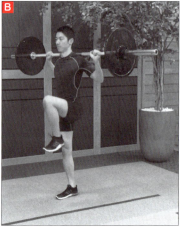

図15 behind neck walk
股関節伸展を伴う協調動作のストレングストレーニング
バーベルを担いだ状態で，その場で腿上げ動作を行う．
片方の脚を上げることによって股関節屈曲と共に骨盤後傾動作が生まれる．よって，床に接地している脚の股関節は自然に伸展動作が行われる．片足にて姿勢制御し協調運動を行いながら，股関節伸展動作を行う．

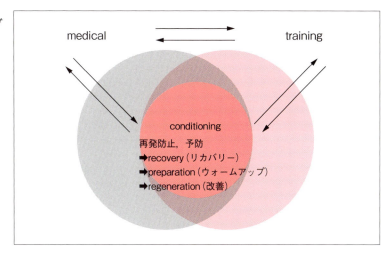

図16 コンディショニングの機能

容はほとんど同じであることから，コンディショニングこそ，メディカルとトレーニングを橋渡しをするものだと考えられる（図16）．

参考文献

1) National Academy of Sports Medicine：NASM Essentials of Sports Performance Training, Clark MA, et al eds, Lippincott Williams & Wilkins, Philadelphia, 2010
2) Gray GW：Total Body Functional Profile, Wynn Marketing, Adrian, 2001
3) Gray Cook, et al：Movement, On Target Publications, Aptos, 2010

---

profile

鈴木　岳．
Suzuki Takeshi

博士（スポーツ医学），全米公認アスレティックトレーナー（NATA-ATC）．2003年，コンディショニング施設であるR-body projectを運営．
トップアスリートから一般の方を対象にアスレティックトレーニング指導を行う．2011年，トレーナー養成機関R-body Academyを開講．
現在では，世界各国で機能改善のための「ファンクショナルトレーニング理論」「コンディショニングコーチング」に関する講演活動を行っている．

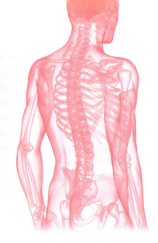

3 腰痛へのピラティスアプローチ

藤谷順三・武田淳也

1 運動療法として注目を集めるピラティス

腰痛に対する予防および治療方法として，西良らの「ジャックナイフストレッチ」[1]をはじめさまざまな体幹トレーニングやエクササイズが推奨されているが，近年，研究的視点からもピラティスへの注目度が高まっておりシステマティックレビューも散見するようになった[2]．PubMed で「Pilates」に関する文献を検索した結果，2018 年 7 月末時点で 393 件，うち腰痛「low back pain」に関しては 73 件と約 2 割を占めた．しかもその約 7 割（49 件）が過去 5 年以内に発表された論文である．さらにピラティスは，腰痛など運動器への効果のみならず，身体や心のさまざまな症状（QOL）に対しても有効なエクササイズであり[3]，運動療法として医療分野からも大きな注目を集めている[4]．

2 ピラティスの原理原則

ピラティスとは，もともと J. H. Pilates 氏が創った"contrology"（コントロール学）のことである[5]．スポーツや日常生活のさまざまな場面で，姿勢や身体の使い方を正しく自己コントロールできる能力を高めることで脊椎へのメカニカルストレスを分散・軽減し，腰痛を予防改善する．その有効な手段の 1 つ

表1　ピラティスの原理原則

オリジナルプリンシパル（original principles）
● 全身の健康（whole body health） ● 全身との公約（whole body commitment） ● 呼吸（breath）
ピラティスムーブメントプリンシパル （pilates movement principles）
● 全身の動きの統合（whole body movement） ● 呼吸（breathing） ● バランスのとれた筋肉の発達（balanced muscle development） ● 集中（concentration） ● コントロール（control） ● センターリング（centering） ● 正確性（precision） ● リズム（rhythm）

（文献5より引用）

表2　モーターコントロール：ビヨンド・ピラティス4つのコンセプト

1. 呼吸とコアコントロール
   （breathing & core control）
2. スパイナルコントロール：軸の伸長と分節的な動き
   （spinal control：axial elongation & articulation）
3. 上・下半身の機能的コントロール
   （upper & lower body functional control）
4. 調和の取れた動き
   （harmonious movement）

（文献6より引用）

がピラティスである．

ピラティスの実施に際しては，表1[5]，表2[6]の原理原則に基づくことが重要である．また，脊椎の各方向への動きにおいて不耐の疾患（その動きを避けるもしくは抑えることが望まし

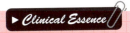

> ☑ 姿勢や動作を正しくアクティブコントロールできる能力を高めることで，脊椎へのメカニカルストレスを分散・軽減し，腰痛を予防改善する有効な運動療法として，医療分野からも大きな注目を集めるピラティス．実施に際しては原理原則に基づくことが重要である．

い疾患）を原則的に分類している（**表3**）[7]）が，臨床上は個々の症例に応じて対応する必要がある．

3 腰痛の運動療法として ～ピラティスの実際

腰椎へのメカニカルストレスを軽減するには，「ピラティスムーブメントプリンシパル」（**表1**）[5]）の最初に記された「全身の動きの統合」を念頭に，脊椎・骨盤を中間位（ニュートラル）にコントロールする能力を高めることが基本となる[8]）．一般に「コア」とは「体幹」と捉えられることが多いが，ピラティスでの「コアコントロール」は，頭頂から足部までの「軸」を意識した動的・静的制御にアプローチする．具体的には，腰椎・骨盤を安定させた状態で股関節だけを動かす「股関節分離」（hip disassociation）と，椎体別の可動性（**図1**）[9]）に基づく胸椎の「屈曲」「伸展」「側屈」「回旋」を促すことで，腰椎へのメカニカルストレスを軽減させる．

以下に，脊椎の各方向への動きを促すピラティスの代表的なエクササイズを紹介する．なお，いずれのテーマも a.「狙いとする動きにフォーカスした基本エクササイズ」⇒ b.「重力やスプリングの抵抗を用いた応用エクササイズ」⇒ c.「異なる方向への動きの要素も含めた総合的なモーターコントロールを必要とする上級エクササイズ」で構成している．スプリングは長さに比例して抵抗が変化するため，スプリングを用いたエクササイズでは，自ずとそのエクササイズに関わるすべての筋肉の筋出力のコーディネーションを獲得でき

表3 脊椎の動きにおける不耐の疾患のカテゴリーの基本例

屈曲	椎間板ヘルニア，骨粗鬆症，神経緊張
伸展	脊柱管狭窄症，脊椎すべり症，脊椎分離症
側屈	椎間関節症，脊柱管狭窄症，骨粗鬆症
回旋	椎間板ヘルニア，骨粗鬆症

（文献7より引用）

る利点がある．

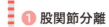 ❶ 股関節分離

急性期では，支持面が広くマットからのフィードバックでコアをニュートラルにコントロールしやすい仰臥位で行う．また，ピラティス専用器具を用いることで，腹臥位，側臥位，四つ這い，座位，立位，逆位などさまざまな姿勢とそれに伴い重力との関係性が変化する中で，対象者の目的や身体特性に応じたさまざまなエクササイズが可能となる．

図2Aは矢状面（saggital plane）の可動性を高めるのに最適なエクササイズであり，股関節・膝関節屈曲位から大腿四頭筋を収縮させて膝関節を伸展することでハムストリングをリリースさせるという点で，西良ら[1]）の提唱する「ジャックナイフストレッチ」とねらいは共通する．**図2B**は四つ這いで行うため支持面が狭くなり，コアコントロールが難しくなる．ハムストリングを収縮させることで，股関節前面の屈筋をリリースさせる．なお，**図2A, B**とも相反神経抑制を活用した疑似クローズドチェイン（pseudo closed chain）のエクササイズである．**図2C**はスプリングのアシストはあるものの，さらに狭

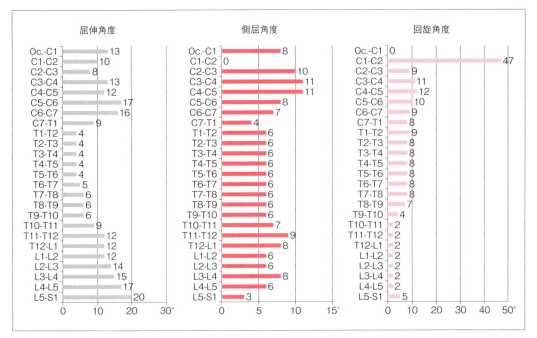

図1 椎体間別の可動性
(文献9より引用改変,筆者訳)

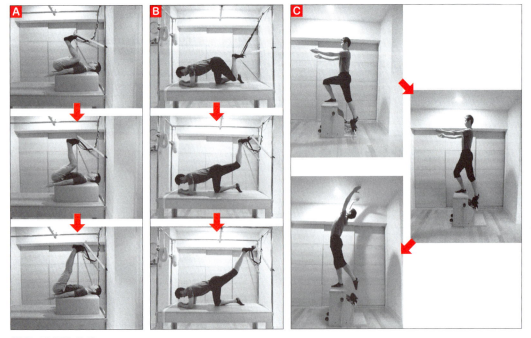

図2 股関節分離
(A) footwork with tower bar(使用器具は Trapeze Table)
(B) hip extension with tower bar(使用器具は Trapeze Table)
(C) forward lunge(使用器具は Chair)
A, B, Cいずれも足関節が回内外せずに安定した動作で行うには,バーへの拇趾球荷重の意識または踵荷重時の足部コントロールにも注意する.

162 ● PART Ⅳ 100％を超えるための運動療法

> ▶ *Clinical Essence*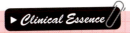
>
> ☑ ピラティスの実施に際しては，腰椎・骨盤を安定させた状態で股関節だけを動かす「股関節分離」と，椎体別の可動性（図1）に基づく胸椎の「屈曲」「伸展」「側屈」「回旋」を促すことで，腰椎のメカニカルストレスを軽減させる．

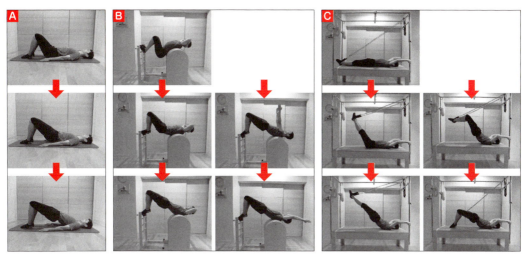

図3　脊椎の分節的な動き
（A）bridging（Mat）
膝を前方に，踵を手前に引き寄せ，股関節内転筋を意識することで動作が安定する．
（B）bridging（使用器具は Ladder Barrel）
図1同様，足関節が回内外しないよう，バーに置く足底部は拇趾球または踵にする．
（C）dolphin（使用器具は Trapeze Table）
常に軸方向の意識と脊椎の分節的な動きの要素，また，脊椎の安定と股関節分離の要素が同時に求められる．

い支持面でバランスをとりながら下肢（股関節・膝・第二趾）のアライメントと胸椎伸展に伴うコアのコントロールを必要とする，より実践的なクローズドチェイン（closed chain）のエクササイズである．

❷ 脊椎の分節的な動き

腹直筋や腹斜筋などの global muscles だけでなく，腹横筋，多裂筋，骨盤底筋などの local muscles を動員させ脊椎の分節的なコントロールが可能になれば，矢状面，冠状面（coronal plane），水平面（transverse plane）のあらゆる動きにおいて，脊椎の局所へのメカニカルストレスを軽減できる．また，脊椎の分節的なコントロールは"しなやかな"動きを生み，ダンス，新体操，フィギュアスケートなど表現力を必要とする競技に極めて有効である．

図3Aはいわゆる体幹トレーニングの1つとして広く知られている基本的エクササイズであるが，下位脊椎から上位脊椎に向け分節的に床面から離していくようコントロールできているか見極める必要がある．図3Bは支持面（上背部・肩甲帯および足底）が床面に比べて不安定になるとともに脊椎伸展位から開始するため可動域が増え，さらに上肢の動きが加わることでコントロールの難易度が上がる．図3Cは動きの各局面で重力またはスプリングの抵抗を受けながら上肢，肩甲帯，脊椎，股関節，膝関節を全身的に統合させてしなやかな動きを生み出す上級エクササイズである．

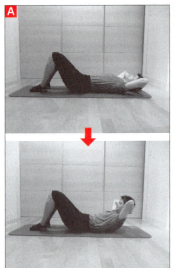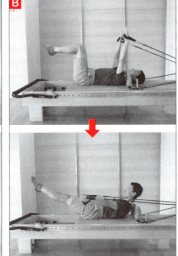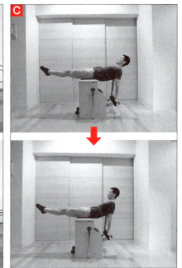

図4　胸椎屈曲
（**A**）hundred prep（Mat）
（**B**）hundred & coordination（使用器具はReformer）
体幹がぶれないよう肩関節を分離させて，前方に出した上肢を呼吸に応じて小刻みに上下させる．
（**C**）reverse swan（使用器具はChair）
胸椎屈曲のROM（可動域）が小さいため楽なエクササイズにみえるが，一連の動きにおいて重力と上体との関係性やスプリングの抵抗が常に変化し続けるため，高度なコーディネーショントレーニングである．

❸ 胸椎屈曲

ここでは腹直筋などいわゆる「アウターマッスル」の筋力トレーニングではなく，腹横筋など「インナーマッスル」を動員しコアのコントロールを促すエクササイズを紹介する．上肢の動きに対して腰痛患者は健常者よりも腹横筋の収縮の遅れがみられる[10]という報告もあることから，腰痛を予防するうえで腹横筋を意識したエクササイズは極めて重要である．

図4Aは一見，普通の腹筋運動にみえるが，軸の伸長と腰椎・骨盤をニュートラルに保ち腹横筋と多裂筋にアプローチする．一般的な体幹屈筋のクランチエクササイズでは多くの場合，腹直筋の隆起と骨盤の後傾を伴うが，それを抑制するように腹横筋と多裂筋を動員することで腰椎の安定化を図りつつ，胸椎の屈曲を向上させていく．図4Bはスプリングの抵抗に下肢の重量が加わり，さらに上肢の動きが伴うことでコアのコントロールが難しくなる．図4Cは，支持面が臀部と両手のみであり，動きの各局面で常に重力やスプリングの抵抗を受けるが，特に胸椎屈曲位から開始肢位に戻る際は腹筋群に遠心性収縮を伴うため，腰椎・骨盤をニュートラルにコントロールする難易度が極めて高くなる．

❹ 胸椎伸展

下位腰椎へのメカニカルストレスを軽減するためには，上位腰椎や胸椎の可動性を促すことが重要であるが，胸椎の伸展には肩甲骨のコントロールが深く関与する．肩甲骨の下制と内転を意識することで胸椎の伸展を促すとともに腹横筋などの動員で腰椎・骨盤を安定させ，過可動となりがちな下位腰椎へのメカニカルストレスを分散させる．

図5Aはスプリングのアシストで胸椎の伸展を比較的スムースに引き出せる．図5B

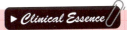

> ✓ 胸椎のエクササイズでは，脊柱の軸方向の伸長を意識して腹横筋と多裂筋を動員し腰椎の安定化を図り，過可動となりがちな下位腰椎へのメカニカルストレスを分散させることが大切である．特に胸椎伸展の際には，肩甲骨の下制と内転を意識することも肝要である．

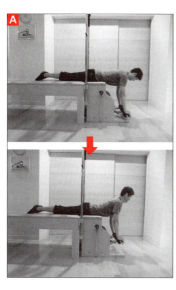
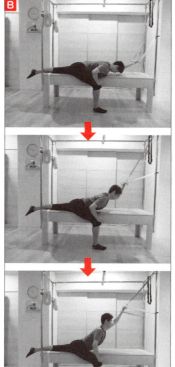
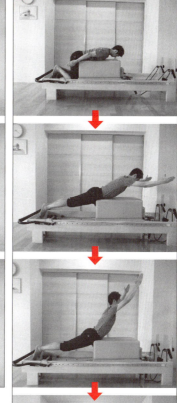

図5 胸椎伸展
（A）swan（使用器具は Chair）
（B）swan（使用器具は Trapeze Table）
投球，サーブなどさまざまなスポーツでみられる下肢～体幹～肩甲帯～上肢の運動連鎖を学習（moter learning）できる．
（C）Long Box Swan（使用器具は Reformer）

は上肢を支持するバーが体幹から離れた位置で可動し肩関節の大きな屈曲動作を伴うため，上肢，肩甲帯，体幹，下肢の統合的なコントロールを必要とする．野球の投球，テニスのサーブ，バレーボールのスパイクなどをする際の効率的な全身の運動連鎖の修得に有効なエクササイズである．図5Cは支持面が鼠径部と足底のみで極めて小さいうえに，上肢を挙上させることでダイナミックな抗重力運動となるため強度も高い．最終的には両膝を屈曲させ，より全脊椎の伸展を引き出すが，その際は腰椎の過度な伸展を伴わないようコ

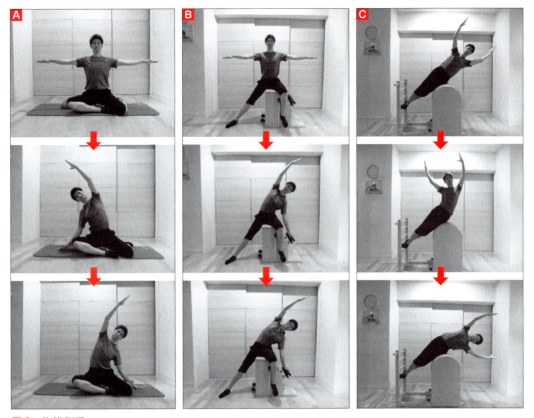

図6 胸椎側屈
（A）mermaid（Mat）
（B）mermaid（使用器具はChair）
（C）side sit up（使用器具はLadder Barrel）
A, B, Cいずれも腰椎に負担が掛からないよう側屈時に軸（脊椎）の伸長を意識する．

アのコントロールが重要となる．

5 胸椎側屈

　胸椎は椎体1つ1つの側屈方向への可動域は小さいものの，12ある椎体全体では可動域が大きくなる（図1）[9]．以下のいずれのエクササイズも胸椎の動きを引き出すことで，腰椎へのメカニカルストレスを軽減できる．

　図6Aは横座り（Zシッティング）で行うが，膝や股関節の痛み，骨盤後傾，左右いずれかの坐骨がマットから浮くなどがあれば，クッションを敷くか椅子に座って行う．図6Bはバーを下方へ押すことで体幹の側屈側にスプリングの抵抗が加わり相反神経抑制により体幹の反対側がリリースされ可動域が増える．上肢肩甲帯と体幹との関係性（アライメント）への気づき（awareness）を側屈する動作のなかで高めることができる．図6Cは脊椎ニュートラルからスタートし，抗重力方向への側屈と重力方向への側屈の両方をすることでさらに可動範囲が増え，上肢の挙上も加わることでよりダイナミックな高強度の運動となる．

6 胸椎回旋

　ゴルフ，野球，テニスなどの競技では，回旋に不向きな構造の腰椎にメカニカルストレスがかからないよう，股関節の内外旋ととも

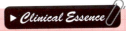

> ✓ 胸椎は椎体1つ1つの側屈方向への可動域は比較的小さいものの，12ある椎体全体の動きを引き出すことで可動域が大きくなる．胸椎回旋時は，常に脊椎全体をニュートラル（自然なS字カーブ）にするよう意識することが基本である．

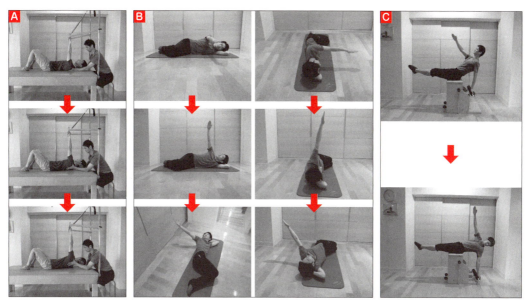

図7　胸椎回旋
（**A**）active control of shoulder girdle（使用器具はTrapeze Table）
（**B**）spine twist/sidelying（Mat）
（**C**）side arm twist（使用器具はChair）
Aは図のようにスプリングのアシストを用いて徒手療法によるアプローチをすることも可能である．
B，Cは，スムースな回旋を促す上で目線も重要となる．

に胸椎の回旋を促す必要がある．胸椎は腰椎より回旋（水平面）に適した構造（図1）[9]であるが，屈曲，伸展（矢状面）や側屈（冠状面）の動きが入ることで回旋の動きが制限される[11]ことから，十分な回旋を促すために脊椎をニュートラルにすることを基本とする．

図7Aはスプリングのアシストにより回旋動作が意識しやすい初級のエクササイズである．図7Bは側臥位で行うため，左右の上前腸骨棘（ASIS）を結んだ線を床面に対して垂直にするなど骨盤帯をニュートラルポジションで保持し胸椎回旋を促すことで，腰椎へのメカニカルストレスを軽減する．なお，上肢が肩甲骨面より水平外転しないよう注意

する．図7Cは支持面が小さく，体幹の屈筋群と伸筋群を同時に働かせた状態で，体幹の床面に対する角度と体幹に対する肩関節の角度が変化し，さらには回旋動作にスプリングの抵抗が加わるなかで回旋角度も変化していくため，コントロールの難易度が極めて高い．

❼ 体重支持

四つ這いの姿勢は，支持面が小さく脊椎に対する床面からのフィードバックがないため，空間認知力が求められ，仰臥位と比べて腰椎・骨盤をニュートラルにコントロールするのが難しい．また，肩甲帯および上肢の安定

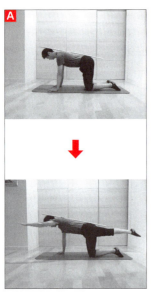 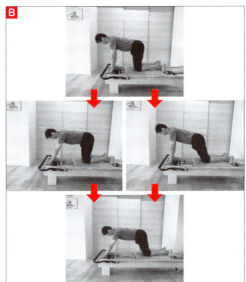 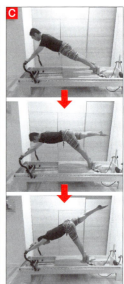

図8 体重支持
（**A**）all 4's（mat）
（**B**）all 4's（使用器具はreformer）
（**C**）long stretch series-arabesque（使用器具はreformer）
A，Bは腰椎・骨盤のニュートラルを確認するため，脊椎に沿って棒を当てている．後頭部，胸椎，仙椎の3点に棒が接し，腰椎部には手のひら1枚程度のスペースが目安ではあるが，最終的には自分のイメージ通りにコントロールできることが最も重要である．

も必要とする．

図8Aは体幹トレーニングとして一般的に浸透したエクササイズであるが，上肢と下肢を動かす際も腰椎・骨盤がニュートラルにコントロールされているか，支持側と挙上側の肩甲帯のアライメントが適切かを常に意識する必要がある．図8Bでは，スプリングの抵抗に対して脊椎・骨盤を常にニュートラルにコントロールしたまま，肩関節と股関節の分離（屈曲・伸展）を別々にあるいは同時に加える．図8Cは支持面が不安定な体勢で常に重力やスプリングの抵抗を受けながら，コアをニュートラルにコントロールしたうえで，肩関節分離（屈曲），支持脚の股関節分離（屈曲），挙上する脚は体幹の延長線上にコントロールする，かなりチャレンジングなエクササイズである．

まとめ

以上，腰痛に対する運動療法としてのピラティスについて具体例を解説した．

ピラティスは，患部へのメカニカルストレスを分散・軽減させるために，患部の安定化を図ると同時に隣接する身体部位の可動性を高めることから，発症後比較的早いタイミングでリハビリテーションとして導入しやすい．また，専用器具を用いることで動作のアシストを多段階で設定できるため，早期の競技復帰をサポートできる．さらに，同じ姿勢（仰臥位・腹臥位・側臥位・四つ這い・座位・立位・逆位など）でも，多様に変化していく姿勢のなかであってもさまざまな動作を分解することで単純化，あるいは組み合わせることで複合化して学習（motor learning）できるため，幅広い競技でパフォーマンスの向上に有用である．同時に，アスリートとして「自分自身のモーターコントロールを，何としてで

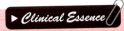

✓ ピラティスは，さまざまな動作を単独で，あるいは複合的に学習（motor learning）できるため，幅広い競技でパフォーマンス向上に有用である．また，ピラティスの本質は身心（体・心・精神）のコントロール学であり，本来の対象はすべての人である．

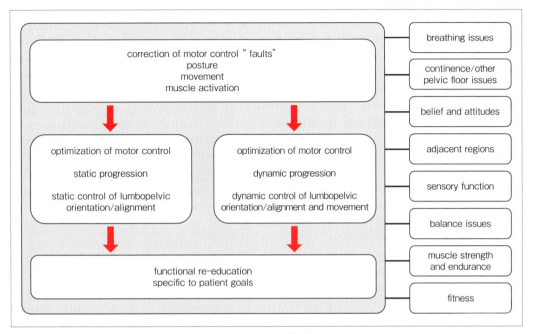

図9 腰・骨盤痛におけるモーターコントロール的介入の統合モデル
左枠は，誤った姿勢，動作，筋出力を静的および動的トレーニングを通じて機能的再教育し介入することで改善していく基本的な漸進課程を表した概念図．右は，個々の症例において考慮が必要な補足的要素．これらの要素がモーターコントロールへのアプローチを阻害する要因となりうるため，さまざまな角度からの視点が求められる．
（文献12より引用）

もより良く修正し最適化したい」という信念（belief）と態度（attitude）が，腰痛・骨盤痛におけるモーターコントロール不全の修正・最適化には不可欠な要素である（図9）[12]．

ピラティスの本質は身心（体・心・精神）のコントロール学であり，日常生活からスポーツまであらゆる動作におけるモーターコントロールを含む．本来の対象はすべての人であり，われわれはこれまでも幅広い年齢（10～80歳代）の一般人を対象に，ピラティスを「カラダ取説®」[13]，すなわち「自分自身の"カラダ"の取扱い説明書を知り，実際に"カラダ"を正しく使えるように修得する方法」として東京，福岡，鹿児島を中心に講座を開催し指導するとともに指導者の育成を行ってきた．また，スポーツ医学や腰痛などの整形外科領域の学会に限らず，産業医学やプライマリケア，抗加齢医学，男性・女性医療などの幅広い領域の学会，行政，健康運動指導士会などの各種団体からも講演依頼を受け，さらには大学の授業でも指導するなど「カラダ取説®」の普及に積極的に取り組んでいる．

2017年に，PMA-CPT（PMA certified pilates teacher）であるわれわれ日本人の医師，理学療法士3人で日本の医療と独自性を考慮してプログラムをつくりスタートさせた「Motor Control：ビヨンド・ピラティス」が，2018年8月には徳島大学病院リハビリテー

ション部に，大学病院としては本邦初で導入され，医療の一環として活用されることとなった．これらの活動を通して，一人でも多くのアスリートや一般人が腰痛をはじめさまざまな運動器の障害や疾患から解放されること，そのためにいつかピラティスが義務教育にも取り入れられ，保健体育の授業でも教えられるようになることを願ってやまない．

執筆協力者：増渕喜秋，岩根直矢（広域医療法人明和会 整形外科 スポーツ・栄養クリニック代官山，Pilates Lab 代官山）

文献

1) 西良浩一ほか：腰痛に強い体をつくる．再発防止エクササイズ．腰痛完治の最短プロセス．角川書店，東京，204-207, 2014
2) Lin HT, et al：Effects of Pilates on patients with chronic non-specific low back pain：a systematic review. J Phys Ther Sci 28：2961-2969, 2016
3) 藤谷順三ほか：Pilates の実践が抗加齢QOLに及ぼす影響．第15回日本抗加齢医学会総会抄録集，福岡，226, 2015
4) 武田淳也：医師に学ぶ運動療法としてのピラティスの可能性．運動療法としてのピラティスメソッド，近 良明監，桑原匠司編，文光堂，東京，7-20, 2017
5) Pilates JH, et al：エクササイズの前に．Return to Life Through Contrology, 日本ピラティス研究会訳，武田淳也監訳・編著，現代書林，東京，62, 2010
6) 武田淳也ほか：Motor Control Beyond Pilates Basic 1 テキスト．日本ピラティス研究会，東京，34, 2017
7) 武田淳也ほか：ピラティスによる腰痛管理．臨スポーツ医 30：739-752, 2013
8) Panjabi MM：The stabilizing system of the spine. Part Ⅱ. Neutral zone and instability hypothesis. J Spinal Disord 5：390-396, 1992
9) White AA 3rd, et al：The basic kinematics of the human spine. A review of past and current knowledge. Spine (Phila Pa 1976) 3：12-20, 1978
10) Hodges PW, et al：Inefficient muscular stabilization of the lumbar spine associated with low back pain. A motor control evaluation of transversus abdominis. Spine 21：2640-2650, 1996
11) Fryette HH：Principles of osteopathic technic. American Academy of Osteopathy, Newark, OH, 1954
12) Hodges PW, et al：Integrated clinical approach to motor control interventions in low back and pelvic pain. Spinal Control：The Rehabilitation of Back Pain, Hodges PW, et al eds, Churchill Livingstone, London, 257, 2013
13) 武田淳也：『カラダ取説』とは？―「はじめに」にかえて．カラダ取説，徳間書店，東京，2-4, 2013

profile

藤谷順三
Fujitani Junzo
広域医療法人明和会 整形外科 スポーツ・栄養クリニック福岡 通所リハビリテーションセンター
Pilates Lab 福岡

平成2年徳島大学総合科学部卒業，平成5年福岡大学大学院体育学研究科修了．平成26年より現職．デイケアにてピラティスをベースとした正しいカラダの使い方「カラダ取説®」や骨盤底筋エクササイズなどを取り入れた介護予防運動を指導．平成29年九州大学大学院人間環境学府（博士後期課程）に社会人入学し，ロコモ・サルコペニア・フレイルと身体活動に関する疫学研究にも取り組んでいます．

武田淳也
Takeda Junya
広域医療法人明和会 整形外科 スポーツ・栄養クリニック(福岡・代官山)
Pilates Lab(福岡・代官山)

PART

V

100％を超えるための
低侵襲手術

局所麻酔 Transforaminal PED

手束文威・倉持梨恵子

1 TF-PEDの適応

腰椎椎間板ヘルニアに対する経皮的内視鏡下椎間板ヘルニア摘出術（percutaneous endoscopic discectomy法：PED法）は，土方式 percutaneous nucleotomy法（PN法）[1]から発展した transforaminal approach（TF）[2,3]，microendoscopic discectomy法（MED法）をさらに小さな皮膚切開で行う interlaminar approach（IL）[4]，外側ヘルニアに対する posterolateral approach（PL）などの方法がある（図1）．これらのアプローチを駆使してさまざまなタイプの腰椎椎間板ヘルニアの治療に適応がある．

その中でもTF-PED法は，局所麻酔下に手術を行うことができ，約8mmの皮膚切開，腰背筋群に対して非常に最小侵襲の手術法であり，スポーツへの復帰時期が問題となるアスリートにとって利点が大きいと考えられる（図2）．

ただし，以下のような症例については注意が必要である．腹臥位での1時間程度の手術に耐えられない症例（閉所恐怖症，パニック障害など），陳旧性の終板輪骨折を合併したヘルニアの症例，高度に upmigrate, downmigrateしたヘルニア症例，high iliac crestのL5-S椎間板高位の症例などは，我々の施設では全身麻酔下の後方手術（MED）を選択

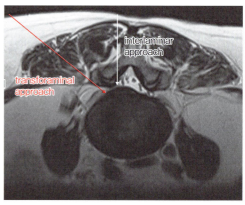

図1　PED法のアプローチ
transforaminal approachは土方式PN法から発展した後側方アプローチの一つである．interlaminar approachはMED法をさらに低侵襲化したアプローチである．

している．

しかし，当初TF-PED法で対応がむずかしいと考えていたL5-S椎間板高位のヘルニアについても，術前CTでの3次元的な腸骨の位置を確認し[5]，骨盤干渉が少ないと判断すれば，上関節突起を掘削して椎間孔を拡大（foraminoplasty）することでヘルニアに近づける症例もある[6,7]．

2 TF-PEDの実際

TF-PEDのアプローチに特有の手術合併症として exiting nerve root 損傷がある．これを予防するための方法としては，脱出髄核に直接アプローチせず，Kambin's safety tri-

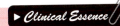

> ▶ *Clinical Essence*
>
> - ☑ 腰椎椎間板ヘルニアに対する局所麻酔下 TF-PED 法は約 8 mm の皮膚切開，腰背筋群に対して最小侵襲の手術法である．
> - ☑ 腹臥位で 1 時間の局所麻酔手術に耐えられない症例，終板輪骨折を合併したヘルニア症例，高度に upmigrate, downmigrate したヘルニア症例，high iliac crest の L5-S 椎間板高位の症例は，本法以外の他の治療法も検討する．

図2 症例：23歳女性．L4-L5椎間板ヘルニア
(A) 術前 MRI (T2WI) 矢状断像，L4-L5 椎間板ヘルニアを認める．
(B) TF-PED 術後 12 ヵ月の MRI 矢状断像，ヘルニアが消失している．
(C) 術前 MRI 冠状断像，左 L5 神経根の圧迫を認める．
(D) TF-PED 術後 12 ヵ月の MRI 冠状断像，ヘルニアが消失し，左 L5 神経根の圧迫が改善している．

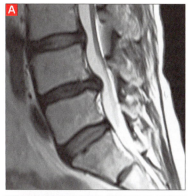
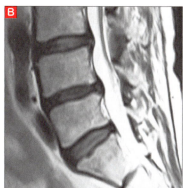
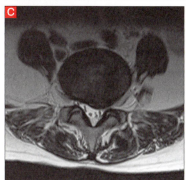
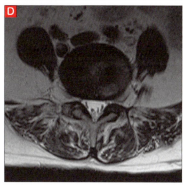

angle が大きくとれるやや内側の皮膚切開位置からのアプローチを使用し，上関節突起の外側・腹側を掘削し椎間孔を拡大することで（foraminoplasty），working space を広げ，外筒と exiting nerve root が干渉しないように，そして内側に外筒を設置し直すことでヘルニアにより近づける工夫をしている．また，若年者のヘルニア症例であれば，椎間板内の圧が高く，ペンシル型ダイレーターを椎間板内に挿入した時に，ヘルニアが悪化し強い腰痛や下肢痛，麻痺を起こす症例もあるため，われわれは，いったん椎間板線維輪の外側に設置した状態から鏡視を開始し，outside から染色された髄核を摘出し，ある程度椎間板内の減圧を行ってから椎間板内に外筒を挿入している．この手法を foraminoplastic outside-in 法と呼んでいる．

❶ TF-PED (foraminoplastic outside-in 法) の実際

椎間板レベルで後方に脱出したヘルニア症例に対する foraminoplastic outside-in 法を紹介する（図3）．

❶ 術前計画

刺入位置をあらかじめ決定しておくことが，とても大事である．われわれはあらかじめ外来診療で椎間板造影と造影後 CT 検査を行っ

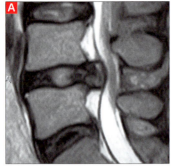
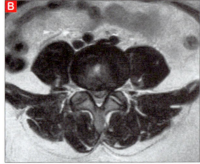

図3 症例：36歳男性，L4-L5椎間板ヘルニア
（A）MRI T2WI矢状断像
（B）MRI T2WI冠状断像

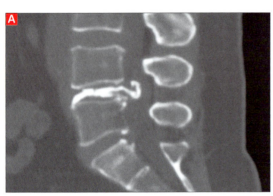
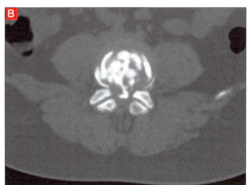

図4 症例：36歳男性，L4-L5椎間板ヘルニア（図3と同一症例）
（A）CTディスコグラフィー矢状断．造影剤の後方への漏出が確認できる．
（B）CTディスコグラフィー冠状断．TF-PEDのアプローチと腸骨の干渉はほとんどないが，脱出ヘルニアを摘出するには上関節突起の骨切除（foraminoplasty）を要することがわかる．

ている．この時に実際の手術時のデモンストレーションになることを患者に説明し，X線透視台の上で腹臥位になってもらい，腹部に枕を入れ腰椎の前弯を減じた状態で穿刺を行う．この時に重要な点は穿刺針の刺入位置である．腰椎MRIで罹患椎間の軸位断を確認し，椎間関節の外縁を通って脊柱管幅の外側で椎間板後縁となる位置にラインを引き，理想的な刺入角度と刺入位置を決定する．上位腰椎であれば腎臓，肺など重要臓器との干渉の有無の確認，下位腰椎であれば，骨盤との干渉，また稀に上行・下行結腸の位置についても確認が必要である．椎間孔が広い症例では，脊柱管内へ穿刺針が入る可能性があるため注意が必要である．

正中からの距離を皮膚上にマーキングし，透視台のアームを回転させ，側面像を見ながら罹患椎間の頭尾側終板に平行となるように穿刺を行う．まずは，針を上関節突起外縁に当て，徐々に滑らせるように椎間板後縁に到達する．アームを回転させ正面像を確認し，針の先端が椎弓根内縁にあれば理想的な位置である．穿刺時に下肢症状がないことを確認する．そのまま椎間板内中央まで針を進め，症状を確認しながらゆっくりと造影剤を注入し，造影剤が背側へ漏出することを確認する（図4）．

椎間板造影後のCT像でヘルニアの脱出路を確認する．術前計画を立てるためのCT検査画像については，仰臥位での画像よりもより術中の体位に近い腹臥位撮影の方が良い．

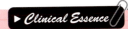

- ☑ 術前に，実際の手術を想定した腹臥位での椎間板造影検査・CTディスコグラフィーを行うことが重要である．あらかじめ患者に術中体位が取れるかどうかを確認しておくことも重要である．
- ☑ 実際の手術では，局所麻酔薬を用いて十分に椎間関節外縁と線維輪後方を麻酔しておくことが，ポイントである．
- ☑ foraminoplastic outside-in 法を想定した穿刺を行う場合は，上関節突起の外縁を滑らせるようにして椎間板へ穿刺することが重要である．その後の内視鏡を挿入した時のオリエンテーションが理解しやすい．

❷ 手術室搬入

静脈ラインを確保し，脊椎手術用4点支持台に腹臥位となり，プレメディケーションを行う．鎮痛薬はペンタゾシン（ペンタジン，ソセゴン），鎮静薬はヒドロキシジンパモ酸塩（アタラックスP）を使用し，会話が可能で指示動作に応じられる程度の鎮静状態を維持する．術者は患側から手術を行うため，手術器械台は患側，X線撮影装置（Cアーム）や内視鏡モニターは健側に準備する．

❸ 刺入位置の決定

X線透視で前後像を確認し，回旋の有無をチェックし，適宜体位を調整する．側面像で罹患椎間のレベルを確認し，頭尾側椎体の終板に平行な像を得る．❶で計測した正中からの距離をマーキングし，予想刺入位置を決定する．

❹ 椎間板穿刺・造影

X線透視で側面像を確認しながら，❷で決定した刺入位置を中心として，皮下に局所麻酔を行う．続いて，上関節突起を目指して，カテラン針の先を進める．骨に当たった感触を得たら，そこから皮下まで十分に局所麻酔を行う．PTCD針へ変更し，上関節突起から椎弓根外側まで麻酔を行った後，再度上関節突起に針先を戻し，上関節突起の外側を滑らせるようにして線維輪後縁へ針先を進める．この時点で，前後像を確認し，椎弓根内縁の位置にあれば至適位置となる．針先が線維輪に刺入した抵抗を感じた時点で，まずは1〜2ml程度の麻酔を行う．針先をさらに進め，インジゴカルミンと造影剤を1対1にしたものを注入し，背側の硬膜外側まで造影剤が漏出したことを確認する．

❺ 皮膚切開・ダイレーティング・外筒設置

皮膚は，PTCD針の刺入位置からやや外側へ向けて約8mm横切開する（ハンドダウンしていくことを想定）．内視鏡が入ることを想定し，しっかり筋膜まで切開する．ガイドピンを通し，PTCD針を抜去する．ガイドピンに沿って徐々にダイレーティングを行うが，一連の操作では，ピンやダイレーターが椎間板から抜けてしまわないこと，また深く入りすぎないことを，その都度X線透視で確認する．ダイレーターから直接外筒の設置が可能なシステムもあるが，ない場合は一度，ガイドピンを再挿入し，ペンシル型ダイレーターに変更し，先端を椎間板内に設置した状態で外筒を挿入する（図5）．患者が持続する下肢痛・痺れを訴える場合は，神経根との干渉が疑われるため迷わずいったん抜去する．

❻ 内視鏡の挿入

椎間板内に外筒を設置し，中から徐々に染色されたヘルニアを摘出していく方法がinside-out法である．椎間板外（＝椎間孔内）に設置して，椎間孔をハイスピードバーで拡大しながら，ヘルニアを外から摘出していく方法が前述のforaminoplastic outside-in法である（図6）．この時に上関節突起の骨膜が露出しているとオリエンテーションがつきや

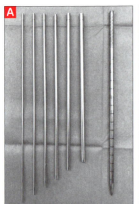 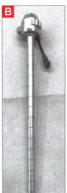 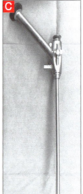 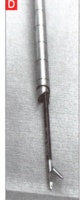

図5 PEDに必要な各種手術器具
（A）各種ダイレーター，右端がペンシル型ダイレーター
（B）ダックビルタイプのカニューレ（外筒）
（C）内視鏡（25°斜視鏡）
（D）内視鏡を通して鉗子を広げた様子

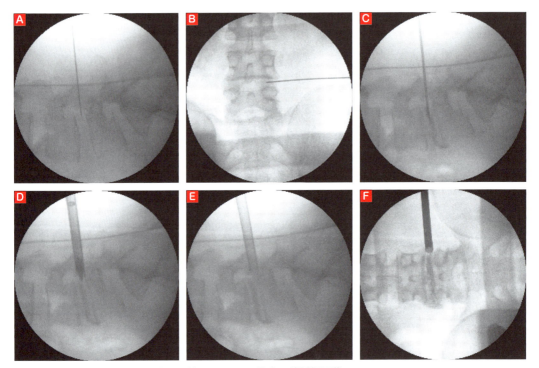

図6 foraminoplastic outside-in法でのPEDの術中X線透視画像
（A）側面像で椎間板線維輪背側へ穿刺
（B）側面像でAの位置にある時，正面像で椎弓根内縁にあれば至適位置
（C）椎間板内を造影し，ガイドピンに沿って順次ダイレーションを開始
（D）ペンシルダイレーターに沿って外筒を挿入
（E）外筒を椎間孔入り口へ設置
（F）正面で外筒の位置を確認

すいが，軟部組織が多く残っているとオリエンテーションが不良となる．椎間板穿刺からダイレーティングまで上関節突起の外縁をこするように行うことが成功の秘訣である．画面の中央に青色に染色された椎間板，ダイレーティング時に作成した孔が確認できるまで，ラジオ波バイポーラを用いて，椎間孔内の脂肪組織，靱帯を郭清する．

❼ foraminoplasty

椎間孔がとても広く，exiting nerve root

図7 図6E, Fの位置から内視鏡を挿入したところ
（A）上関節突起を露出
（B）ハイスピードバーで上関節突起を削りforaminoplastyを開始

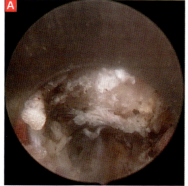
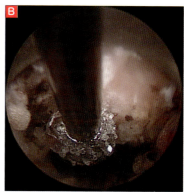

図8 foraminoplasty後に椎間孔を拡大した後の術中鏡視像
（A）画面の上が上関節突起，右が椎弓根，青色に染色されたヘルニアを確認できる
（B）outsideから鉗子でヘルニアを摘出している様子

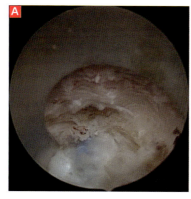
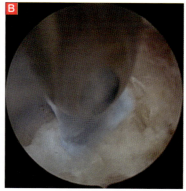

の刺激症状なく容易に椎間孔内へ外筒を進められる症例を除いては，多くの症例ではハイスピードバーを用いて，上関節突起の腹側を掘削するforaminoplastyを行う方が安全である（L4-L5，L5-S椎間板レベルのヘルニア症例についてはほぼ全例で行っている）（図7）．

❽ outsideから髄核摘出

当初作成した孔から鉗子を挿入し，青色に染色された髄核を摘出していく．この時にある程度大きなフラグメントの脱出髄核を摘出することもできるが，これで完全に神経根が除圧されているかどうかの確認はできない．そのため，外筒を回転・ハンドダウンさせながら徐々に椎間孔内側に進め，さらに内側の脊柱管側に近い位置で，外筒の背中側で神経根（traversing nerve root）を保護した状態で神経根直下のヘルニアを摘出していく（図8）．

❾ insideから髄核摘出

次にいったん内視鏡を引き抜き，ペンシル型ダイレーターを挿入し，外筒を椎間板内に挿入する．これまでの操作である程度，椎間板内の髄核を摘出しているため，安全に挿入することができる（はじめに椎間板内に挿入することで，ヘルニアが悪化する症例もあるため）．X線透視正面で，外筒の先端が椎間板中央まで挿入されていることを確認し，さらに正中のヘルニアを摘出していく．

❿ 硬膜外鏡視

外筒を椎間板外に引き抜き，half and half（後縦靱帯を挟んで腹側が椎間板，背側が硬膜外腔）の位置から硬膜外腔を観察し，ヘルニアの残存がないこと確認できることを手術のエンドポイントとしている．この時に，ラジオ波バイポーラの先端を硬膜外に進め，先端がX線透視正面像で正中近くまで挿入され

ていること，また先端を動かしながら圧迫因子がないことを確認することも重要である．

⓫ ドレーン留置

十分に止血を確認することも重要である．還流圧を徐々に下げて，出血点を確認しラジオ波バイポーラで止血を行う．頻度は低いが，術後に症候性の後腹膜血腫を生じ，手術を要した例もあると報告されている．われわれの施設では，全例で閉鎖式持続吸引ドレーンを留置し，術後血腫などの周術期合併症は認めていない．排液量は術後数10mL以内で，翌日朝には抜去している．

❷ TF-PED の術後経過

手術終了時に仰臥位となり，straight leg raising test（SLRT）が改善していることを確認する．術当日に離床，トイレ歩行を行っている．初回離床時に，術前の下肢神経症状が改善しているかどうかを確認する．術翌日にドレーン抜去し，希望があれば同日退院を許可している．シャワー浴はフィルムドレッシング材の上からであれば許可しているが，浴槽への入浴については創治癒まで待つよう説明している．術後1週間の外来診療で創部の確認を行っている．

（手束文威）

3 術後リハビリテーション

❶ すべての動きの基本，体幹の安定性を再教育

局所麻酔での transforaminal PED により，術後早期より積極的なリハビリテーションが可能となった．リハビリテーションを考えるうえで，症状の直接的な原因であった腰椎椎間板ヘルニアに至った原因を，もう一段階掘り下げて分析すると，椎間板の脱出を促す歪み，つまり「腰が痛む前」に存在していた不適切な動作や姿勢に真の原因があることに気づく．患部の組織修復や症状改善はもちろん，椎間板脱出の原因となった「腰が痛む前」の動作や姿勢における諸問題の是正は，特に高強度の運動を繰り返すアスリートにとって，腰痛を攻略するための重要な課題である．椎間板に不適切な歪みを与えない，正しい姿勢と動作を徹底的に追及し，再発の予防に努めることが肝要である．それを達成するために認識すべき点として，受傷部位に歪みを起こすような患部外の状態については，本人が痛みや不具合として認識できない潜在的な問題であることがあげられる．したがって腰痛の解決には本人が自覚できていない動きや諸問題へのアプローチも鍵となる．

❶ 椎間板内圧を上げないために考えること

腰椎椎間板ヘルニアのリハビリテーションにおいて，椎間板内圧を上げず，再発を防ぐために，最も単純で重要なことは腰椎屈曲を起こさないようにすることである[8]．そのためには，腰椎を「ニュートラル」な位置に保ち，腹腔圧を維持し，いわゆる体幹を安定させたまま運動を行うことが基本となる[9]．腰椎の安定性が獲得できていることは腰痛の予防において最も重要な課題であり，さまざまな姿勢，負荷の方向，四肢の動きに対して，体幹の安定性を犠牲にせず，運動を継続できることを目指す．その前提となる体幹周囲筋の再教育に関する理論は数多く存在し，どの手法においても一定の結果が得られているが[10]，われわれは Pavel Kolář 氏が提唱している dynamic neuromuscular stabilization（DNS）における手法を採用して指導している[11]．体幹の定義もさまざまであるが，ここでは腹腔を裏打ちする構造，具体的には横隔膜，腹壁を構成する筋群（特に腹横筋），骨盤底筋群を指す．

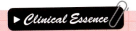

- 腰痛の原因は痛む前の「椎間板を脱出させるような動き」にある！
- 椎間板の内圧を高めない＝腰椎屈曲しないためのポイントを整理する！
- まずは体幹の安定性を獲得するための正しい姿勢を知る．
- 隣接する股関節や胸椎の可動性を高めるアプローチは並行して行う．

図9　体幹安定化のために必要な要素〜腹腔圧の上昇と維持
（A）胸部（横隔膜）と骨盤が水平，平行に向かい合う姿勢．
（B）横隔膜，腹壁筋群，骨盤底筋の持続的な収縮．腹横筋伸張位の維持．
（文献11より引用）

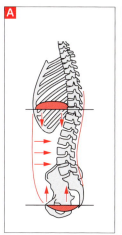
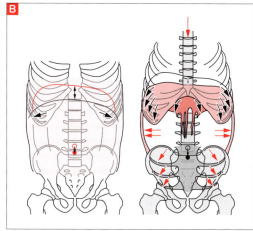

❷ 理想の姿勢とは？

　体幹安定のために必要な要素として，まず正しい姿勢の認識と獲得が重要である．DNSでは横隔膜によってできる胸部の面が，骨盤底筋によってできる骨盤の面と水平に位置することを理想としている（図9A）[11]．体幹の安定化のためには，両者の位置関係を水平に保ち，横隔膜と骨盤底筋群，そして，腹腔を取り巻く腹筋群によって腹腔圧を維持することが必要であるとしている[11]．

❸ くびれはNG？ DNSにおける腹横筋の活性とは

　体幹を安定させ，腰痛の予防や改善を図るために，腹壁の筋の中でも腹横筋が重要であることは多くの理論で提唱されており，DNSにおいても同様である[11]．腹横筋は腹壁の最深部で筋線維が横走しており，求心性の収縮をすると腹囲が小さくなる，つまり「お腹を凹ませる」作用がある．腹横筋トレーニングの代表的な手法であるドローインは腹部を凹ませて腹横筋を活性化させようとするアプローチであり，腰痛に対する改善効果も示されている[12, 13]．

　一方でDNSにおける腹筋群の理想的な活性は腹壁の緊張を保ちながら体幹部を「シリンダー状」つまり「同じ太さ」にすることを目標としており，ドローインとは異なる状態である（図9B）[11]．腹部を凹ませることを腹横筋の求心性収縮と捉えると，DNSにおける腹横筋の活動は「伸張位における等尺性収縮の維持」と捉えることができる．実際のスポーツ場面では外力や四肢の動きに対して「耐える，抵抗する」活動が重要であり，特にアスリートの腰痛患者に対してこのような手法での腹壁筋群の再教育は有用であると思われる[14]．

❹ 吸っても吐いても油断禁物！　呼吸と体幹安定性との関係

　また，腹壁を構成する筋群は呼吸そのものもしくは呼吸と連動して動員されるため，呼

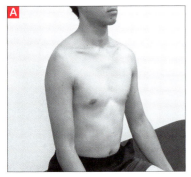
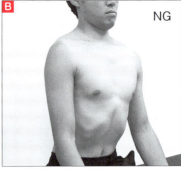

図10 座位安静時の呼吸と肋骨の動き
（A）理想的
（B）胸部が頭側に移動し，呼吸補助筋が過活動

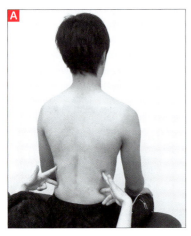
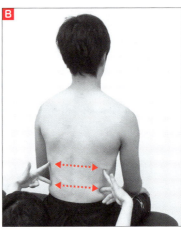

図11 横隔膜テスト
（A）外側の第12肋間と腹筋群を後方から触診する．
（B）評価者の指を押し出す方向に動かすよう指示し，押し出す動きが左右対称かどうか，肋間間隔および下部肋骨が外側に広がるかをチェックする．また，腹筋群の緊張を維持したまま呼吸ができるかどうかも確認する．
胸椎の屈曲，鎖骨や肩の挙上などの代償は不全パターン．

吸の仕方が体幹安定性にかかわる重要な要素として扱われている．呼吸は一般的に胸式呼吸，腹式呼吸が知られている．極端な胸式呼吸は肋骨（横隔膜の下面）を引き上げたり傾けたりし，体幹の安定性を損なう大きな原因とされる．簡単な確認方法として少し大きく息を吸わせ，肋骨の動きを確認する．胸式呼吸の典型例として頸部周囲筋の過緊張により肋骨が上方に引き上げられる現象がみられる（図10）．一方，腹式呼吸は横隔膜の機能が鍵となる．吸気時に肋骨の下部が水平に広がるかどうかによって横隔膜の収縮度合いを確認する[11]（図11）．

横隔膜は呼吸を司るだけでなく，運動（姿勢制御）の役割も果たしており[15]，吸気時に横隔膜の収縮と腹筋群の収縮を同時に活性化することで腹腔圧は高まる．一方，呼気時には横隔膜が弛緩するが，その際にも腹筋群の収縮を維持できるよう，訓練する必要がある[16]．また，運動時に呼吸筋として横隔膜の必要性が増大すると，姿勢制御の役割を減少させて呼吸の必要性に対応することが知られている[16]．したがってアスリートにとっては，横隔膜と腹筋群の連動，分離のどちらにおいても体幹の安定性を維持する能力を高めておく必要がある．

❷ 姿勢変化を伴う段階的なリハビリテーション

❶ 仰臥位でのエクササイズ

術後初期においては，仰臥位で適切な呼吸の訓練，体幹を安定させる訓練を行い，その後四肢の運動を伴わせたエクササイズを行う（図12）．仰臥位では，腰椎伸展，骨盤前傾の不良姿勢が起こりやすいが，椎間板への内

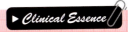

- ☑ 腹壁は凹ませず，腹壁の筋を緊張させながら「シリンダー状」に保つ！
- ☑ 息を吸っても吐いても体幹の安定性を損なわないように訓練する．

図12 仰臥位での体幹安定化エクササイズ
難易度低：（A）開始姿勢，（B）上肢挙上，（C）下肢伸展
難易度中：（D）開始姿勢，（E）対角方向への動作，（F）体幹が不安定となり腰椎過伸展

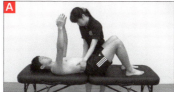
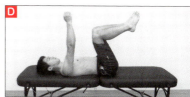
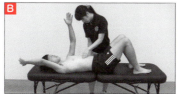
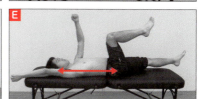
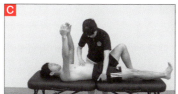
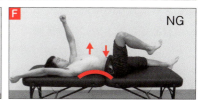

圧が高まる危険性は低く，より安全な肢位でのエクササイズとなる．一方，仰臥位において股関節の深い屈曲位を取らせると，骨盤後傾に連動して腰椎の屈曲が生じる．つまり股関節屈曲の可動域が制限されていると，腰椎屈曲による代償を起こしやすく，椎間板内圧を高めるリスクが高まる．したがって術前もしくは術後初期に股関節屈曲の可動域を拡大しておくことがその後のリハビリテーションにおいても重要となる．特に股関節前面の「つまり」による屈曲制限を訴える選手が多く，股関節屈筋群の滑走や柔軟性獲得により改善が得られる場合も多い．

もう一つの重要な股関節屈曲動作は膝伸展位における股関節屈曲，straight leg raising（SLR）である．腰椎椎間板ヘルニアにおいて，SLRは坐骨神経の伸長を想定した代表的な評価手法である．また，坐骨神経症状がない場合においても，ハムストリングや下肢後面の柔軟性を評価するテストとして知られており，下肢後面の柔軟性獲得は動作中の腰椎の屈曲負荷を軽減させるために重要である．

通常SLRは他動にて評価を行い，組織の伸長性の優劣を確認する．ここではそれに加えて自動でSLRを行わせることが重要な意味を持つ．具体的には，他動的なSLRにおいて十分な可動域が確保されていても，それを自動的に行わせた際，可動域が減少することをしばしば経験する．一般的には他動的な可動域が確保されていれば機能に問題ないとされる可能性が高い．仮に自動のSLRの制限に気づいたとして，これを解決するための適切な手段をとらない限り解決されず見過ごされてしまう．この現象の解釈として下肢後面の柔軟性欠如の問題ではなく，拮抗筋の収縮機能不全，体幹の安定性低下，動作パターン（収縮する筋の順番）の崩壊など，別の要素が関連している可能性が考えられる．そし

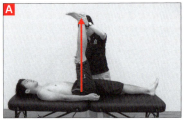
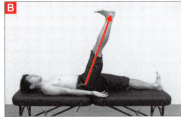
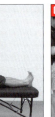
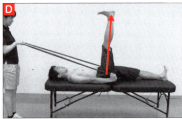

図13 SLRによる股関節屈曲と体幹安定性の関係性
（A）他動SLR
（B）自動SLR（他動SLRよりも可動域が狭い＝柔軟性以外の問題）
（C）チューブを引き体幹を強制的に安定させる．
（D）自動SLRが改善する（体幹機能との関連による可動域制限の可能性）．

て，忘れてはならないこととして，日常生活や競技動作は基本的に自動運動であるということである．このような症例の場合，他動的なSLRだけでは問題が見つけられず，下肢後面のストレッチやマッサージなど，柔軟性の改善を狙ったアプローチのみでは動作の改善が得られない可能性が高い．より中枢である体幹の安定性を高めることが改善の鍵となるが，特に運動パターンの乱れが問題の場合には，体幹を安定させてから四肢を動かす要素を取り入れたアプローチが有用である[17]．チューブなどによる負荷を用い，体幹を強制的に安定させてから，下肢を挙上させると，体幹を安定させた状態で股関節が動かせるようになるため，自動SLRが改善し，本来の関節可動域を動きの中で活かすことができるようになる（図13）．

❷ 四つ這いでのエクササイズ

次に四つ這い姿勢でのエクササイズを実施する．脊柱や骨盤が地面から離れることで，自身での姿勢調整・維持能力が必要となる．四つ這い姿勢でも腹腔圧を維持して体幹部を「シリンダー状」に保ち，腰椎・骨盤と股関節との動きを分離させることを目標に運動学習を行う（図14）．

また，四つ這い姿勢から上肢や下肢を挙上するエクササイズは体幹の抗回旋機能を獲得するための有効な方法であるが，ここでも体幹を安定させてから四肢を動かすこと，体幹の動揺が起こらないことを，厳しくチェックする（図15）．このような考え方での運動パターン獲得は，より負荷の高いウエイトトレーニングや競技の場面でも共通している．さらに日常生活の動作においてもこの法則を適用することができる．したがって，発想を切り替えれば，いわゆる「体幹トレーニング」に多くの時間を割かなくても，今実施しているトレーニングや日常的な身体の使い方を見直すだけで，より良い動作に修正することが可能となる．

❸ 無負荷でのスクワット・片脚デッドリフト

立位姿勢で重要なスクワット動作の初期段階では椅子などを用いて「座る→立つ」，「立つ→座る」に分離して実施し，一連の動作につなげる（図16）．また片脚のデッドリフトの際にも姿勢維持の確認のため，軽いバーを背中にあてるなどの工夫をすると評価がしやすい（図17）．体幹部を「シリンダー状」に保ち，股関節で運動を行えているかという点を確認することが重要である．

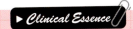

- 姿勢変化によって難易度を徐々に上げ，四つ這い姿勢では体幹の安定性と股関節の可動性の分離を徹底的に確認する．
- 筋の柔軟性だけが可動域制限の原因じゃないことを認識し，適切なアプローチを模索する．
- 体幹を安定させてから四肢を動かすこと，四肢の動きによって体幹の安定性を犠牲にしないことを守る．
- 体幹トレーニング以外の場面でも常に体幹の安定性を意識して動く．

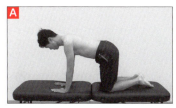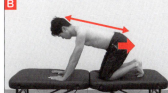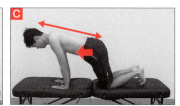
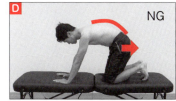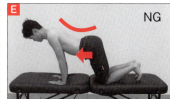

図14　四つ這い姿勢でのエクササイズ
（A）開始姿勢
（B）後方シフト
（C）前方シフト
（D）後方シフト時の腰椎屈曲
（E）前方シフト時の腰椎過伸展

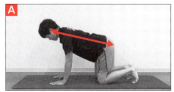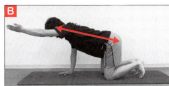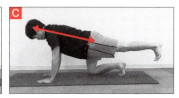

図15　四つ這い姿勢からの抗回旋体幹トレーニング
（A）開始姿勢
（B）上肢の挙上
（C）下肢の挙上

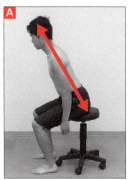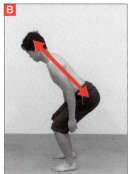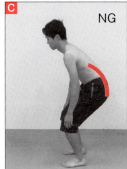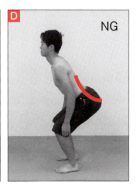

図16　無負荷でのスクワット
（A）初期段階の訓練
（B）正しいスクワット姿勢
（C）腰椎屈曲
（D）腰椎過伸展

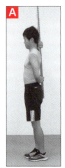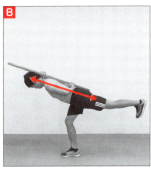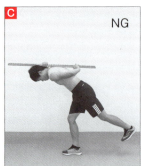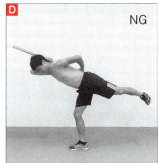

図17 無負荷での片脚ルーマニアンデッドリフト（RDL）
（A）開始姿勢で頭・胸椎・仙骨に棒をつける．
（B）3点を維持して前屈
（C）腰椎の屈曲
（D）股関節・骨盤の代償

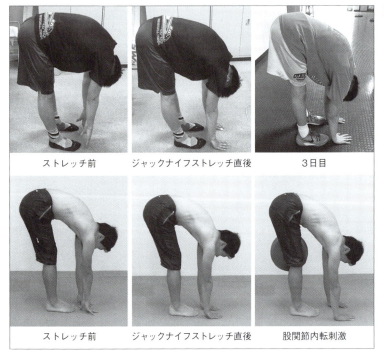

図18 前屈動作の改善
（上段）ジャックナイフストレッチの効果．
（下段）ジャックナイフストレッチと股関節内転刺激による体幹安定化の効果．

ストレッチ前　ジャックナイフストレッチ直後　3日目

ストレッチ前　ジャックナイフストレッチ直後　股関節内転刺激

❹ 前屈動作の回復

transforaminal PEDでは，術後4週を過ぎると前屈動作が許可される．前屈動作においても体幹の安定性と股関節の可動性が重要である．「ジャックナイフストレッチ」は前屈が許可された後の可動域改善のために積極的に取り入れるべきエクササイズである．また，SLRでの介入と同様，立位姿勢においても膝にタオルやボールなどを挟み，体幹を安定させた状態を整えてから前屈動作を実施すると，著しく改善が認められる場合がある（図18）．

 4 競技復帰を見据えたリハビリテーションのポイント

❶ フリーウエイトによるトレーニング

アスリートが競技復帰するためには，より

184　● PART V　100％を超えるための低侵襲手術

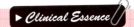

- ☑ 立位姿勢でもこれまでの法則を守る！
- ☑ アスリートの競技復帰には，自重以上，日常生活以上の負荷やスピードを課したトレーニングをすることが必要である．
- ☑ 競技動作＝スキルの要素が加わった時にもこれまでの法則が守られているかを確認する．
- ☑ 全力，対人，リアクション，不測の状況など，無意識の競技動作でも正しく動けているかを確認する．

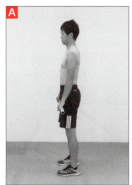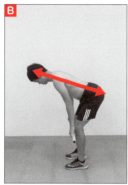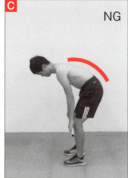

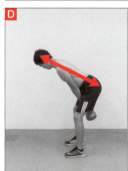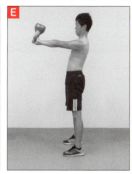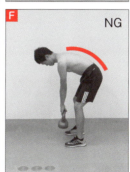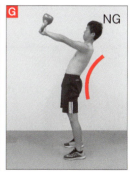

図19 フリーウエイトによるトレーニング実施時のフォームチェック
(A)～(C) ルーマニアンデッドリフト(RDL)
(D)～(G) ケトルベルスイング

高く，速い負荷をかけてトレーニングする必要がある．手術前に長く腰痛を経験した選手は，ウエイトトレーニングを制限している期間も長いことが多く，負荷をかけたトレーニングに不安を見せる選手も少なくない．したがって，最初は軽いバーを用い，正しいフォームの習得を徹底して行う．特に身体の前下方に錘を持つデッドリフトやクイックリフトにおいては，スタートポジションで円背姿勢になりやすく危険を伴う肢位といえる（図19）．これまでに獲得した体幹の安定性に加え，胸椎伸展の可動性と肩甲骨周囲の安定性が重要な役割を占める．また，ケトルベルを用いたエクササイズは，両手で持つ場合にバーベルよりも手幅が狭くなるため，肩甲骨が外転されやすく難易度が高くなるが，素早い動作での体幹や肩甲骨周囲の安定性を獲得するために有効なトレーニングである．

❷ 競技動作を想定したトレーニング

低侵襲の術式が発展し，競技への復帰時期が早くなった利点は非常に大きい．その一方で，リハビリテーションの期間が短いことにより，是正すべき身体の使い方を習得するのに充てられる時間も限られることになる．「痛む前」に問題であったはずの体幹の安定性や

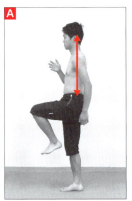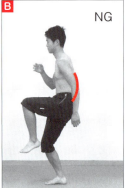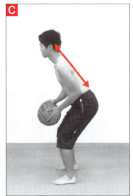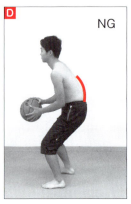
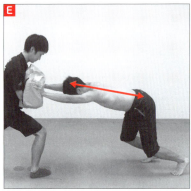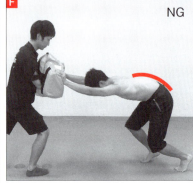

図20 スポーツ動作におけるフォームチェック
(A), (B)ランニング
(C), (D)バスケットボールでの構え
(E), (F)ラグビーでのスクラム姿勢

不適切な動作パターンを修正し，「無意識に」競技ができるようになるには一定の訓練期間を要する．患部の組織学的修復のみを指標に競技復帰を決定すると，運動機能の獲得前に復帰が許可される可能性も考えられる．再発予防のためにも組織の修復と機能の獲得の両者を指標に復帰を検討することが肝要である．

腰椎椎間板ヘルニアの患者においては，姿勢，呼吸，体幹周囲筋収縮の基本要素を確認しつつ，腰椎の過屈曲を制御しながら運動強度を上げることがリスク管理として重要となる[9]．リハビリテーション初期には正しい動きに意識を集中していた選手も，競技の場面になると，途端に以前の不適切で強固な運動パターンに戻る危険性がある（図20）．その背景に「痛む前の運動パターンに問題があること」，それが「日常動作，競技動作において無意識のうちに表出する可能性」，を常に想定する．選手や患者は意識すべきことを十分理解し，指導者はエクササイズの質が保たれているかに気を配り，ゴールを共有して進めることが重要である．そのためにも，リハビリテーション中に典型的な競技動作の再現をさせて確認する．練習に復帰した後も動画を元に動作確認を行うなど，復帰期の競技動作を評価することは再発予防に重要である．

（倉持梨恵子）

文献

1) Hijikata S：Percutaneous nucleotomy. A new concept technique and 12 years' experience. Clin Orthop Relat Res 238：9-23, 1989
2) Yeung AT：The evolution of percutaneous spinal endoscopy and discectomy：state of the art. Mt Sinai J Med 67：327-332, 2000
3) Yeung AT, et al：Posterolateral endoscopic excision for lumbar disc herniation：surgical technique, outcome, and complications in 307consecutive cases. Spine 27：722-731, 2002
4) Dezawa A, et al：New minimally invasive endoscop-

ic discectomy technique through the interlaminar space using a percutaneous foraminoscope. Asian J Endosc Surg 4：94-98, 2011
5) Tezuka F, et al：Anatomical consideration of the iliac crest on percutaneous endoscopic discectomy using a transforaminal approach. The Spine J 17：1875-1880, 2017
6) Abe M, et al：Foraminoplastic transforaminal percutaneous endoscopic discectomy at the lumbosacral junction under local anesthesia in an elite rugby player. J Med Invest 62：238-241, 2015
7) Sairyo K, et al：State-of-the-art transforaminal percutaneous endoscopic lumbar surgery under local anesthesia：Discectomy, foraminoplasty, and ventral facetectomy. J Orthop Sci 23：229-236, 2018
8) Nachemson AL：Disc pressure measurements. Spine 6：93-97, 1981
9) Stokes IA, et al：Intra-abdominal pressure and abdominal wall muscular function：Spinal unloading mechanism. Clin Biomech (Bristol, Avon) 25：859-866, 2010
10) Saragiotto BT, et al：Motor control exercise for nonspecific low back pain：A cochrane review. Spine (Phila Pa 1976) 41：1284-1295, 2016
11) Kolář P, et al：Clinical Rehabilitation, Alena Kobesová, Prahá, 2013
12) Lee NG, et al：Unipedal postural stability in nonathletes with core instability after intensive abdominal drawing-in maneuver. J Athl Train 50：147-155, 2015
13) 太田　恵ほか：慢性腰痛者に対する体幹深層筋に注目した運動療法の効果―腹筋群の筋厚と非対称性の変化―．日臨スポーツ医会誌 20：72-78, 2012
14) Kolář P, et al：Postural function of the diaphragm in persons with and without chronic low back pain. J Orthop Sports Phys Ther 42：352-362, 2012
15) Hodges PW, et al：Changes in intra-abdominal pressure during postural and respiratory activation of the human diaphragm. J Appl Physiol 89：967-976, 2000
16) Grimstone SK, et al：Impaired postural compensation for respiration in people with recurrent low back pain. Exp Brain Res 151：218-224, 2003
17) 倉持梨恵子：機能的スクリーニングとコレクティブエクササイズ．アスレティックケア，小山貴之編，NAP，東京，217-231, 2016

profile

手束文威
Tezuka Fumitake
徳島大学大学院医歯薬学研究部運動機能外科学分野

平成19年自治医科大学医学部卒業，平成30年3月徳島大学大学院修了．
日本整形外科学会認定脊椎脊髄病医．
現在は幅広く脊椎外科疾患の診療を行っていますが，特にPEDなどの低侵襲脊椎手術に興味を持って日々研鑽を積んでいます．

倉持梨恵子
Kuramochi Rieko
中京大学スポーツ科学部

早稲田大学人間科学部卒業，同大学院修了．現在はアスレティックトレーナーの養成に携わっています．スポーツによるケガを治療することは重要ですが，ケガに至らないように，また繰り返さないように予防するためには，身体の動きを改善することが大切です．アスレティックトレーナーの立場からケガや痛みの解決に貢献できることは何か？日々模索しながら実践，研究しています．

2 Thermal annuloplasty

寺井智也・後藤　強・西良浩一

はじめに

アスリートの非特異的腰痛のなかで屈曲時痛をきたす代表疾患に椎間板性腰痛がある．一般的には椎間板性腰痛と診断されると，手術治療は固定術が第一選択となる．しかしアスリートの場合，固定術となると背筋への侵襲が大きく，治療期間が長くなり，競技復帰に支障をきたすため保存治療を選択することが多い．しかし保存治療を継続しても，腰痛のために良いパフォーマンスを発揮できず，競技レベルの低下，さらには競技を断念せざる得ない症例もある．

椎間板性腰痛に対する観血的治療の低侵襲手術にthermal annuloplastyがある．海外では椎間板内にコイルを巻き入れて，患部を熱する温熱処置intradiscal eloctrothermal therapy（IDET）が用いられていた[1]．当院で行っている手術はそれとは異なり，PED（percutaneous endoscopic discectomy：経皮的内視鏡下椎間板切除術）法でアプローチしてラジオ波によるthermal annuloplastyを行う手技である．この手術は局所麻酔下に8mmの皮膚切開で行うことができ，背筋への侵襲が非常に小さい低侵襲手術である．よって早期復帰が可能であり，アスリートの椎間板性腰痛には良い適応である[2]．

またMRIのT2強調画像で椎間板の後方線維輪に限局してみられるHIZ（high intensity zone）由来の腰痛には，直接HIZを鏡視下に観察することが可能であり[3]，最も有用な治療法である．

1 thermal annuloplastyの適応

椎間板性腰痛は診断が重要である．特徴的な症状としては軽度前屈時の腰痛で，後屈時の痛みはあまりない．保存治療に抵抗性で，椎間板ブロックの効果が一時的であり，繰り返す慢性腰痛が手術適応となる．thermal annuloplastyの治療においては，椎間板造影の再現痛の陽性を最も重要視している．造影剤注入により強い再現痛をきたす場合は，腰痛の原因が椎間板由来と考えられ，椎間板ブロックにより疼痛の改善が確認できる．HIZを認める症例では，HIZに造影剤の漏出を認め，再現痛が陽性であればHIZ由来と診断できる．

本手技は局所麻酔下PED法と同じアプローチで椎間板に到達する[4]ので，PED法が可能な症例はすべて適応可能である．最も良い適応として，ある程度椎間板が保たれていてHIZ由来の腰痛の場合は非常に有用である．正中のprotrusionがある場合にも有効であるという報告[5]もあり，適応としている．適応外として椎間板変性が強い症例やcollapseしているような症例，麻痺を伴う症例では，固定術や除圧術を選択する．

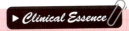

- HIZ由来の椎間板性腰痛にPED thermal annuloplastyは有用である．
- 椎間板造影の造影剤漏出時の再現痛を重要視している．

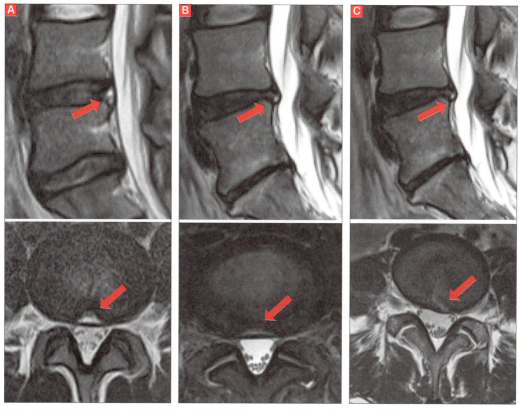

図1 MRI T2強調画像でみられるHIZ所見（上段：sagittal像，下段：axial像）
(A) 20歳男性，幅がある三角のHIZ
(B) 31歳男性，細い線状のHIZ
(C) 35歳女性，線維輪内に亀裂を呈するHIZ

2 術前検査

　MRIで椎間板変性，HIZの有無を検査する．椎間板性腰痛が疑われた場合，椎間板造影，ブロックを行う．MRIで椎間板後方へのprotrusionあるいは後方線維輪内にHIZを認める場合は同部位を責任病巣と考える（図1）．椎間板変性のみで複数の椎間板が疑われた場合は，それぞれに椎間板造影，ブロックを行い再現痛，ブロック効果を判定する．

3 椎間板造影の手技

　椎間板造影は腹臥位で行い，椎間板造影後CTを撮影する．PED法のアプローチを計画するために手術体位の腹臥位で，腰椎だけでなく広範囲に腹部CTで撮影する（図2）．検査時に針は椎間板の正中に穿刺して造影剤を0.5 mlずつ上限2 mlまで再現痛を認めるまで注入する．再現痛があれば，その時点で造

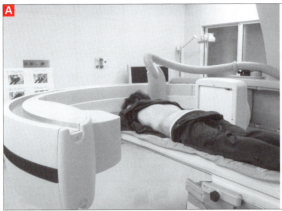
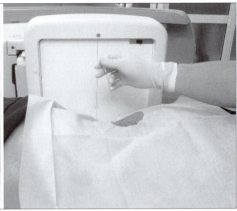
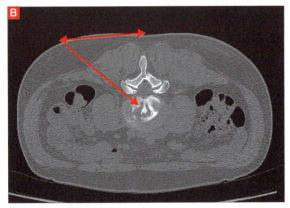

図2 椎間板造影，CT
(A) 椎間板造影の手技：手術時と同じ腹臥位で行う．
(B) 造影後CT：腹臥位で広範囲に腹部CTを撮影することで，手術アプローチの刺入位置の正中からの距離(⟷)，椎間板への刺入角度(➡)の術前計測ができる．

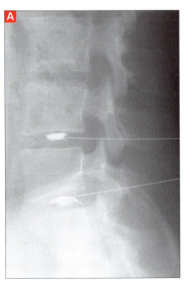
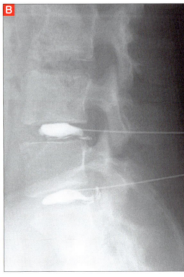

図3 椎間板造影側面像
多椎間が疑われる場合は同時に穿刺して，それぞれ造影剤を注入して再現痛を確認する．造影剤が後方へ漏出した時に再現痛を認めることが多い．
(A) L4/5, L5/S1椎間板に0.5ml注入
(B) 0.5mlずつ徐々に追加，L4/5, L5/S1ともに後方へ漏出あり．

影剤注入を中止して1％キシロカインでブロックを行う（図3）．ブロック効果の判定は，腰痛が誘発される動作で除痛効果が得られていることを確認する．造影剤の線維輪内への漏出部位がthermal annuloplastyを行うポイントとなる．HIZ症例では，MRIのHIZに漏出がみられるが，造影後CTでfree airのdensityを示すことが時々あり，HIZに特徴

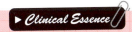

- thermal annuloplasty は局所麻酔下に PED transforaminal 法に準じて行う．
- painful annular tear の部位をラジオ波で複数回焼灼する．

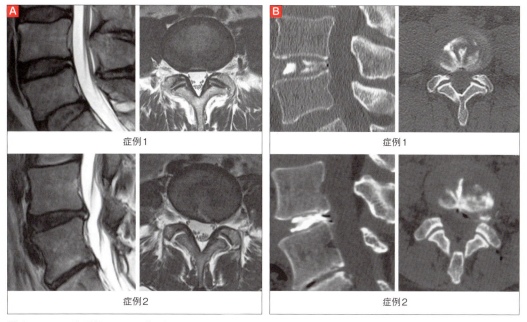

図4 MRI，造影後CTの画像所見
（A）MRI T2強調画像：症例1，2ともにL4/5椎間板後方線維輪にHIZあり．
（B）造影後CT：どちらもMRIでHIZを示す部位に造影剤が漏出，free airと同じdensityを認める．

的な所見と考えている（図4）．

 手技の実際

当院での thermal annuloplasty は PED transforaminal 法に準じて行っている．体位は4点フレームに腹臥位となり，局所麻酔下に transforaminal アプローチで内視鏡を挿入する．まず鏡視下に目的とする線維輪直下の髄核を摘出する．術前の椎間板造影で線維輪内へ造影剤が漏出した部位が後方線維輪のいわゆる painful annular tear であり，内視鏡で線維輪を直接観察して，その部分を中心にラジオ波で焼灼する（図5）．焼灼にはラジオ波 Disc-Fx® システム（エリクエンス社製）

を用いており，椎間板内からDisc-Fxの先端部を線維輪に押しつけてモジュレーションする．HIZがある症例では，線維輪内に炎症を伴った新生血管や赤い肉芽組織を時々観察することができる（図6）．HIZおよび線維輪を焼灼して椎間板内の減圧を確認して終了する．術中にHIZを操作する時に強い痛みを伴うことがあり，pain generator と思われる．

局所麻酔の手術であり，術後2時間から離床，歩行を許可している．歩行開始時から術前の腰痛が軽減している症例が多い．この手技の目的は，PED法での髄核摘出による椎間板内の減圧と，thermal annuloplasty によって線維輪の炎症部位を焼灼することで除痛効果が得られると考えている．

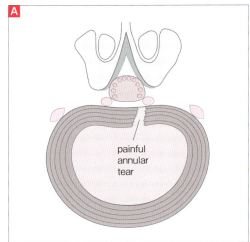
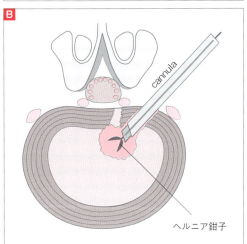
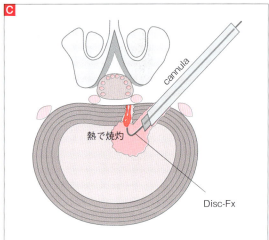

図5 thermal annuloplastyの手術手技
(A) 椎間板後方線維輪に疼痛の原因となるpainful annular tearあり.
(B) PEDの手技を用いて線維輪直下の髄核を切除してスペースを作成.
(C) 内視鏡下にラジオ波バイポーラで線維輪のモジュレーション行う. バイポーラを押しつけて, 複数回焼灼を繰り返す.

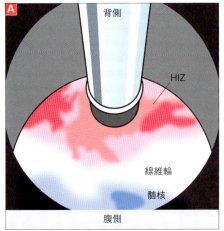
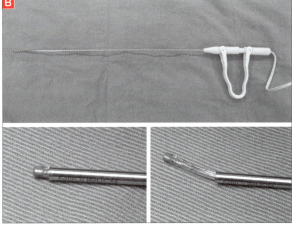

図6 HIZ術中内視鏡視所見の模式図と器具
(A) 全例ではないが, 線維輪内に赤く充血した炎症部位が観察できる.
(B) ラジオ波バイポーラは手元で操作すると先端が伸びる. 先端を押しつけて凝固止血, 焼灼できる.

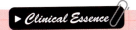

- 椎間板性腰痛は診断が最も重要である．
- アスリートの椎間板性腰痛に対して thermal annuloplasty は早期復帰が可能な術式である．

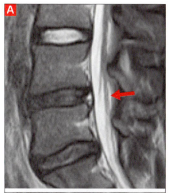
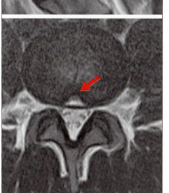
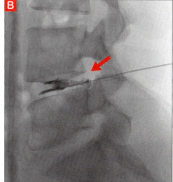
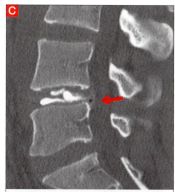
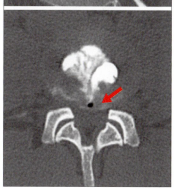

図7 症例提示：20歳男性
（A）MRI：L4/5後方正中にHIZあり．
（B）椎間板造影側面像：造影剤漏出時に再現痛あり，ブロック効果あり．
（C）造影後CT：後方正中のHIZに造影剤漏出があり，airと同じdensityあり．

❶ 症例提示

　20歳男性，スポーツ歴：野球．2年以上続く腰痛があり特に前屈時痛が強く，日常生活動作にも支障をきたすため，当科紹介受診となる．MRIのT2強調画像でL4/5後方線維輪正中にHIZを認めた．椎間板造影で再現痛，ブロック効果は陽性であった（図7）．しかしブロック効果は一時的であり，保存治療では腰痛を繰り返すため，手術療法を選択した．局所麻酔下にPED thermal annuloplastyを施行した．本症例ではHIZにthermal annuloplastyを行う時に強い痛みの訴えがあったので，複数回に分けて焼灼してHIZが縮小したところで終了した（図8）．術直後より腰痛軽減，術後2時間より歩行開始，術前JOA score 6点，腰痛VAS 70/100が，術後1週ではJOA 27点，腰痛VAS 0/100に改善した．術後MRIをみるとHIZの高輝度変化は時間経過とともに徐々に改善している（図9）．

　thermal annuloplastyは椎間板性腰痛に対する最小侵襲手術である．アスリートには

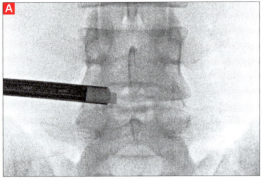 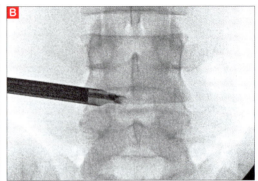
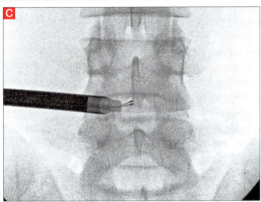 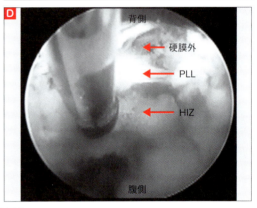

図8 thermal annuloplastyの術中透視画像と内視鏡画像
（A）イメージの正面像でcannulaの位置を確認する．
（B）鉗子にて髄核を切除する．
（C）バイポーラで正中のHIZを焼灼する．
（D）術中のhalf and half画像：PLL（後縦靭帯）直下のHIZをバイポーラで焼灼する．

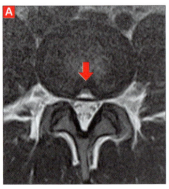 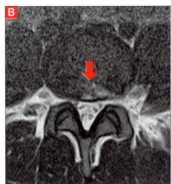 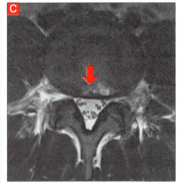

図9 術前後MRI
後方線維輪内のHIZは縮小して改善している．左側からアプローチした部位の輝度変化があるが，臨床症状の腰痛は再燃なく競技に復帰している．
（A）術前
（B）術後4日目
（C）術後3ヵ月

> ☑ 腰椎椎間板の high intensity zone（HIZ）に対する外科的治療後の運動療法は，未だエビデンスが確立されていない．

バックマッスルが温存でき，早期復帰が可能である有用な治療法である．椎間板性腰痛は診断が最も重要であるが，アスリートの腰痛は確定診断に難渋することが多い．診断のポイントは，診察において疼痛が誘発される姿勢，運動など腰痛の再現動作を聴取し，MRIではHIZを見逃さずに注意深く観察することである．PED法に習熟すればthermal annuloplastyは難しい手技ではない．PED thermal annuloplastyはアスリートの椎間板性腰痛に対する手術療法の選択肢のひとつである．

（寺井智也）

リハビリテーションプログラム

腰部のスポーツ障害は，筋筋膜性，椎間関節性，椎間板性および仙腸関節障害などさまざまな要因で起こるとされている．そのなかでも腰椎椎間板の high intensity zone（HIZ）は，MRI T2 強調画像で認められる腰椎線維輪の高輝度変化領域と定義され[6]，椎間板性腰痛と関連があるといわれている[7]．近年，HIZに対する外科的治療として，経皮的内視鏡下線維輪焼灼術（percutaneous endoscopic thermal annuloplasty：PEDTA）が有効であると報告されている[2]．

PEDTA法は，局所麻酔下で皮膚切開は8mmであり，術後2時間で歩行を許可する．しかし，椎間板内治療であるため，禁忌動作に注意しなければならない．本項では，競技復帰を目的としたPEDTA後の当院での取り組み，術後の注意点を含めたリハビリテーションに焦点を当て，述べていきたい．

❶ 術前評価

術前評価としては，疼痛の部位・症状，柔軟性および脊椎アライメントの測定を行う．HIZ性腰痛は，一般的な椎間板性腰痛と同様で体幹前屈時に腰痛が出現し，伸展時の腰痛は認めない．しかし，腰椎椎間板ヘルニアとは異なり，下肢症状はみられないため，柔軟性の評価に関しては，ハムストリングス，大腿直筋，腸腰筋および股関節回旋筋群などのタイトネス評価を行う．また，脊椎アライメントの評価に関しては，Spinal Mouse®（Index社製）を用いて立位矢状面，四足位矢状面での胸椎および腰椎の可動性を評価している．

❷ 術後評価およびリハビリテーション（図10）

術後リハビリテーションは，コンディショニング期，アスレティックリハビリテーション期の2段階で行っている．

❶ 手術翌日から4週までの運動療法プログラム

神経症状，創部痛および全身状態に問題なければ術後2時間で軟性装具装着下にて歩行を許可している．動作指導を行う際に最も注意しなければならない点は，体幹前屈（図11A），骨盤後傾位（図11B）など椎間板内圧を上昇させないことである．線維輪の修復には，おおよそ4週間を要するといわれているため，当院ではPEDTA後4週間は，体幹前屈および骨盤後傾位を禁忌動作としている．禁忌動作に注意を払いながら手術翌日より胸郭，下肢の柔軟性改善のトレーニングおよび動作指導を行う．

手術当日	翌日	3日後	2週間後	3週間後	4週間後	5週間後	6週間後	7週間後	8週間後
コンディショニング						アスレティックリハビリテーション			

起立，歩行許可

姿勢・胸郭および下肢柔軟性改善トレーニング

コアトレーニング（draw-inから段階的に）

競技特性に応じたトレーニングを低強度から開始する

エルゴメーター，ランニングダッシュ，ジャンプ

スポーツ復帰は，個人の状態に応じて6〜8週後としている

図10　PEDTA後のプロトコール
術後のリハビリテーション実施時は，ダーメンコルセット装着下にて行う．ランニング，ダッシュおよびジャンプ動作などの開始時期は，7〜8週以降としている．

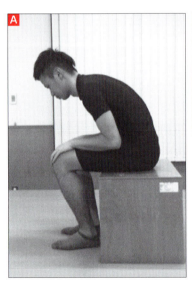
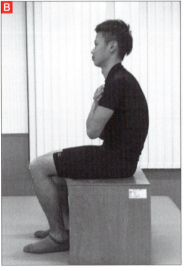

図11　術後の禁忌動作
（A）座位，立位での腰椎屈曲は避ける．
（B）座位姿勢での骨盤後傾は避ける．

　Cookらは，「可動性」が必要な関節と「安定性」が必要な関節が交互に配列するというJoint by Joint Theory（JBJT）を提唱しており，これらの主要な機能が失われた際に問題が起こりやすいとしている[8]．また，JBJTには「mobility first, stability next」という概念があるため，安定性が求められる腰椎の隣接部位，つまり胸郭および骨盤・股関節の可動性は可及的に改善するように努めている．その後，術後の状態に応じて体幹の等尺性収

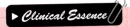

> ☑ 術後4週間は，椎間板内圧が上昇しないように細心の注意が必要である．そのため，体幹前屈および骨盤後傾位などの動作を行わないように指導することが重要である．

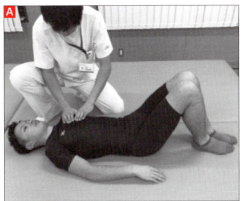
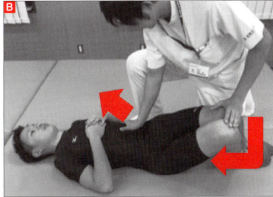
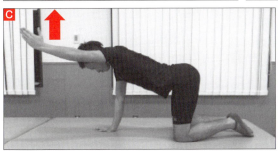
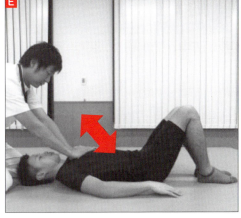
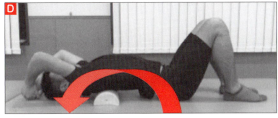

図12 胸郭の柔軟性
（A）胸肋関節のモビライゼーション
（B）上部腹筋群のストレッチング
（C）下後鋸筋を選択的に収縮させる四つ這い位肩屈曲エクササイズ
（D）ストレッチポールを用いた胸椎伸展エクササイズ
（E）深呼吸に合わせた胸郭拡張を促す．

縮を中心としたコアスタビライゼーションエクササイズを行っている．

(1) 胸郭の柔軟性

　胸郭拡張差の測定は，信頼性が高いとされているテープメジャー法を用いて上位胸郭（腋窩高位），下位胸郭（第10肋骨高位）として最大吸気位と最大呼気位の差を採用している[9]．胸郭柔軟性改善のトレーニングは，胸肋関節のモビライゼーション（図12A），上部腹筋群のストレッチング（図12B），下後鋸筋を選択的に収縮させる四つ這い位肩屈曲エクササイズ（図12C），ストレッチポールを用いたエクササイズ（図12D）および深呼吸（図12E）などを行っている．

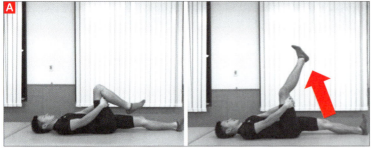
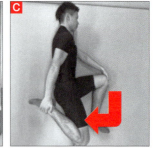
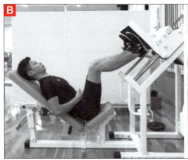
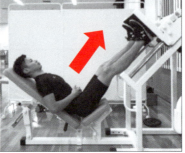
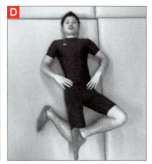
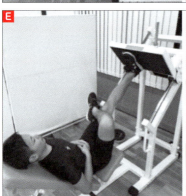
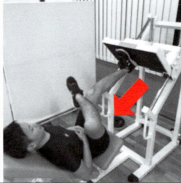

図13 下肢の柔軟性
- (A) ハムストリングスのアクティブストレッチング
- (B) ネバー・タイトハムを用いたハムストリングスのストレッチング
- (C) 大腿直筋のストレッチング
- (D) 股関節内旋のストレッチング
- (E) ネバー・タイトハムを用いた股関節外旋筋のストレッチング

(2)下肢の柔軟性

ハムストリングスは，下肢伸展挙上（straight leg raising：SLR）で80°以上[10]，大腿直筋は，踵殿間距離（heel buttock distance：HBD）で0cm，股関節内外旋可動域45°，腸腰筋は，modified Thomas test（MTT）[11]で0cmをそれぞれ到達できるように行う．

ハムストリングスの柔軟性改善には，西良ら[12]は，相反抑制を利用したアクティブストレッチングの1つであるジャックナイフストレッチが有効であることを報告している．しかしながらジャックナイフストレッチは，体幹を前屈して行う方法であり，PEDTA後にはストレッチングそのものによる椎間板内圧の上昇が危惧される．そのため，ジャックナイフストレッチの別法の仰臥位で行うアクティブストレッチング（図13A）およびネバー・タイトハム（Hogrel社製）を用いたストレッチングを推奨している（図13B）．大腿直筋のストレッチングに関しては，側臥位での方法を指導しており（図13C），股関節内旋筋のストレッチングは仰臥位で行い（図13D），股関節外旋筋のストレッチングはネバー・タイトハムを用いて実施している（図13E）．

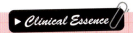

> ☑ 術後5週以降，段階的に運動負荷を増加することが可能となるが，胸郭および下肢の柔軟性の改善，腰椎の安定化を目的としたコアスタビライゼーションエクササイズを中心にアスレティックリハビリテーションへ移行し，競技復帰を目指すことが重要である．

(3) コアスタビライゼーションエクササイズ

　腰椎の機能は，「可動性」のみではなく「安定性」も必要となる．Bergmark[13]は，体幹の深部筋であり腰椎の分節的安定化を制御しているローカル筋と体幹の表在筋であり脊椎運動時のトルクを発生させるグローバル筋の2つがあるとしている．体幹の安定化には個々の分節の動的安定性が重要であり，腹横筋，深部多裂筋などの働きが重要となる．draw-inは腹横筋の選択的収縮が可能であるため，当院においても採用している（図14）．しかしながら，Valsalva時に腹腔内圧の上昇が椎間板内圧の上昇に繋がると報告されているため[14]，呼吸法には十分に注意している．また，draw-in実施時に骨盤後傾位にすると腹横筋の筋活動が他の筋よりも大きいとされているが，術後早期には椎間板内圧の上昇を抑えるため，骨盤後傾を意識しないように指導している．

　介入初期は，各動作の中心となるdraw-inを確実に行えるように指導し，段階的にhand-knee，elbow-knee，elbow-toe，back bridgeなどへ移行している．

おわりに

　アスリートの謎の腰痛で多いとされているHIZ性腰痛は，低侵襲手術の発展で早期復帰が可能となっている．PEDTAにより腰痛が改善し，背筋への侵襲も小さいことから創部痛も早期に消失する．ゆえに注意しなければならないことは，術後早期から動きすぎることである．特にアスリートは筋力，有酸素性能力およびパフォーマンスの低下を最小限に

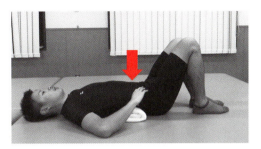

図14　draw-in
過度に骨盤後傾にさせないように，腰部背側にタオルなどを入れて息を吐きながら腹部を引き込むように指示する．

抑えたいため，術後早期より椎間板内圧を上昇させるような動作をしがちである．

　今後，われわれに課された課題は，再発も含めた椎間板性腰痛の予防であり，正確な画像診断，手術のもとで時期に応じた適切なリハビリテーションを提供していくことである．

（後藤　強・西良浩一）

文献

1) Wetzel FT, ed al：Intradiscal electrothermal therapy used to manage chronic discogenic low back pain：new directions and interventions. Spine 27：2621-2626, 2002
2) Sairyo K, et al：Percutaneous endoscopic discectomy and thermal annuloplasty for professional athletes. Asian J Endosc Surg 6：292-297, 2013
3) Sugiura K, et al：Discoscopic findings of high signal intensity zones on magnetic resonance imaging of lumbar intervertebral discs. Case Rep Orthop 2014：245952, 2014
4) Tsou PM, et al：Posterolateral transforaminal selective endoscopic discectomy and thermal annuloplasty for chronic lumbar discogenic pain：a minimal access visualized intradiscal surgical procedure. Spine J 4：564-573, 2004
5) Ahn Y, et al：Outcome predictors of percutaneous endoscopic lumbar discectomy and thermal annuloplasty for discogenic low back pain. Acta Neurochir（Wien）152：1695-1702, 2010
6) Aprill C, et al：High-intensity zone：a diagnostic

sign of painful lumbar disc on magnetic resonance imaging. Br J Radiol 65：361-369, 1992
7) Lam KS, et al：Lumbar disc high-intensity zone：the value and significance of provocative discography in the determination of the discogenic pain source. Eur Spine J 9：36-41, 2000
8) Cook G：関節別アプローチの概念．ムーブメント，中丸宏二ほか監訳，ナップ，東京，308-310, 2014
9) Bockenhauer SE, et al：Measuring thoracic excursion：Reliability of cloth tape measure technique. J Am Osteopath Assoc 105：191-196, 2007
10) Kutsuna T, et al：Studies on the straight leg raising angle in Japanese adults (in Japanese). Jap Assoc Rehab Med 21：215-219, 1984
11) Harvey D：Assessment of the flexibility of elite athletes using the modified Thomas test. Br J Sports Med 32：68-70, 1998
12) Sairyo K, et al：Jack-knife stretching promotes flexibility of tight hamstrings after 4 weeks：a pilot study. Eur J Orthop Surg Traumatol 23：657-663, 2013
13) Bergmark A：Stability of the lumbar spine. A study in mechanical engineering. Acta Orthop Scand Suppl 230：1-54, 1989
14) Nachemson AL, et al：Valsalva maneuver biomechanics. Effects on lumbar trunk loads of elevated intraabdominal pressures. Spine (Phila Pa 1976). 11：476-479, 1986

profile

寺井智也
Terai Tomoya
徳島県鳴門病院整形外科

平成10年徳島大学医学部卒業，平成18年徳島大学大学院修了．平成20年よりオハイオ州トレド大学spine center留学．留学中は脊椎バイオメカニクス研究に従事しました．平成26年より徳島県鳴門病院に勤務して，徳島大学西良教授の指導の下にPEDを始めました．局所麻酔下で行うPEDに興味があり，PEDに関する手術手技や臨床研究を報告しています．

後藤　強
Goto Tsuyoshi
徳島大学病院リハビリテーション部

2012年より徳島大学病院で勤務しており，特に脊椎疾患およびスポーツ疾患の理学療法に携わっております．また，臨床では三次元動作解析，筋電図および超音波などを用いて，病態の解明に努めています．

西良浩一
Sairyo Koichi
徳島大学大学院医歯薬学研究部運動機能外科学，地域運動器・スポーツ医学講座

3 分離部修復術

酒井紀典・佐藤正裕

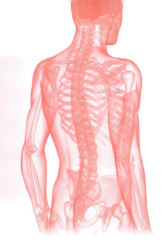

はじめに

腰椎分離症（以下分離症）は，本邦においては約6％（男性8％，女性4％）にみられる疾患であり[1]，必ずしも症候性ではない．分離症患者における正確な生涯有症率は明らかではないが，Libson らの横断研究から概算すると，分離症の約40％のみが症候性であると推測できる[2]．また分離症の腰痛は，分離部そのものではなく分離部周囲の椎間板由来であるという報告もある[3]．

本項においては，分離部修復術について述べていくが，本手術は適応患者を見極めることが何より重要であることを強調したい．

1 手術適応

❶ 終末期分離症

単純CT像で分離部周囲に骨硬化がみられる，いわゆる偽関節像がみられることである[4]．保存治療で骨癒合が得られる可能性のある初期・進行期の分離症については，まずは保存治療を施すべきである[5,6]．

❷ 分離部由来の腰痛あるいは下肢痛

最も重要なことは，症状が分離部由来であることを確認することである．当然，痛みの原因が分離部でない限り，分離部を修復しても痛みは改善しない．分離部修復術を行うにあたって念頭におかねばならない病態を述べる．

❶ 椎間板変性・すべり

理想的な手術適応症例は，椎間板変性・すべりのない症例であるが，実際の臨床現場においては，両側分離をもつ患者は椎間板変性を伴っていることが多い[3]．また，両側分離をもつ患者の約75％で1mm以上のすべりを伴うことも報告されている[1]．当院では，grade 2（Meyerding 分類）の症例においてもpain source が分離部であると断定できた症例では本術式を採用した経験もあるが[7]，基本的には，grade 1までの症例を手術適応と考える．

このような症例では，後述するような分離部ブロックを含む各種ブロックにより pain source を確認することが最重要である．

❷ 分離部滑膜炎

われわれの経験では，手術を要した分離症患者は，全例分離部に滑膜様組織がみられている（図1）．また，このような患者の分離部造影では，分離部と隣接する上下の椎間関節の交通が確認できることが多く，終末期分離症における疼痛の原因は，隣接する頭尾側の椎間関節と分離部が交通し，滑膜炎が波及したもの（communicating synovitis）と考えている[8〜10]．

（付：分離部ブロック）

分離部修復の術前検査として，分離部ブ

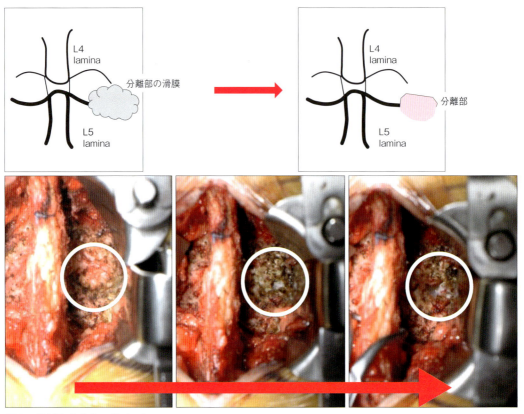

図1　分離部修復術の術中所見
左図から右図に向かって進行していく．左図で右の分離部に滑膜組織の充満がみられる．これを除去していくと分離部（偽関節部）が見えてくる（中・右図）．

ロックは必須である[11]．透視下にカテラン針を分離部に刺入する．造影剤を少量（0.5ml程度）ずつ注入していく．典型例では，前述したように，頭尾側の椎間関節と分離部が交通して造影される．確実に針先が分離部に刺入されていることを確認後，局所麻酔薬（1％リドカイン）を0.5～1ml注入する．治療が目的の場合には少量のステロイド薬を併用することもある．基本的に，分離部由来の疼痛は，両側分離例のいわゆるfloating laminaに起こるので，両側にブロックを行う．

❸ ragged edge による神経根症状

偽関節となった分離部は，長管骨における偽関節部と同様に萎縮性変化あるいは骨増殖性変化を起こす．この増殖した骨（ragged edge）や線維軟骨性組織（fibrocartilageous mass）によって神経根が刺激され，坐骨神経痛や下肢の張り感などを生じる[12]（**図2**）．このような症例では，分離部除圧を追加する時もある[13]．

2　手術方法

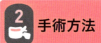

❶ 分離部修復術の歴史と変遷

これまでさまざまな方法が報告されてきた[14]．1968年の雑誌「整形外科」における木村元吉先生（東北労災病院）の分離部海綿骨充填術の報告が，最も古いものといわれている[15]．報告によると，それまでの間に数々

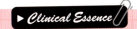

- 分離部修復術を行うにあたり，適応の選択が最も重要である．
- 術前に，分離部由来の症状であることを確認する．
- 分離部修復術にはさまざまな方法がある．
- 最近では，分離部修復術も低侵襲化してきている．

の先人たちがさまざまな方法で，分離部骨性癒合を求め trial & error を繰り返してきたことが述べられており，本法は1955年から開始したとのことで，術後3ヵ月間のギプス・臥床を要したが，80％以上の骨癒合を得られたと報告している．

しかし，分離部に骨移植をするだけでは癒合不全をきたす恐れがあるため，1970年にBuckは分離部をスクリューで固定する方法（1965年より施行）を報告した[16]．Nicol & Scottは横突起と棘突起の周囲を tension-band wire で固定する方法（1968年より施行，誌面発表は1986年）を報告し[17]，Morscherらは独自の hook screw 法を用いた方法を紹介した[18]．

1990年代に入ると椎弓根スクリュー（pedicle screw：PS）を用いた方法が台頭し，Salibらは PS と segmental wiring の併用を[19]，Tokuhashi らは PS と hook を用いた方法を報告した[20]．Songer らは cable-screw construct を用いた方法を紹介し[21]，Gillet らは V-shaped rod を用いた方法を報告した[22]．

2000年以降になると手術器具の開発が進んだ点から，手術の低侵襲化が進み，脊椎内視鏡や経皮的椎弓根スクリュー（percutaneous pedicle screw：PPS）を用いた手術方法へと modify され始めた[23〜26]．元来，腰椎分離症患者は，スポーツや重労働への復帰を目標とする患者も多く，この低侵襲化の流れは本手術を必要とする患者にとって多くの利点をもたらした．

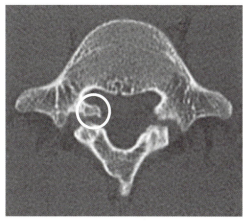

図2 分離部周辺に増殖した骨（ragged edge）（円で示す）
この骨により神経根症状を呈することがある．

❷ われわれの分離部修復術に対する低侵襲化の取り組み

2000年代前半，筆者らは脊椎内視鏡を用いた Buck 法を行っていたが[23]，Buck 法における限界を感じたため，Tokuhashi らの方法を低侵襲化し，PPS と hook-rod を用いた方法を施行しはじめた[24〜26]．

❸ smiley face rod 法

われわれは更なる手技の簡略化・術後早期の現場復帰を目指し，V-shaped rod 法にPPSを用いた方法を行っている[7, 27]．またrod を U 字にして椎弓背側を rod 全体で押さえ込むようにしている．術後単純 X 線正面像から我々は smiley face rod 法と呼んでいる（図3, 4）．この方法では，screw に loosening をきたさない限り，脱転する恐れがない．図5に術後骨癒合が得られた状態を示

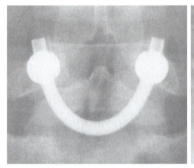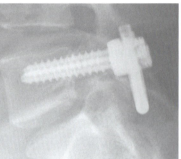

図3 smiley face rod法による分離部修復術の術後単純X線写真

正面像で内固定材料がいわゆるニコちゃんマークのように見える．

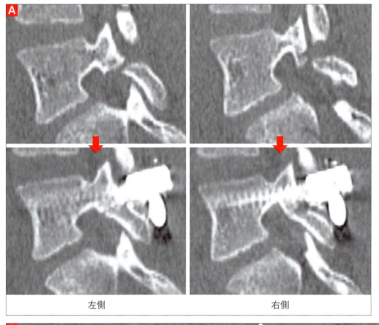
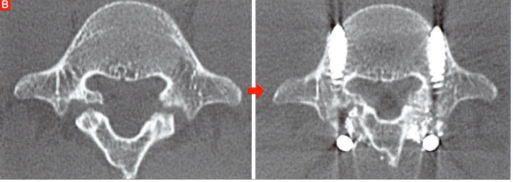

図4 smiley face rod法による分離部修復術の術後3日目の単純CT像

（A）術前のpars defectがほぼ消失したかのように見えている理想的なケースである．
（B）axial像でもpars defectに骨移植がされているのがわかる．またpedicle screwはRoy-Camille法で設置しているのがわかる．

204 ● PART Ⅴ　100％を超えるための低侵襲手術

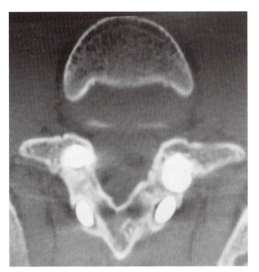

図5 手術時年齢15歳，野球少年
第5腰椎終末期分離症に対してsmiley face rod法により分離部修復術を行った．術後2年時単純CTの椎弓の傾きに合わせたoblique-axial像を示す．関節突起間部は完全に骨癒合が得られている．

す．基本的には抜釘せず競技復帰している．

　分離部修復術の適応，手術方法の変遷，われわれの行っている低侵襲手術について述べた．何度も繰り返すことになるが，本手術を成功に導く最も重要なことは，適応患者を見極めることである．

（酒井紀典）

3 術後リハビリテーション

❶ 分離部修復術の適応症例

　腰椎分離症の治療は，ほぼ全例で保存療法が優先されるため手術療法の適応は限定的である．若年層の分離終末期で分離部由来の腰痛が強く，保存療法に抵抗性を示す症例でのみ選択される[7,24]．
　2013年4月〜2016年5月までに当院腰痛専門外来を受診し，腰椎分離症と確定診断がなされた18歳以下の若年層アスリートは131名であった[28]．そのうち，初診で終末期と診断され早期スポーツ復帰を目指した症例は43名で，いずれも保存療法でスポーツ復帰可能であり，手術療法に至った症例はいなかった．当院で経験した分離部修復術後症例はいずれも他院から手術目的，あるいは手術後にリハビリテーション目的で紹介された例であった．

❷ 術前に把握すべき情報

　術前の段階で，腰椎分離症に至ってしまった身体機能不全がどの程度残存しているかを把握しておくと，術後リハビリテーションで特に注意する点が把握しやすい．競技復帰時には術前の身体機能を超えなければ腰痛再発のリスクが高いことを念頭に置くことが重要である．また，現病歴や既往歴のほか，症例の競技種目やレベル，ポジション，今後の予定に関する情報はモチベーションや復帰時期，獲得すべき身体機能を検討する上で必要となる[29]．

❸ 術後リハビリテーションプログラムの概要

　低侵襲分離部修復術の術後リハビリテーションプログラムの概要を示す（**表1**）．
　おおよその入院期間中となる術後翌日から3週までを術後早期，外固定を継続しながら機能向上を目指す術後3週から3ヵ月までを機能回復期，外固定を除去して競技復帰に向けたアスレティックリハビリテーションを行う術後3ヵ月以降を復帰前期とした．
　徳島大学では，低侵襲分離部修復術後翌日から疼痛の程度により歩行が許可され，おおよそ術後3週で退院となる[7]．術後3週からウォーキングエクササイズ，術後2ヵ月から自転車エルゴメーター，術後3ヵ月からランニングエクササイズが開始される．競技復帰は術後6ヵ月を目安とする．

表1 術後リハビリテーションプログラムの概要（徳島大学・八王子スポーツ整形外科）

術後期間		プログラム				
		外固定	下肢可動性	脊柱可動性	安定性	動作・全身運動
術後早期（入院リハ）	翌日	硬性体幹装具	セルフストレッチ パートナーストレッチ	姿勢改善	体幹筋等尺性エクササイズ 荷重位エクササイズ	床上動作 歩行
機能回復期（外来リハ）	3週		積極的な股関節の可動性改善	上位胸椎の可動性改善	四肢分離運動 四肢抵抗運動 荷重位エクササイズ	ウォーキングエクササイズ
	2ヵ月			脊柱屈曲運動		自転車エルゴメーター
復帰前期	3ヵ月	外固定除去		脊柱複合運動	ランニングに向けた荷重位エクササイズ	ランニングエクササイズ
	4ヵ月					ステップドリル／ジャンプマシン／フリーウェイト 競技特異的動作
競技復帰	6ヵ月前後					部分復帰 完全復帰

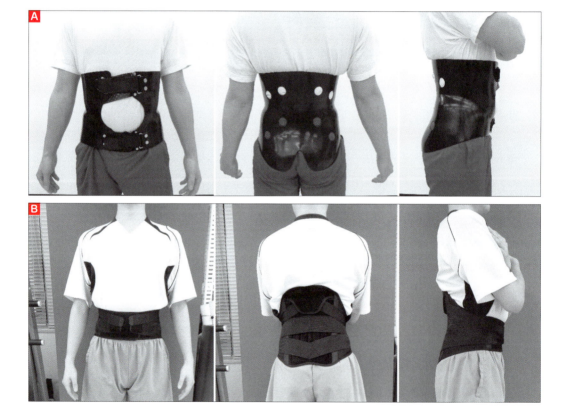

図6 外固定
（A）硬性体幹装具[6]．術後翌日から着用．伸展と回旋を確実に制動する．
（B）スポーツ用腰部サポーター．腰椎伸展のみ制動する．症例によっては術後3ヵ月以降に活動時に使用する．

1 外固定

術後は分離修復部のインプラントが緩んで骨癒合不全が起こらないよう，腰部の局所安静を図ることが最重要となる．リスクとなる腰椎伸展と回旋を確実に制動するため，外固定は胸郭下部から骨盤までを硬く固定できる

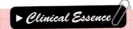

- 外固定は，腰部の局所安静を図るために術後3ヵ月程度着用する．
- 腰部運動の開始時期は，屈曲運動は術後2ヵ月から開始し，腰椎分離症の発症要因となる腰椎伸展と回旋運動は術後3ヵ月以降から開始する．
- 術後早期の疼痛コントロールは，炎症管理の徹底と不良姿勢の修正が大切である．

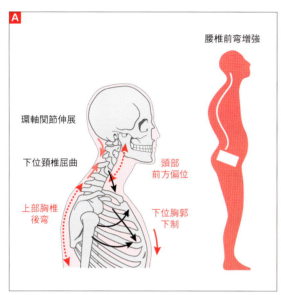
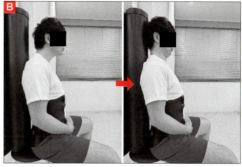
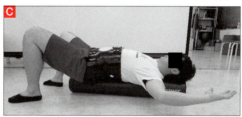

図7 術後の不良姿勢と対策のためのエクササイズ
(A) 上位交差症候群[30]とそれに伴う腰椎前弯増強の不良姿勢
(B) 上位胸椎アライメントコントロールのためのチンインエクササイズ[30]
(C) ポールを用いた前胸部ストレッチ（機能回復期以降）

硬性体幹装具を使用し[6]（図6A），おおよそ術後3ヵ月まで継続する．その後は症例の身体機能に合わせて活動時のみスポーツ用腰部サポーター（マックスベルトS3：日本シグマックス社製，図6B）の使用を考慮する．

❷ 腰部運動の開始時期

腰椎分離症の力学的発症要因となる伸展と回旋は術後3ヵ月まで控えている[7,24]．そのため，術後早期では骨盤運動に伴う腰椎運動（腰椎－骨盤リズム）や胸椎運動に伴う腰椎運動に注意してエクササイズを処方しなければならない．

腰部運動開始時期の目安として，屈曲は術後2ヵ月以降，伸展と回旋を含む運動は主治医の指示のもとインプラントと骨癒合の状態確認のうえで術後3ヵ月以降から開始する．

❹ 術後リハビリテーションの実際

❶ 術後早期のエクササイズ

術後早期は腰部の局所安静を第一優先とし，退院までの期間に疼痛コントロールと身体機能の維持を目指す．

(1)疼痛コントロール

術後の炎症管理はアイシングや低出力超音波などの物理療法を利用して早急に対応する．

外固定下でも手術部位周囲に痛みを訴える例は，炎症の影響のみならず術前からの不良姿勢の影響が大きい．上位交差症候群[30]（図7A）と呼ばれる不良姿勢では，腹筋群の緊張低下と胸椎の伸展可動性低下を呈する．

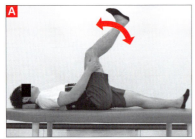 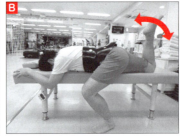 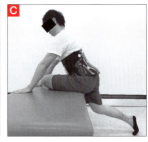

図8 術後早期に可能なセルフストレッチの例
(A) ハムストリングのアクティブストレッチ．膝を抱えて大腿四頭筋の収縮で膝伸展することで相反抑制を促す．
(B) 大腿直筋のアクティブストレッチ．うつ伏せでハムストリングの収縮で膝屈曲することで相反抑制を促す．反対側下肢を屈曲位にすると骨盤を固定できる．
(C) 臀部後面（大殿筋・中殿筋後部・大内転筋）のストレッチ

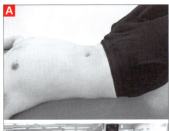 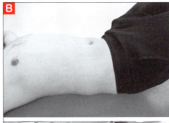 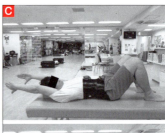
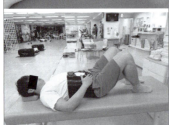 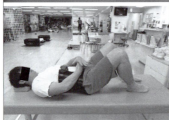 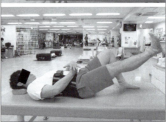

図9 術後早期の腰部安定性のためのエクササイズ
(A) 下腹部を凹ましたドローインによる腹横筋求心性収縮（上）．上前腸骨棘の2横指内側を触知して腹横筋の単独収縮を確認する（下）．
(B) 下腹部を凹まさずに寸胴にして腹腔圧を高めた腹横筋等尺性収縮（上）．鳩尾と下腹部を拳で圧迫しながら行うと腹腔圧を高めやすい（下：下腹部を圧迫）．
(C) 負荷漸増として上肢挙上（上）や下肢挙上（下）を行う．

そのため背臥位や立位では代償的な腰椎前弯増強と腰背部筋の過緊張を起こして痛みを訴えると推察される．対策として上位胸椎のアライメントコントロールのために臥位および座位でのチンインエクササイズ[30]を指導する（図7B）．胸椎伸展可動性の低下につながる上部腹筋群や前胸部の筋群のタイトネスは，機能回復期以降にストレッチや徒手療法で柔軟にしておきたい（図7C）．

(2) 可動性と安定性の維持

外固定のまま可能なエクササイズを実施する．可動性では，腰部に負担が加わらずに実施可能なパートナーストレッチやセルフストレッチ（図8）を中心に行う．

安定性では，まず下腹部を凹ませて腹横筋を求心性収縮させるドローインを習得する（図9A）．次に下腹部を凹ませずに腹横筋を伸長位で等尺性収縮させて腹腔圧を高く維持する体幹安定機能を習得する（図9B）．臥位

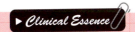

> ▶ **Clinical Essence**
> - ☑ 術後早期のエクササイズは，外固定のままできるストレッチや等尺性の体幹筋トレーニングで身体機能維持を図る．
> - ☑ 術後3週程度でウォーキングエクササイズができることを目標とする．
> - ☑ 機能回復のエクササイズは，Joint by Joint Theoryに基づいて積極的に腰部安定性と隣接関節の可動性の改善を目指す．
> - ☑ 特に股関節の可動性改善が重要となり，アクティブストレッチを取り入れた能動的なストレッチングが有効である．

だけでなく四つ這いや座位，立位でも呼吸を止めることなく持続的に腹横筋の収縮ができることと腹腔圧を保てることを目標とする．負荷の漸増として上肢挙上や下肢伸展挙上（SLR）などを行う（図9C）．

荷重エクササイズでは，ボールなどで腹部を圧迫して腰椎前弯させずに腹筋群による体幹安定を意識した状態でのスクワットから開始し，片脚立位保持や足踏みへと移行する（図10）．

(3) 日常生活活動の安定

床上動作で腰椎に加わる無駄な伸展・回旋負荷が起こらないように指導する．背臥位からの寝返りや起き上がりで脊柱伸展パターンを取らないように腹筋群を意識することや，四つ這い位から膝立ち位，あるいは座位から立位，歩行などの段階的な姿勢変化の中で体幹安定化を維持することに注意する．

(4) ウォーキングエクササイズ

腰痛なくエクササイズができていることを指標に術後3週からウォーキングを開始する．歩行時の軽微な荷重負荷や腰背部筋の反復収縮が，分離修復部への適度な機械的刺激や循環改善になると考えている．腰椎前弯を増強させないために狭い歩幅で20分程度の歩行から開始し，段階的に速度や歩幅，歩行量を漸増する．

❷ 機能回復期のエクササイズ

機能回復期は腰椎伸展・回旋の過負荷を防ぎつつ，Joint by Joint Theory[31]に基づいて

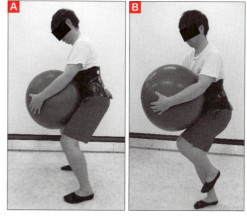

図10 術後早期の荷重エクササイズ
(A) ボールによる腹部圧迫で腹筋群の収縮と腹腔圧上昇を意識させ，腰椎前弯を予防しながらスクワットを行う．
(B) 負荷漸増のために片脚立位保持や足踏みを行い，ウォーキングエクササイズにつなげる．

積極的に隣接関節の可動性改善を目指す．

(1) 可動性の改善

成長期腰椎分離症症例において股関節を主とした下肢関節の可動性低下を呈した症例が多かった[32]．当院では腰椎分離症の競技復帰指標として股関節周囲筋群のタイトネスの解消を挙げており[28]（図11），分離部修復術後においても積極的な可動性改善を目指す．

外固定下で積極的に実施可能なストレッチを指導し，股関節可動性の回復に応じて股割りスクワットやスプリットスクワット，サイドランジなど，荷重位安定性を目的としたエクササイズを取り入れる（図12）．

われわれの調査では，おおよそ8週間のアクティブストレッチで下肢筋群のタイトネス

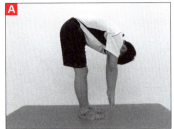 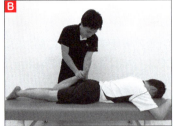 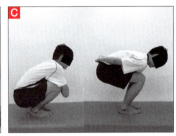
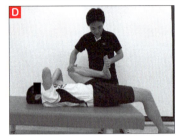 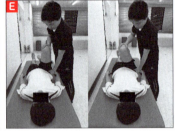 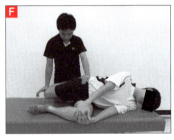

図11　腰椎分離症の下肢可動性の競技復帰指標[28]
（A）FFD（finger floor distance：指床間距離）：ハムストリングと腰背部筋のタイトネステスト．掌が床につくことを目標
（B）HBD（heel buttock distance：踵殿距離）：大腿直筋．骨盤固定位で踵が臀部に着くことを目標
（C）しゃがみ込み：股関節屈曲と足関節背屈．両手を身体の後ろで組んで踵を上げずにしゃがめることを目標
（D）Thomas test：腸腰筋．股関節最大屈曲位で検査側の膝窩部が床から離れないことを目標
（E）股関節90°屈曲位での内転：大殿筋と股関節後方筋群．膝が反対側腋窩ラインに達することを目標
（F）Ober test：中殿筋・小殿筋と大腿筋膜張筋．検査側股関節内転で膝が床ラインに達することを目標
この症例ではB以外，すべて陽性と判定．

が解消した例が多かった[32]．頑固な可動性低下に対しては徒手療法や筋収縮を用いた滑走性改善など[33]，いかなる手段を用いてでも競技復帰時期までに必ず改善させることが重要である．

術後2ヵ月からキャットストレッチで腹筋群の機能を改善しながら，特に下位腰椎の分節的屈曲可動性を改善していく（図13A）．ドッグストレッチは3ヵ月以降から開始し，特に胸椎の分節的伸展可動性改善を図る（図13B）．

(2) 安定性の改善

腹横筋の等尺性収縮が可能となっていることを前提に，各姿勢での四肢の分離運動や抵抗運動を加えて体幹筋への負荷量を漸増する（図14）．腰部安定性の指標として，Sahrmann core stability test（SCSテスト）を改変した方法[34]が参考となる．加藤ら[35]は，SCSテストのレベル3未満を不安定性ありとした．復帰前期までに習得すべき腰部安定性は，外固定なしでSCSテストレベル3以上を目標としている（図14A）．

(3) 自転車エルゴメーター

術後2ヵ月以降，自転車エルゴメーターを利用した有酸素運動を取り入れる．ペダル駆動時に負荷量が大きいほど骨盤回旋運動が増加しやすいため，低負荷での駆動から開始する．

❸ 復帰前期のエクササイズ

復帰前期は腰椎伸展・回旋を含む可動性改善とともにトレーニング強度を漸増し，競技に耐えうる身体機能を獲得することで競技復帰を目指す．さらに再発予防に取り組む．

(1) 可動性と安定性の改善

可動性では腰椎伸展と回旋を含む脊柱運動の正常化を目指す．回旋系競技のアスリートに多くみられる片側性の下位胸郭拡張制限に

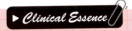

☑ 復帰前期のエクササイズは，腰椎伸展と回旋を含む脊柱運動の正常化を目指す．

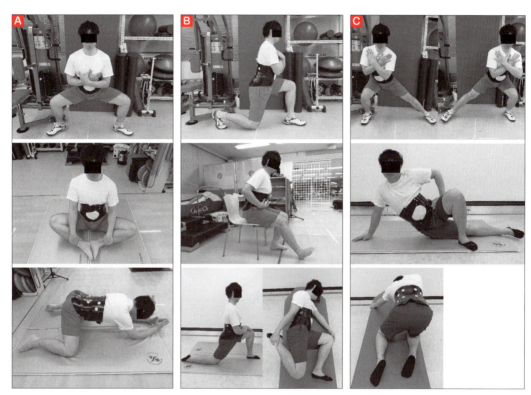

図12 機能回復期の股関節可動性と安定性のためのエクササイズ
股関節可動性の改善を優先し，可動性の回復に応じて荷重位エクササイズでの安定性改善を図る．
（A）股割スクワット（上）に必要な可動性．開排ストレッチ（中），股割ストレッチ（下）
（B）スプリットスクワット（上）に必要な可動性：ハムストリングストレッチ（中），腸腰筋・大腿直筋ストレッチ（下）
（C）サイドランジ（上）に必要な可動性：中殿筋・大腿筋膜張筋ストレッチ（中），股関節後方筋群ストレッチ（下）

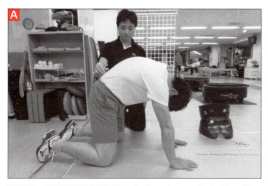
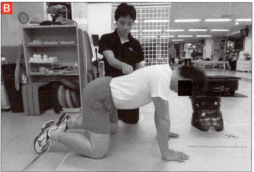

図13 腰椎可動性改善のためのキャット&ドッグ
（A）キャットストレッチ．四つ這い位での脊柱後弯運動．腰椎分離症例では，特に下位腰椎の屈曲可動性低下を呈しやすいため，触知しながら分節的可動性の改善を図る．
（B）ドッグストレッチ．四つ這い位で脊柱前弯運動．腰椎分離症例では，特に胸椎から上位腰椎で伸展制限を呈しやすい．腰椎伸展に注意し，術後3ヵ月以降から行う．

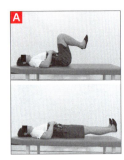 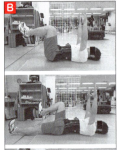 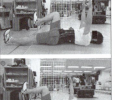 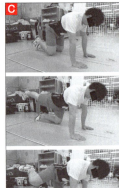 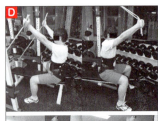 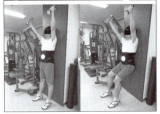

図14 機能回復期の体幹筋の等尺性エクササイズ
（A）SCSテストレベル3の試技．股関節100°屈曲位で腹腔圧を高め，床から12cmまで両脚伸展する際に腰椎前弯が起こらないようにする（図は外固定あり）．
（B）背臥位での四肢分離運動．腰椎過前弯に注意する．
（C）四つ這い位での四肢分離運動．腰椎過前弯や過回旋に注意する．
（D）座位および立位での抵抗運動．チューブやダンベル負荷で腹筋群や背筋群の等尺性収縮を促す．

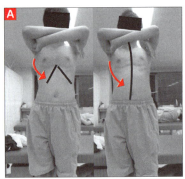 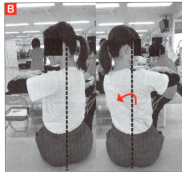 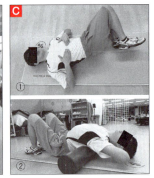

図15 胸郭マルアライメントとその対策
（A）左：下位胸郭拡張制限による右胸郭下制アライメント．右：体幹伸展時に脊柱右側屈と左回旋の代償動作が増強する．
（B）体幹右回旋時に回旋軸が後傾化して伸展の代償動作が増強する．
（C）胸郭可動性の改善のためのエクササイズ．①胸郭回旋：肋骨弓周囲軟部組織を徒手で固定して膝を左右に倒す．②胸椎伸展：胸椎部にポールを入れて腰椎過伸展しないように胸椎伸展を促す．

よる非対称アライメントは，回旋軸の後傾化などの機能不全を呈しやすい[28, 30]（図15A, B）．この場合，腹直筋や外腹斜筋などの肋骨弓周囲の軟部組織の柔軟性低下を疑い，胸椎の伸展・回旋ストレッチや徒手療法で優先的に改善する（図15C）．

胸椎および胸郭と股関節および骨盤の可動性が改善し，腰部安定性が獲得された段階で，双方の協調性獲得のための強度の高いトレーニングを取り入れる（図16）．腰椎の過度な伸展・回旋を制動してニュートラルゾーン内に保持することを最優先とし，徐々にダイナミックな動作へと負荷を漸増していく．

(2)ランニングエクササイズ

SCSテストでレベル3以上の試技が可能であることを指標に，ランニングに向けた荷重エクササイズに発展する．膝曲げ歩行[36]，ボックスアップ，前方ホップなどの荷重位エ

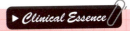

- 腰椎の過可動性を予防するため，腰部安定性と胸椎・股関節可動性のための協調性トレーニングを行っていく．
- 術後3ヵ月でランニングエクササイズを取り入れる．

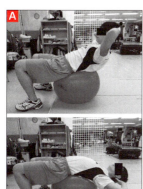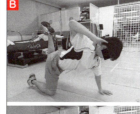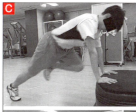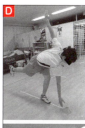
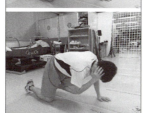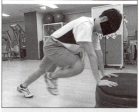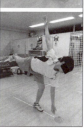

図16　腰椎安定性と胸椎・股関節可動性のための協調性トレーニング
(A) バランスボールシットアップ．腰椎過伸展を制動しつつ，脊柱屈曲・伸展運動を行い，脊柱伸展運動で胸椎伸展を促す．
(B) 四つ這い位での上肢下肢クロスモーション．腰椎の過伸展と過回旋を制動しつつ，胸椎回旋と股関節伸展の協調性改善を図る．
(C) 腕立て肢位でのニーリフト．腰部安定性を保ちながら股関節の素早い下肢運動性向上を図る．
(D) デッドリフト肢位でのウィンドミル．腰部安定性を保ちながら股関節と胸椎の回旋を十分に引き出す．

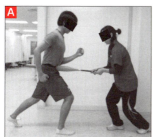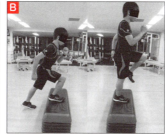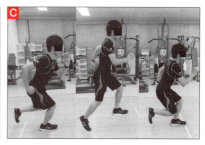

図17　ランニングに向けたエクササイズ
(A) 膝曲げ歩行[36]．下部腹筋群の持続的収縮を促し腰部安定性を保ちながら行う．
(B) ボックスアップエクササイズ．腰部安定性が不良の場合，蹴りだしから重心の上方移動の際に腰椎過伸展しやすい．
(C) 前方ホップエクササイズ．腰部安定性が不良の場合，蹴りだしや着地で腰椎過伸展しやすい．

クササイズを十分に行う（図17）．

術後3ヵ月の医師の診断で分離修復部の状態が良好であり，一連の荷重位エクササイズを疼痛なく良好なアライメントを保持して持久的に行えることを指標にランニングを開始する．

(3) 段階的競技復帰と再発予防

術後4ヵ月以降より，ステップドリルやジャンプなどの各種動作エクササイズを取り入れていく．またマシンやフリーウェイトを用いた高負荷の筋力増強トレーニング，軸圧の加わるコンタクト動作もこの時期から段階的に許可する．

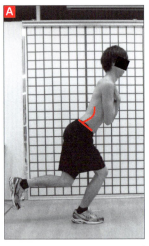 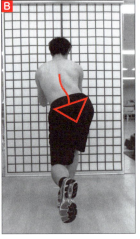 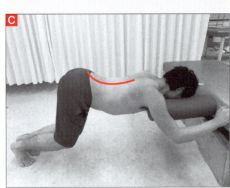

図18 再発予防のために注意すべき動作時の不良アライメント
（A）ダッシュやジャンプで起こりやすい腰椎前弯増強
（B）ストップや切り返し動作で起こりやすい股関節の制動不足による骨盤下制と腰椎回旋・側屈
（C）コンタクト動作で起こりやすい腹腔圧不足による腰椎過伸展

ジャンプ動作では，踏み切りや着地動作で腰部安定性が不足していると腰椎前弯増強が起こりやすい（図18A）．ストップ動作や切り返し動作では，特に股関節の制動が不十分な場合に骨盤下制と腰椎の過回旋・側屈が生じる（図18B）．コンタクト動作では腹腔圧の不足により腰椎過伸展を招きやすい（図18C）．このようなマルアライメントとならないように注意しながら，身体機能に合わせて負荷量を調整する．

術後6ヵ月前後の医師の診断で分離修復部の骨癒合が確認され，腰痛がなく可動性が十分に改善されており，各種動作で腰部安定性が十分に獲得されていることを条件に競技復帰を許可する．まずはリハビリテーションレベルで競技動作を反復練習し，腰部の過負荷となるマルアライメントがなく持久的に遂行できることを確認して実践を許可する．原則として部分復帰から許可し，1ヵ月程度の段階的負荷量漸増を経て完全復帰とする．

競技復帰後も再発予防を目的に，腰痛のスクリーニングや特に股関節可動性維持のためのセルフストレッチは継続させ，自己管理能力を高めておくことが望ましい．

❹ 症例提示

21歳（大学2年）女性，競技は柔道（競技歴10年，全国大会レベル），身長156cm，体重69kg．

現病歴：中学3年の時に腹臥位で就寝中に腰に友人が膝から落下し，他院Aで第4腰椎の外傷性椎弓骨折の診断．3ヵ月間軟性コルセット固定での保存療法で骨折は完治し競技復帰．高校2年8月に徐々に腰痛出現，背負い投げの練習中に激痛あり．他院Bでブロック注射して競技継続したが腰痛悪化して下肢のしびれの出現など日常生活に支障がでてきた．その後半年間保存療法実施も腰痛は軽快せず，練習への参加もできないため手術目的で当院紹介．第4腰椎分離症（終末期）の診断で手術となった．

術後経過：徳島大で低侵襲分離部修復術後3週間で退院し，術後2ヵ月から当院で外来リハビリテーション開始となった．胸椎および股関節可動性改善と腰部安定化を目的とし

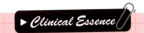

- ☑ 術後4ヵ月より競技動作エクササイズを取り入れる．
- ☑ 競技復帰は術後6ヵ月前後で，骨癒合が確認され，腰部安定性と可動性が十分に獲得されたことを条件に許可する．
- ☑ 再発予防のためには，段階的な競技復帰と可動性維持のための自己管理能力の啓発が重要である．

たエクササイズを十分に行い，術後3ヵ月で外固定除去し，運動時のみスポーツ用腰部サポーターを使用してランニングと積極的運動療法を開始した．術後6ヵ月で骨癒合を認め，組手など部分復帰，術後9ヵ月で試合出場して完全復帰となった．

(佐藤正裕)

執筆協力者：酒井紀典(徳島大学大学院運動機能外科学)，後藤　強(徳島大学病院リハビリテーション部)

文献

1) Sakai T, et al：Incidence of lumbar spondylolysis in the general population in Japan based on multidetector computed tomography scans from two thousand subjects. Spine (Phila Pa 1976) 34：2346-2350, 2009
2) Libson E, et al：Symptomatic and asymptomatic spondylolysis and spondylolisthesis in young adults. Int Orthop 6：259-261, 1982
3) Dai LY：Disc degeneration in patients with lumbar spondylolysis. J Spinal Disord 13：478-486, 2000
4) Fujii K, et al：Union of defects in the pars interarticularis of the lumbar spine in children and adolescents. The radiological outcome after conservative treatment. J Bone Joint Surg Br 86：225-231, 2004
5) Sakai T, et al：Conservative treatment for bony healing in pediatric lumbar spondylolysis. Spine (Phila Pa 1976) 42：E716-E720, 2017
6) Sairyo K, et al：Conservative treatment for pediatric lumbar spondylolysis to achieve bone healing using a hard brace：what type and how long? J Neurosurg Spine 16：610-614, 2012
7) Yamashita K, et al：The reduction and direct repair of isthmic spondylolisthesis using the smiley face rod method in adolescent athlete：Technical note. J Med Invest 64：168-172, 2017
8) Shipley JA, et al：The nature of the spondylolytic defect. Demonstration of a communicating synovial pseudarthrosis in the pars interarticularis. J Bone Joint Surg Br 80：662-664, 1998
9) Sairyo K, et al：Painful lumbar spondylolysis among pediatric sports players：a pilot MRI study. Arch Orthop Trauma Surg 131：1485-1489, 2011
10) Takata Y, et al：Clinical outcome of minimally invasive repair of pars defect using percutaneous pedicle screws and hook-rod system in adults with lumbar spondylolysis. Ann Orthop Rheumatol 2：1013, 2014
11) 酒井紀典：スポーツ選手における腰痛の各種ブロック療法．臨スポーツ医 30：733-737, 2013
12) Sairyo K, et al：A new endoscopic technique to decompress lumbar nerve roots affected by spondylolysis. Technical note. J Neurosurg 98 (3 Suppl)：290-293, 2003
13) 酒井紀典ほか：成人腰椎分離症に対する分離部除圧および修復術の併用．中四整外会誌 20：115-118, 2008
14) 酒井紀典ほか：腰椎分離症．MB Orthopedics 29：111-117, 2016
15) 木村元吉：脊椎分離・辷り症に対する私の分離部海綿骨充塡術について．整形外科 19：285-296, 1968
16) Buck JE：Direct repair of the defect in spondylolisthesis. Preliminary report. J Bone Joint Surg Br 52：432-437, 1970
17) Nicol RO, et al：Lytic spondylolysis. Repair by wiring. Spine (Phila Pa 1976) 11：1027-1030, 1986
18) Morscher E, et al：Surgical treatment of spondylolisthesis by bone grafting and direct stabilization of spondylolysis by means of a hook screw. Arch Orthop Trauma Surg 103：175-178, 1984
19) Salib RM, et al：Modified repair of a defect in spondylolysis or minimal spondylolisthesis by pedicle screw, segmental wire fixation, and bone grafting. Spine (Phila Pa 1976) 18：440-443, 1993
20) Tokuhashi Y, et al：Repair of defects in spondylolysis by segmental pedicular screw hook fixation. A preliminary report. Spine (Phila Pa 1976) 21：2041-2045, 1996
21) Songer MN, et al：Repair of the pars interarticularis defect with a cable-screw construct. A preliminary report. Spine (Phila Pa 1976) 23：263-269, 1998
22) Gillet P, et al：Direct repair of spondylolysis without spondylolisthesis, using a rod-screw construct and bone grafting of the pars defect. Spine (Phila Pa 1976) 24：1252-1256, 1999
23) Higashino K, et al：Minimally invasive technique for direct repair of the pars defects in young adults using a spinal endoscope：a technical note. Minim Invasive Neurosurg 50：182-186, 2007
24) Sairyo K, et al：Minimally invasive technique for direct repair of pars interarticularis defects in adults using a percutaneous pedicle screw and hook-rod system. J Neurosurg Spine 10：492-495, 2009
25) 西良浩一ほか：腰椎分離症に対する小皮切 pedicle

screw hook-rod 修復手技. OS NOW Instruction No.10 脊椎の低侵襲手術 患者負担を軽減する手術のコツ. 馬場久敏編. メジカルビュー社, 東京, 172-177, 2009
26) 西良浩一ほか:腰椎分離部修復術―経皮的ペディクルスクリューとフックロッドを使用した低侵襲手技. 腰椎の手術（整形外科手術イラストレイテッド）, 戸山芳昭ほか編, 中山書店, 東京, 118-125, 2010
27) Sumita T, et al：V-rod technique for direct repair surgery of pediatric lumbar spondylolysis combined with posterior apophyseal ring fracture. Asian Spine J 7：115-118, 2013
28) 佐藤正裕ほか:発育期腰椎分離症―競技復帰に向けたエクササイズ―. 臨スポーツ医 33：1000-1008, 2016
29) 佐藤正裕:アスリートに発生しやすい腰痛に対する理学療法. 理学療法 34：823-832, 2017
30) 蒲田和芳:第4章 コア・体幹①ローカル・リアラインとローカル・スタビライズ. リアライン・トレーニング 体幹・股関節編, 講談社, 東京, 45-66, 2014
31) Cook G：関節別アプローチの概念. ムーブメント, 中丸宏二ほか監訳, NAP, 東京, 308-311, 2014
32) Sato M, et al：Active stretching for lower extremity muscle tightness in pediatric patients with lumbar spondylolysis. J Med Invest 64：136-139, 2017
33) 佐藤正裕:第10章 科学的根拠に基づいた柔軟性向上エクササイズ. ケガをさせないエクササイズの科学, 西園秀嗣ほか編著, 大修館書店, 東京, 156-174, 2015
34) Stanton R, et al：The effect of short-term Swiss ball training on core stability and running economy. J Strength Cond Res 18：522-528, 2004
35) 加藤欽志ほか:体幹―腰部障害からのスポーツ復帰―. 総合リハ 44：581-586, 2016
36) 川野哲英:KBW (knee bent walking：膝曲げ歩行). ファンクショナル・エクササイズ, ブックハウス・エイチディ, 東京, 205-207, 2004

profile

酒井紀典
Sakai Toshinori
徳島大学大学院医歯薬学研究部運動機能外科学

平成9年徳島大学医学部卒業. 発育期の腰部疾患, 特に腰椎分離症の病態解明・治療向上をライフワークと感じています. 今後, 特に予防に力を注ぎ, 腰痛に悩まされる子どもを一人でも減らしたいと願っています.

佐藤正裕
Sato Masahiro
八王子スポーツ整形外科リハビリテーションセンター

平成15年北里大学卒業後, 神奈川県厚生連相模原協同病院にて勤務. 平成22年昭和大学大学院修士課程修了, 平成23年より現職, 理学療法士およびアスレティックトレーナーとして活動しています. アスリートの腰痛や下肢疾患に対する治療や予防のためのコンディショニングに興味があり, 競技復帰のために120％の機能回復を目指したリハビリテーションを心がけています.

和文索引

あ

アクティブストレッチ　209
アスリート　22, 188
　——サポート要員　31
アスレチックスリハビリテーション　23
アスレチックトレーナー　25
安定性　136

う

ウエイトトレーニング　185
ウォーキング　209
うつ状態　30
運動学習　29
運動技術　29
運動パターン　182, 186
運動療法　25, 78

か

外固定　206
外側ヘルニア　54
カウンターニューテーション　124, 128
確定診断　26
加速度　65
学校医　31
学校教育　30
可動性　136
カラダ取説®　71, 169
慣性の法則　65
感染　99

き

機械的ストレス　82
危険信号　22
疑似クローズドチェイン　161
キャットストレッチ　210
キャットバック運動　102
急性腰痛　73, 75
　——症　26
胸郭出口症候群　28
競技キャリア　31
競技種目　31
競技復帰　25, 94
胸椎　142
　——回旋　166
　——屈曲　164
　——伸展　164
　——側屈　166
距骨下関節　140
距腿関節　141
筋・筋膜性腰痛　11, 12

く

クイックリフト　185
クローズドチェイン　163

け

頚椎　142
経皮的電気焼灼術　113
経皮的内視鏡下線維輪焼灼術　94, 195
経皮的内視鏡下椎間板ヘルニア摘出術　172
ケトルベル　185

き

肩甲胸郭関節　143
肩甲上腕関節　143

こ

コアアライン　62, 63, 64, 68, 70, 71
コアコントロール　67, 70
コアスタビリティーエクササイズ　119
抗回旋機能　182
硬性体幹装具　38
股関節　141
　——分離　161
骨端輪骨折　19
骨癒合率　41
コレクティブエクササイズ　28
コンディショニング　151

さ

再発予防　186
サスペンショントレーニング　65
サポートスタッフ　30

し

子宮内膜症　27
自己決定力　30
自己判断　23
膝関節　141
四辺形間隙症候群　28
ジャックナイフストレッチ　68, 184
　——変法　43
終板変性　77

術後リハビリテーション　205
情緒的影響　30
初期診断　35
初期分離症　34
シリンダー状　179, 182
神経根ブロック　80
心理的ケア　29

す

髄核　52, 73
スクワット動作　182
スタビライゼーショントレーニング　45
スタビリティ　140, 154
　　──機能障害　138
ストレス　30
すべり症　38
スポーツ　22
　　──カウンセリング　30
　　──障害・外傷　25
　　──復帰　41
　　──メンタルトレーニング指導士　30

せ

静的安定性　140
セカンドオピニオン　23
脊椎固定術　80
脊椎専門医　23
脊椎内視鏡手術法　27
脊椎の分節的な動き　163
線維輪　52, 73
　　──断裂　77
仙結節靱帯　123
仙腸関節　11, 142
　　──性腰痛　11, 12

そ

装具療法　79
ソーシャルサポート　30

た

体幹安定化運動　116
体重支持　167
大殿筋　131
立ち直り反射　65
ダブルブロック　111
段階的アプローチ　113
段階的腰椎伸展エクササイズ　84

ち

肘部管症候群　28
長後仙腸靱帯　123
治療計画　23
治療方針　25

つ

椎間関節　11, 108
　　──炎　3
　　──性腰痛　11, 12, 18
　　──の支配神経　109
　　──のバイオメカニクス　108
　　──ブロック　108
椎間板　11, 73, 96
　　──性腰痛　3, 11, 12, 16, 73, 81, 92, 188
　　──造影　77, 94
　　────検査　77
　　──内圧　73
　　──内治療　80
　　──ブロック　77, 94
　　──ヘルニア　11
椎体終板　96
　　──障害　18
椎体別の可動性　161, 162

て

低侵襲分離部修復術　205
デッドリフト　185

と

動作の質　136
動作パターン　28, 181, 186
疼痛再現性　77
疼痛除去テスト　127, 129
疼痛誘発テスト　125
動的安定性　140
特異的腰痛（症）　2, 12, 22
ドッグストレッチ　85, 210
トレーナー　31
ドローイン　84, 101, 179, 199
ドロップアウト　30

な

難治性椎間板性腰痛　75

に

ニューテーション　124, 128
ニュートラル　178
　　──ゾーン　81
　　──ポジション　116

は

バイオメカニカルカウンセリング　60, 66
背筋　98
ハイパーモビリティ　146
薄スライスCT画像　36
発育期腰椎分離症　42
ハムストリングスのストレッチ　102
バーンアウト　30

ハンドニー　85

ひ

非特異的腰痛　2, 3, 10, 15,
　22, 98
ビヨンド・ピラティス　169
ピラティス　27, 62, 63, 64,
　65, 67
　――の原理原則　160
　――ムーブメントプリン
　　シパル　161

ふ

不安感　30
腹横筋の単独収縮　130
腹腔　178
　――圧　178, 179, 180
腹式呼吸　180
婦人科疾患　27
不耐の疾患　160, 161
プランニング　23
ブレーシング　87
ブロック療法　79
分離部修復術　201, 202
分離部ブロック　201

へ

変性　26
　――椎間板　74
片側関節炎　27

ほ

保存療法　25
ボダイ　62, 65, 68, 70, 71

み

民間療法　26

め

メカニカルストレス　59, 60
メディカルリハビリテーショ
　ン　23
メンタルヘルス　29

も

モーターコントロール　57,
　70, 138, 161, 168, 169
モビリティ　154
　――機能障害　138
　――ファースト・スタビ
　　リティネクスト　143

や

薬物療法　79
山口腰痛 Study　10

ゆ

有痛性椎間板　74

有痛性瘢痕組織　75
癒合期間　41

よ

腰椎　142
　――安定化エクササイズ
　　85
　――関節　26
　――椎間板ヘルニア　52
　――分離症　3, 18, 201,
　　205
腰痛難民　23
腰痛の確定診断　10
腰痛の原因　13
四つ這い姿勢　182

ら

ライトブレース　38
ランジツイスト　144

り

理学療法士　25
リスク管理　186
リハビリテーション　23, 42,
　57, 81
臨床介入　30
臨床心理士　30

索引　219

欧文索引

A

AP：スフィンクス＋リーチ　148

AP：ヘリコプター　147

Athlete Pilates AP ™　146

B

Bodhi Suspension System®　62

body awareness　71

C

closed kinetic chain（CKC）　62, 63, 68, 163

communicating synovitis　201

contrology　160

Core Power Yoga CPY®　146

CoreAlign®　62, 63, 64, 68, 70, 71

counter-nutation　124, 128

coupling motion　101

CPY：シークエンス　149

D

draw-in　84, 101, 179, 199

―― エクササイズ　101

dynamic neuromuscular stabilization（DNS）　178, 179

dynamic stability　140

dysfunctional painful　152

E

exiting nerve root 損傷　172

F

fibro-adipose meniscoid　108

foraminoplastic outside-in 法　173, 175

force closure　130

functional movement screen（FMS）　28

H

hand-knee エクササイズ　101

high intensity zone（HIZ）　77, 80, 92, 188, 195

―― 性腰痛　195

high signal change（HSC）　35

J

Joint by Joint Theory（JBJT）　46, 82, 94, 136, 196, 209

joint mobility dysfunction（JMD）　138

K

Kemp テスト　111

L

lumbar disc herniation（LDH）　57

M

Macnab の分類　52

mobility　139

―― dysfunction　153

―― エクササイズ　101

Modic　77, 96

―― 変化　3

Motor Control　57, 70, 138, 161, 168, 169

―― の評価　58

―― ：ビヨンド・ピラティス©　71

MR ニューログラフィー　54

N

nutation　124, 128

O

one finger test　125

open kinetic chain（OKC）　62, 63

P

PED transforaminal 法　191

percutaneous endoscopic thermal annuloplasty（PEDTA）　94, 195

―― 後のプロトコール　196

Pilates 27, 62, 63, 64, 65, 67, 160
pseudo closed kinetic chain (PCKC) 62, 63, 64, 68, 161
pseudo open kinetic chain (POKC) 62, 63, 65, 68

R

ragged edge 202
red flag 2, 15, 22, 76

righting reflex 65

S

Sahrmann core stability test 210
scapular dyskinesia 143
smiley face rod 法 203
stability 140, 154
—— / motor control dysfunction (SMCD) 138, 153

—— エクササイズ 100
static stability 140
straight leg raising (SLR) 181

T

TF-PED 172
thermal annuloplasty 188
tissue extensibility dysfunction (TED) 138

検印省略

極めるアスリートの腰痛
100%を超える復帰

定価（本体5,500円＋税）

2018年9月8日　第1版　第1刷発行

編　者　西良　浩一

発行者　浅井　麻紀

発行所　株式会社 文 光 堂
〒113-0033　東京都文京区本郷7-2-7
TEL（03）3813-5478（営業）
（03）3813-5411（編集）

© 西良浩一，2018　　　　　　　　　　印刷・製本：広研印刷

乱丁，落丁の際はお取り替えいたします.

ISBN978-4-8306-2738-5　　　　　　　　Printed in Japan

・本書の複製権，翻訳権・翻案権，上映権，譲渡権，公衆送信権（送信可能化権
を含む），二次的著作物の利用に関する原著作者の権利は，株式会社文光堂が
保有します.
・本書を無断で複製する行為（コピー，スキャン，デジタルデータ化など）は，
私的使用のための複製など著作権法上の限られた例外を除き禁じられています.
大学，病院，企業などにおいて，業務上使用する目的で上記の行為を行うことは，
使用範囲が内部に限られるものであっても私的使用には該当せず，違法です.
また私的使用に該当する場合であっても，代行業者等の第三者に依頼して上記
の行為を行うことは違法となります.
・ JCOPY 〈出版者著作権管理機構 委託出版物〉
本書を複製される場合は，そのつど事前に出版者著作権管理機構（電話 03-
3513-6969，FAX 03-3513-6979，e-mail：info@jcopy.or.jp）の許諾を得てください.